DER KLINIKER

Klose / Spezielle Chirurgie

Janik / Frakturen und Luxationen

DER KLINIKER
Ein Sammelwerk für Studierende und Ärzte

Herausgegeben von
Professor Dr. I. Zadek

SPEZIELLE CHIRURGIE

VON

PROF. DR. HEINRICH KLOSE
DIREKTOR DES STÄDT. KRANKENHAUSES BERLIN-FRIEDRICHSHAIN

1953

WALTER DE GRUYTER & CO.

vormals G. J. Göschen'sche Verlagshandlung · J. Guttentag, Verlagsbuchhandlung
Georg Reimer · Karl J. Trübner · Veit & Comp.

Berlin W 35

FRAKTUREN UND LUXATIONEN

VON

DOZENT DR. BERNHARD JANIK
OBERARZT AM STÄDT. KRANKENHAUS BERLIN-FRIEDRICHSHAIN

Mit 146 Abbildungen

1953

WALTER DE GRUYTER & CO.

vormals G. J. Göschen'sche Verlagshandlung · J. Guttentag, Verlagsbuchhandlung
Georg Reimer · Karl J. Trübner · Veit & Comp.

Berlin W 35

Berlin W 35, Genthiner Str. 13, Archiv-Nr. 515353
Printed in Germany
Satz und Druck: Buchdruckerei Richard Hahn, Leipzig (III/18/12)
5931/49 - 8230/49

Geleitwort

Die deutsche akademische Jugend hat es wahrlich nicht leicht. Das Kriegs- und Nachkriegselend hat sie aus der eingefahrenen Bahn geworfen und jegliches Studium außerordentlich erschwert. Die Mehrzahl der Studenten muß die Mittel zum Studium selbst aufbringen; viele stehen bei zermürbender Tages- und Nachtarbeit in schwerem Existenzkampf, manch einer ist nach Jahr und Tag zum Aufgeben des Studiums gezwungen. Fehlschläge entmutigten sie indessen nicht, es gibt kaum Klagen, keinerlei Resignation. Imponierend ist die klare, nüchterne Erkenntnis der eigenen Situation und die realistische Einstellung zu den Problemen der Umwelt, prachtvoll die Aufgeschlossenheit der Studenten, ihr Fleiß und Wissensdurst, die sich in den Vorlesungen und Kursen offenbaren, erhebend der Mut und Stolz, mit denen sie das Leben anpacken und in die Zukunft schauen.

Die finanzielle Not wirkt sich auch auf die Beschaffung des Unterrichtsmaterials aus. Namentlich die Mediziner können ihren Bedarf an wichtigen Büchern aus eigner Kraft nicht decken. Im akademischen Unterricht stößt man bei den Studenten der höheren klinischen Semester auf Lücken ihres Wissens, die durch Mangel an Lernstoff entstanden sind.

Um diesem Übel zu steuern, habe ich schon im Jahre 1946 den Plan gefaßt, sämtliche klinische Disziplinen zusammenfassend zur Darstellung zu bringen. Erfahrene Kliniker und hervorragende Theoretiker sollten den Kandidaten der Medizin in kurzen, aber erschöpfenden Abhandlungen die Grundlagen ihrer Spezialgebiete vermitteln. Ausführliche Literaturangaben wurden beiseite gelassen, verwirrende Auseinandersetzungen über Streitfragen und ungelöste Probleme übergangen oder höchstens gestreift, die modernen Forschungsresultate dagegen gebührend berücksichtigt. Damit dürften die einzelnen Kapitel auch für den Praktiker von Bedeutung sein, der sich über dieses oder jenes Fachgebiet einen Überblick verschaffen will. Selbstverständlich legten die Mitarbeiter bei der Abfassung ihrer wissenschaftlichen Beiträge den größten Wert darauf, den Charakter von Kompendien strikt zu vermeiden.

Die Ungunst der Zeiten hat der Verwirklichung des ursprünglichen Planes, das Gesamtwerk in regelmäßig erscheinenden Einzelheften herauszubringen, entgegengearbeitet und die Drucklegung der Lieferungen verzögert. Um so mehr freuen sich mit allen Autoren Herausgeber und Verlag über die bevorstehende Veröffentlichung des Sammelwerkes, das an aktuellem Interesse nicht verloren hat.

Allen beteiligten Kollegen möchte ich für ihre mühe- und verständnisvolle Mitarbeit verbindlichst danken.

Möge „Der Kliniker“ einen erfolgreichen Weg nehmen und dem medizinischen Nachwuchs wie den praktischen Ärzten in ganz Deutschland Nutzen bringen!

Berlin, Frühjahr 1953.

I. ZADEK

Vorwort

Die Versorgung von Knochenbrüchen und Verrenkungen steht unter dem Mahnwort:

„Lasse die Sonne nicht auf- und untergehen, bevor Du nicht die fach- und kunstgerechte Behandlung eingeleitet hast."

Richtigstellung — Reposition
Ruhigstellung — Retention
Wiederherstellung der Funktion — Funktionelle Nachbehandlung

sind die drei Zielpunkte, die der Arzt auf dem mühsamen Wege zum Erfolg zu meistern hat.

Selbst wenn nur der Verdacht einer Prellung — Kontusion — auftaucht, sind der klinischen Untersuchung nachfolgende Röntgenaufnahmen unerläßlich. Ihre Unterlassung ist eine straffällige Versäumnis.

Die funktionelle Höchstleistung auf diesem sozial wichtigsten Gebiete der Unfallchirurgie kommt der werktätigen Bevölkerung des knochenkräftigsten Lebensalters zugute.

Der Lehrer kann daher die Erziehung der Studenten und jungen Ärzte, ihre Bildung zur chirurgischen Urteilsfähigkeit in einem heilsamen und pädagogischen Schematismus nicht ernst genug auffassen.

So werden immer wieder die bewährten Methoden der konservativen Behandlung in Wort und Bild veranschaulicht und begründet.

Der Meisterchirurg THEODOR BILLROTH hatte während seines Wirkens in Zürich, 1860—1867, unter den offenen Gelenkfrakturen und Luxationen eine Mortalität von 60% zu beklagen.

Aber die Züricher Klinik war eine Musteranstalt!

Die Erfindung der Antisepsis und Asepsis, die technische Anzeigestellung und die Ausgestaltung der operativen Frakturbehandlung unter Penicillinschutz, insbesondere die Anwendung der Marknagelung nach KÜNTSCHER, die Einbeziehung der „biologischen Therapie" der Antibiotika in die Knochen-Handbehandlung sind entscheidende Fortschritte, die das Schreckgespenst der Infektion gebannt haben.

Ich glaube, daß es meinem Schüler, Oberarzt Dr. med. BERNHARD JANIK, in diesem klaren und kurzen Kompendium gelungen ist, dem Studenten und jungen Arzte einen sicheren Führer durch die so verantwortungsvolle Tagesaufgabe der Behandlung der Frakturen und Luxationen in die Hand zu geben.

Berlin-Friedrichshain, im Frühjahr 1953.

HEINRICH KLOSE

Inhalt

Spezieller Teil

Einleitung

Durch den verlorenen Krieg ist unser Volk in seiner Substanz und Arbeitskraft erheblich geschwächt davongekommen. Die schweren seelischen und körperlichen Erschütterungen können nicht von heute auf morgen beseitigt werden. Es wird Jahrzehnte dauern, bis alle diese Schäden behoben sind. In dieser Aufgabe erwächst der Ärzteschaft eine große Verantwortung.

Der durch die Kriegsfolgen zusammengeschrumpften Arbeitskraft können weitere Schädigungen durch den Wiederaufbau der Industrie, des Verkehrswesens und der damit verbundenen Zunahme der Unfälle erwachsen.

Das Schicksal vieler Unfallverletzter und besonders Knochenbruchverletzter hängt dabei nicht nur von der Art und Schwere des Unfalles, sondern in großem Maße von der **Behandlung** ab. Es braucht nicht betont zu werden, daß ein Teil der schweren und offenen Knochenbrüche selbstverständlich auch mit entsprechenden schweren Folgen ausheilen wird. BÖHLER nennt diese „unabwendbare Unfallfolgen" im Gegenteil zu den „vermeidbaren Behandlungsfolgen".

Ein großer Teil aller Frakturen heilt auch heute noch trotz aller Fortschritte in der Frakturbehandlung mit Folgen aus, die sicher vermieden werden können. Aus verschiedenen Statistiken geht hervor, daß mehr als die Hälfte ($^2/_3$ bis $^4/_5$) aller Renten auf mangelhaft geheilte Frakturen gezahlt werden. Die **volkswirtschaftliche Bedeutung** dieser schlecht geheilten Knochenbrüche liegt einmal in dem großen Verlust an Arbeitskraft, wie auch in den riesigen Geldsummen, die jährlich von den Versicherungsträgern gezahlt werden müssen. Dabei darf aber auch die menschliche Seite nicht vergessen werden. Denn ein vorher gutbezahlter Facharbeiter, wird mit einer mehr als 50%igen Erwerbsminderung nicht in der Lage sein, seine Familie zu ernähren.

Der größte Teil der **Dauerrenten** wird besonders nach Brüchen des Ober- und Unterschenkels sowie Ober- und Unterarmes, d. h. nach Frakturen der langen Röhrenknochen gezahlt. Es geht weiter aus den Statistiken hervor, daß nach diesen Frakturen 50—60—80% **aller behandelten Brüche Dauerrenten beziehen.** Hierbei handelt es sich gar nicht um ausgesprochene schlechte Statistiken. Selbst in größeren Städten mit großen chirurgischen Abteilungen kann man diese schlechten Erfolge beobachten. So hat z. B. RÜTZ aus der Charitéklinik in einer Arbeit, die sich auf die Unfallakten der nordöstlichen Berufsgenossenschaft stützen, errechnet, daß bei Oberschenkelfrakturen sämtliche Versicherte Dauerrentner wurden, während nach Oberarmfrakturen 97% Dauerrenten bezogen.

Angesichts dieser schlechten Erfolge wird man sich die Frage vorlegen, wie kann man die Ergebnisse in der Knochenbruchbehandlung verbessern? Wie ist es möglich, daß auch heute noch so viel ungünstige Ergebnisse nach Frakturen beobachtet werden? Verschiedene Ursachen sind hierfür verantwortlich zu machen.

Wir sind mit vielen anderen der Ansicht, daß **zwei Voraussetzungen** erfüllt werden müssen, um bessere Ergebnisse zu erzielen. Die erste davon ist eine *bessere Unterweisung und Belehrung der Studenten in der Frakturbehandlung.* Gerade bei der Frakturenlehre ist der praktische Teil von allergrößter Wichtigkeit. Der Student soll nicht nur einen Begriff über den Entstehungsmechanismus, die verschiedenen Frakturarten und die Dislokationen bekommen, sondern er soll auch die Technik der Repositionen erlernen, sowie einen Gips- oder Streckverband anlegen können.

Das genügt aber noch nicht. Der Student muß neben den theoretischen und praktischen Grundlagen der Frakturbehandlung bei der Besprechung der allgemeinen Frakturlehre insbesondere **die mechanischen Grundlagen der Frakturbehandlung** kennen lernen. Denn eine Frakturlehre ohne Mechanik ist ebensowenig verständlich, wie z. B. die innere Medizin ohne pathologische Physiologie. Auch darf die Frakturenlehre nicht einseitig nur von Röntgenplatten gelehrt werden. Der Student muß zwar das **plastische Sehen** aus Röntgenplatten lernen, darf aber nicht allein aus der Beurteilung des Knochens seine Schlüsse ziehen. Die sogenannte „pathologische Einheit der Fraktur" besteht sowohl aus der Zusammenhangstrennung des Knochens wie auch in der Störung des physiologischen Gleichgewichtes der Muskulatur, Gefäße (Bluterguß), Nerven und Haut. Die Frakturenlehre muß sich also zur Aufgabe machen, diese pathologische Einheit in allen ihren Erscheinungen gründlich zu erforschen.

Wenn auch die **mechanisch-statischen Gesetze** aus der Frakturbehandlung nicht wegzudenken sind, so darf dabei die Physiologie und Biologie nicht zu kurz kommen. Der Ausspruch DIEFFENBACHs gilt auch für die Frakturbehandlung:

> „Eine Chirurgie, auf Mechanik gestützt, ist ein Reiter auf einem hölzernen Pferd; es bleibt auf der Stelle stehen und würde unveränderlich sein, wenn die Würmer es nicht zernagten. Eine Chirurgie auf Physiologie gegründet, durchfliegt dagegen die Wüsten wie ein arabisches Pferd."

Die **zweite Forderung,** die eine Verbesserung der Behandlungsergebnisse verspricht, betrifft die *organisatorische Änderung der Frakturbehandlung.* Es muß heute, im Zeitalter der Spezialisierung gefordert werden, daß sämtliche Unfälle, insbesondere Frakturen und Luxationen von besonders dazu befähigten und ausgebildeten Ärzten behandelt werden. Es liegt im Interesse des Patienten, wenn er von Anfang an bis zur Beendigung der Behandlung in den Händen **eines** fähigen (Unfall) Chirurgen bleibt. Dazu ist erforderlich, daß sämtliche Unfallpatienten eines Bezirkes, Kreises oder einer Stadt konzentrisch in einer oder mehreren Abteilungen erfaßt werden, in welchem sowohl die ambulante Vor- und Nachbehandlung, wie auch die stationäre Behandlung erfolgen kann.

Allgemeiner Teil

I. Geschichte der Frakturbehandlung

Die ersten Aufzeichnungen über die Frakturbehandlung stammen aus dem Altertum. Schon in der hippokratischen Zeit wurden die Knochenbrüche durch Zug und Gegenzug behandelt, bzw. durch Schienenverbände in ihrer Lage gehalten. Von den arabischen Ärzten wurde zur Festlegung der Fraktur eine Substanz in Form von erhärtendem Eiweiß verwandt. Die Dauerzugbehandlung war zwar schon im 11. Jahrhundert bekannt, sie wurde aber erst im 18. Jahrhundert von PERCIVAL POTT durch seine Forderung der Muskelentspannung durch Semiflexion zur brauchbaren Methode ausgebaut. Der Konstanzer Arzt SAUTER hat dann 1812 die **Dauerzugbehandlung** mit der Semiflexion kombiniert. Die oft schwer durchzuführende Technik des Dauerzuges hat dem holländischen Arzt MATHYSEN ermöglicht, daß sein 1852 eingeführter **Gipsverband** besonders in Deutschland die Dauerzugbehandlung verdrängte. Man hatte durch die bessere Ruhigstellung günstigere Resultate zu erzielen erhofft. Das war nicht immer der Fall, im Gegenteil es kam häufig zu Versteifungen der Gelenke, erheblichen Muskelatrophien, Lähmungen mit Druck auf die Nerven, Heilungen in schlechter Stellung und ähnlichen Komplikationen, die dem Gipsverband zur Last gelegt wurden. Man ersetzte deshalb den Gipsverband durch den sogenannten **Etappenverband,** d. h. daß der Gips alle acht Tage gewechselt wurde und zwischen jedem Verband wurde mit Massage und Bewegungsübungen versucht, möglichst Versteifungen zu vermeiden. Auch dieser Etappenverband brachte keine Verbesserungen in den Endergebnissen, im Gegenteil durch den dauernden Wechsel des Verbandes kam es häufig zu erneuten Verschiebungen der Fragmente, zu Pseudarthrosenbildungen und ähnlichen Schäden. Erst die Einführung des **Gehgipsverbandes** hat viele dieser Schäden beseitigt, besonders die Muskelartrophien und Gelenkversteifungen.

Gegenüber dieser streng immobilisierenden Behandlung entwickelte LUCAS CHAMPONIÈRE seine **funktionelle Methode.** Er verzichtete auf jede Ruhigstellung und behandelte von Anfang an mit Massage, aktiven und passiven Bewegungen. Seine Ergebnisse in bezug auf die anatomische Stellung waren zwar nicht gut, dafür hatte er aber weniger Versteifungen an benachbarten Gelenken. Diese beiden extremen Behandlungsmethoden, von denen die eine nur Wert legte auf die Ruhigstellung, die andere auf die Funktion, hatten sowohl ihre Anhänger wie auch Gegner. Sie konnten sich beide in ihrer extremen Form nicht durchsetzen. Dagegen fand mehr Anwendung die Dauerzugbehandlung, die von VOLKMANN nach Deutschland eingeführt und von BARDENHEUER systematisch ausgebaut wurde. Die Behandlung ergab sowohl gute anatomische wie auch funktionelle Ergebnisse. Während BARDENHEUER noch in Streckstellung extendierte, schaffte ZUPPINGER erst die Vorbedingung für eine wirksame Extension. Er bewies, daß die Extension erst dann wirksam sein kann, wenn eine Muskelentspannung durch Semiflexion erfolgte. Die Extension wurde mittels Heftpflasterverbände ausgeübt. Diese hatte den Nachteil, daß man 1. nicht genügend starke Zugkräfte hat wirken lassen können und 2. traten bei schweren Gewichten Druckschäden an der Haut auf. Erst als es gelang, durch direkt am Knochen angreifenden Zug die Extension zu gestalten, besserten sich auch die Ergebnisse. So empfahl KLAPP 1912 im Balkankriege die **Drahtextension,** während STEINMANN schon 1907 die **Nagelextension** einführte. Größere Verbreitung fand die Drahtextension erst durch Einführung des KÜRSCHNER-Bügels (1927).

Trotzdem fand man, daß die konservativen Methoden nicht immer zum Ziele führten, so daß die Frage aufgeworfen wurde, ob es nicht berechtigt wäre, **operativ** gewisse Brüche anzugehen. Im Jahre 1902 hat FRITZ KÖNIG im Anschluß an VÖLCKER und ARBUTNOT LANE dieses Problem auf dem Chirurgenkongreß aufgeworfen. Die Indikation zur blutigen Behandlung frischer Knochenbrüche wurde zunächst sehr weit bemessen. Erst als eine Reihe Mißerfolge auftraten, die nicht selten zur Amputation oder zum Tode führten, forderte man eine strenge Anzeigestellung. Unter dieser strengen Indikation hat sich die blutige Behandlung einiger Frakturarten (z. B. quere Patellarfraktur, Olecranonabrißfraktur u. a.) bis heute bewährt. Diese Mißerfolge der blutigen Osteosynthese verhalfen der konservativen Behandlung ihre Methoden weiter zu verbessern und damit auch bessere Ergebnisse zu erzielen. Trotzdem gelang es nicht, manche Probleme auf konservativem Wege zur Lösung zu bringen, so z. B. die medialen Schenkelhalsfrakturen. Es bedeutete einen Umschwung, als SMITH-PETERSEN in Boston im Jahre 1925 einen sternförmigen Nagel erfunden hatten, mit welchem dann SVEN JOHANNSEN ohne Freilegung des Hüftgelenkes die Fraktur extraartikulär absolut fest fixieren konnte. Dieser Nagel ist so dünn, daß er nur wenig Spongiosa des Halses und Kopfes zerstörte.

Dieses von SMITH-PETERSEN erfundene Prinzip der Schenkelhalsnagelung hat KÜNTSCHER auf die langen Röhrenknochen übertragen. Er berichtete darüber 1940 auf dem Chirurgenkongreß in Berlin. Das Verfahren von KÜNTSCHER wurde zunächst weitgehend abgelehnt. Man hegte große Bedenken gegen die Einführung eines so großen Fremdkörpers in die Markhöhle eines Knochens. Durch Tierversuche konnte KÜNTSCHER beweisen, daß eine Schädigung der Markhöhle mit Auswirkung auf den Allgemeinkörper nicht zu befürchten war, wie es heute durch die vielen Nagelungen bewiesen wurde. Trotz vieler Vorteile der KÜNTSCHER-Nagelung ist die zunächst breite Indikation wesentlich eingeengt worden. Es wird heute eine **strenge Indikation** gefordert.

II. Begriffsbestimmung

Als **Fraktur** oder **Knochenbruch** bezeichnet man jede Zusammenhangstrennung des Knochens. Diese kann entweder durch äußere Gewalten (Trauma) oder durch muskeleigene Kräfte herbeigeführt werden (z. B. die quere Patellarfraktur oder Abriß des Spina iliaca ant. sup.). Unter **Verrenkung** verstehen wir eine durch äußere Gewalteinwirkung plötzlich entstandene Verschiebung der Gelenkenden gegeneinander.

Wenn die Fraktur mit einer Trennung der äußeren Haut einhergeht, so spricht man von einer **komplizierten** oder **offenen Fraktur**, im Gegenteil zur **geschlossenen Fraktur,** die ohne Hautverletzung einhergeht. Ähnlich sprechen wir auch von **offener** (komplizierter) und **geschlossener Verrenkung.**

Der Ausdruck „komplizierte Fraktur" ist nicht ganz glücklich gewählt, weil eher manchmal eine geschlossene Fraktur bei gleichzeitiger Luxation mit Nerven- und Gefäßzerreißung als dem eigentlichen Sinne **„kompliziert"** bezeichnet werden müßte. Besser ist deshalb von **offenen Frakturen** zu sprechen.

Wenn die Fraktur einen **pathologischen Knochen** betrifft, so spricht man von einer **pathologischen** oder **spontanen Fraktur** im Gegensatz zur **normalen** oder **traumatischen Fraktur.**

Bei Kindern und Jugendlichen entstehen häufiger **Epiphysenlösungen:** Die Diaphyse wird von der Epiphyse getrennt. Wenn die Trennungslinie zusätzlich noch durch Knochensubstanz geht, so spricht man von einer **Epiphysenfraktur.**

Weiterhin bezeichnet man als **vollständige Frakturen** diejenigen, bei denen der Zusammenhang zwischen den Fragmenten vollkommen getrennt ist (auch das Periost ist mitzerrissen). Im Gegensatz dazu, wird eine **unvollständige Fraktur** dort vorliegen, wo die

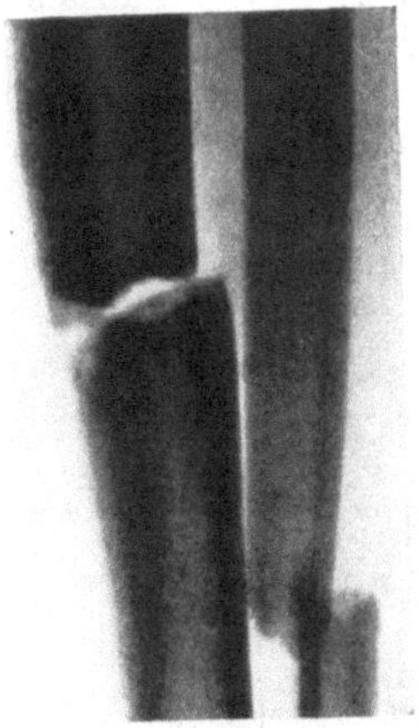

Abb. 1. Normale, traumatische Querfraktur des Unterschenkels.

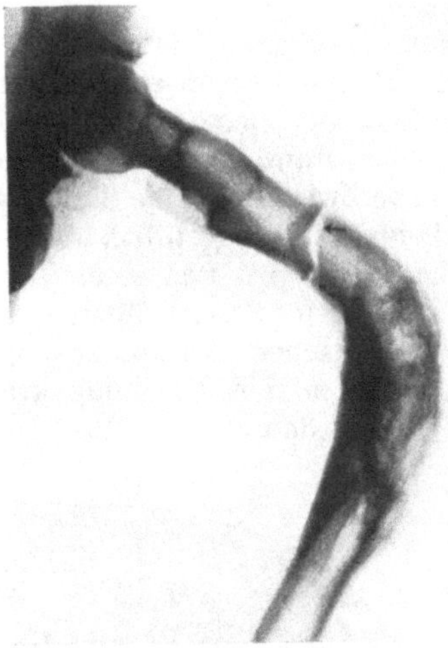

Abb. 2. Fraktur am pathologischen Knochen (Oberschenkel).

Fragmente noch in einer gewissen Verbindung stehen (entweder Periost oder Knochensubstanz) und die für gewöhnlich keine große Dislokation aufweist (z. B. Subperiostale Fraktur, Infraktion).

Je nach dem Verlauf der Frakturlinien unterscheiden wir **Quer-, Schräg-, Längs-** oder **Spiralfrakturen.** Weiter kennen wir **T-, Y-, X-förmige** Frakturlinien. Ist der Knochen in zwei Ebenen frakturiert, so sprechen wir von **Stückfrakturen.** Bei großer Splitterung der Frakturenden kommt es zu **Zertrümmerungs-** oder **Splitterfrakturen** (auch als **Komminutivfrakturen** bezeichnet).

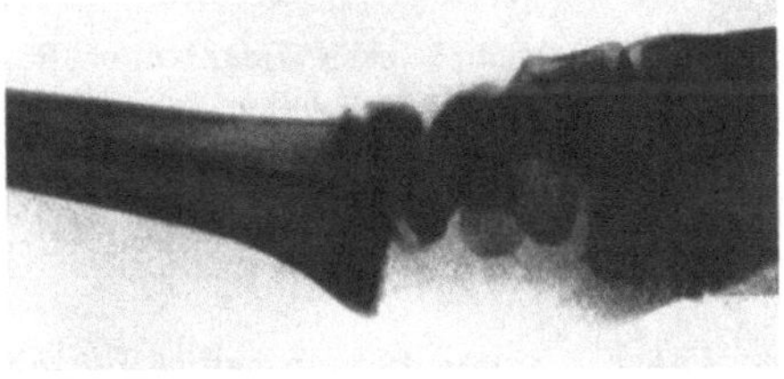

Abb. 3. Epiphysenlösung am unteren Ende des Radius.

Bei Jugendlichen bleibt oft das Periost bestehen und wird nicht mitzerrissen = **subperiostale Fraktur** (Grünholzfraktur). Am Schädeldach wird der Zusammenhang des Knochens bei äußerer Gewalteinwirkung nicht vollständig getrennt = **Infraktion (Fissur)**. Diese ist häufig mit einer **Impression** kombiniert. Die Fissuren werden auch als **Spaltbrüche** bezeichnet. Wenn ein umschriebenes Stück aus der Kontuinität des Knochens ausgestanzt wird, spricht man von **Lochbrüchen** (meist Schußfrakturen). Verzahnen sich die Fragmentenden ineinander, so entsteht eine **Kompressionsfraktur** (Fersenbein, Wirbel). Wir unterscheiden weiterhin **direkte** und **indirekte Frakturen.**

Die direkten Frakturen entstehen am Orte der Gewalteinwirkung — während die indirekten entfernt vom Orte der Gewalteinwirkung zustande kommen.

Von einer **Luxationsfraktur („Verrenkungsbruch")** spricht man dann, wenn gleichzeitig eine Fraktur mit einer Verrenkung kombiniert ist.

III. Mechanische und funktionelle Eigenschaften des Knochens

Wenn man einen Röhrenknochen durchsägt, so sieht man auf dem Querschnitt, daß die Peripherie von einer festen und harten Substanz, die man als **„Substantia corticalis"** oder **„compacta"** bezeichnet, aufgebaut ist, während im Inneren die Knochensubstanz ein weites Maschennetz bildet und **„Substantia spongiosa"** genannt wird. Die Zwischenräume dieses Maschennetzes sind mit einer weichen Masse, dem **Knochenmark,** ausgefüllt. Die Oberfläche des Knochens wird von einer faserigen Haut, und zwar dem **Periost** überzogen. Je nach der mechanischen Beanspruchung des Knochens verteilen sich die Kompakta und Spongiosa verschieden.

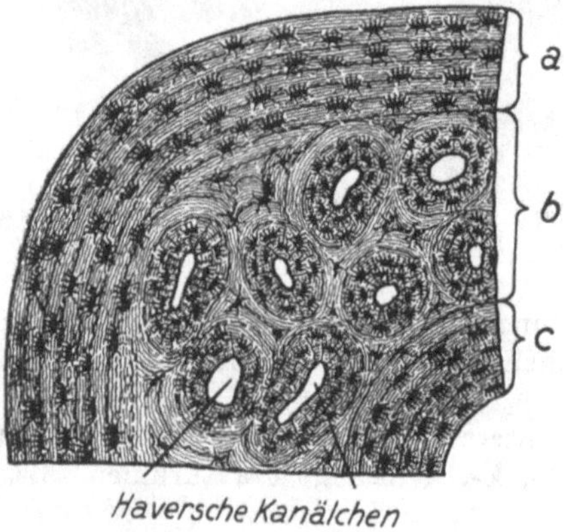

Abb. 4. Querschliff durch einen langen Röhrenknochen.
a Äußeres Grundlamellensystem.
b HAVERsche System.
c Inneres Grundlamellensystem.

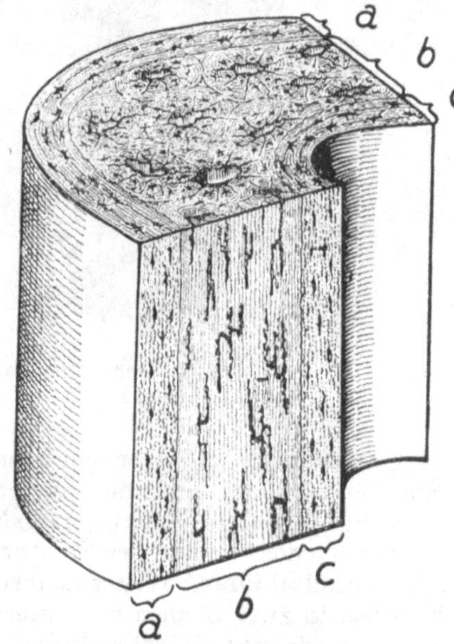

Abb. 5. Längs- und Querschnitt durch die Kompakta eines langen Röhrenknochens.
a Äußeres Grundlamellensystem.
b HAVERsche System.
c Inneres Grundlamellensystem.

Die Knochensubstanz selbst besteht aus einer organischen Grundsubstanz und den eingelagerten Kalksalzen. Wenn man die Kalksalze mit einer Säure herauslöst, so bleibt eine zähe, zugfeste, organische Substanz zurück, die die Elastizität des Knochens bedingt, während die eingelagerten Kalksalze die Tragfähigkeit des Knochens erhöhen. Es ist bekannt, daß sich im Alter die Zugfestigkeit und Elastizität des Knochens verringert. Ebenso, daß bei Osteomalazie die Tragfähigkeit des Knochens so herabgesetzt wird, daß Verkrümmungen entstehen.

Auch die **Form** des Knochens ist für seine Festigkeit von Bedeutung. Er besitzt die Fähigkeit, sich den statischen und dynamischen Beanspruchungen anzupassen.

Während der Wasser- und Fettgehalt des Knochens nach Alter und Art des

Knochens Schwankungen erleidet, sind die Mineralstoffe und organischen Substanzen ziemlich konstant:

60% Mineralstoffe, 34% organische Substanzen.

Von den Mineralstoffen sind die wichtigsten

das Kalziumphosphat und das Kalziumkarbonat.

In kleineren Mengen: Magnesiumphosphat, Kalium, Na, Cl und Fluorverbindungen.

Wenn wir den Bau einer Diaphysenkompakta näher betrachten, so finden wir folgende Struktur:

1. Außen: Das Periost.
2. Darunter: Ein parallel verlaufendes System (**Grundlamellensystem**).
3. Darunter: „**HAVERsche System**", d. h. kleinere Lamellen (Blätter) oder Speziallamellen, welche die HAVERschen Kanäle konzentrisch umkreisen und durch Schaltlamellen verbunden sind.

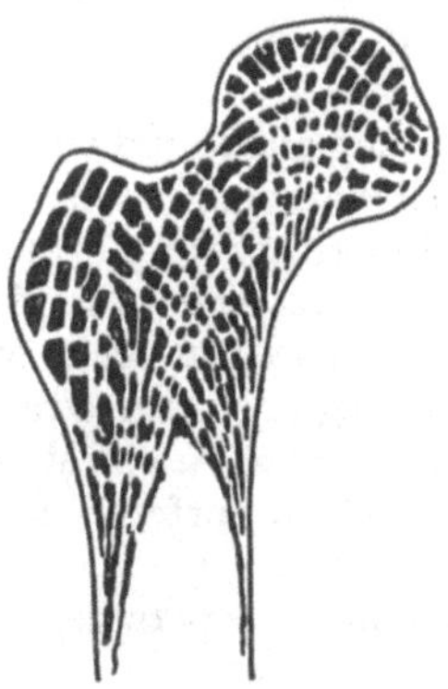

Abb. 6. Architektur der Spongiosabalkensysteme am oberen Femurende.

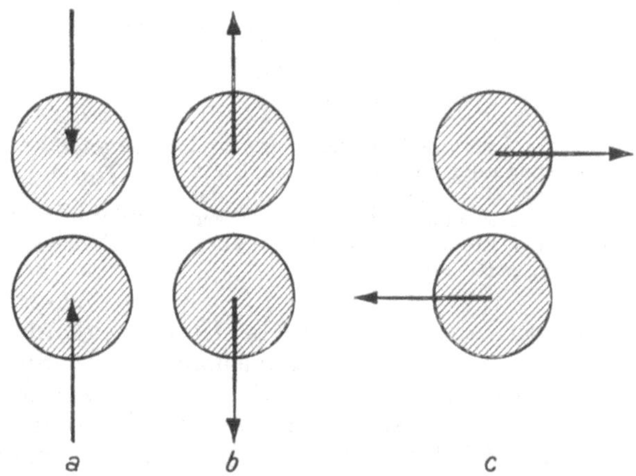

Abb. 7. Richtung der Molekularverschiebungen bei *a* Druckspannung. *b* Zugspannung. *c* Schubspannung.

4. Am inneren Umfang der Diaphysenkompakta: „**Grundlamellensystem**" (wie unter Punkt 2).

Die Diaphysenkompakta enthält also außer den längsverlaufenden Knochenkanälchen und Höhlen **drei getrennte Systeme: Zwei Grundlamellensysteme,** die das konzentrisch in die HAVERschen Kanäle angeordnete **Speziallamellensystem** umschließen. Dadurch wird der Kompakta eine große Strebefestigkeit erteilt, die besonders Querausbiegungen verhindert.

Auch die Spongiosa ist zweckmäßig im Aufbau der statischen und dynamischen Beanspruchung angepaßt. Wenn wir einen Schliff durch das obere oder untere Ende des Femurs betrachten, so fällt eine wohlmotivierte Architektur von Bälkchen, Strebepfeilern, Plättchensystemen, Spitzbogen- und eliptischen Bögen, Druck- und Zugkurvensystemen auf.

Da der Knochen einen röhrenförmigen Bau aufweist (Hohlzylinder), kann er mit möglichst wenig Material sehr widerstandsfähig konstruiert werden. Nicht so sehr die Zugbeanspruchung, sondern die **Beanspruchung auf Druck** spielt bei der Ausbildung der Knochenstruktur eine wesentliche Rolle. Auch der **Kallus** des heilenden Knochens paßt sich dieser Architektur an.

Aber nicht nur der Druck (Tragen der Körperlast), sondern im großen Maße die **Muskulatur** spielt für die Ausbildung der Architektur des Knochens eine Rolle. Es geht beständig, auch in der Ruhe, von den Muskeln ein gewisser Druck und Zug auf die Knochen aus.

Was heißt eigentlich **„Druck- oder Zugspannung“?** Es sind Kräfte, die entweder eine Annäherung (Druckspannung) oder ein Auseinanderweichen von Molekülen (Zugspannung) verursachen. Entsprechend seiner Elastizität kann der Knochen durch Einwirkung äußerer Kräfte seine Gestalt verändern. Im Knochen entstehen dabei Spannungen (Zug, Druck- und Schubspannung), indem Moleküle des Knochens sich nähern oder voneinander entfernen. Wenn die deformierende Kraft aufhört zu wirken, kehren die Moleküle in ihre ursprüngliche Stellung wieder zurück — vorausgesetzt, daß die Elastizitätsgrenze nicht überschritten wurde, d. h., daß keine Fraktur eingetreten ist.

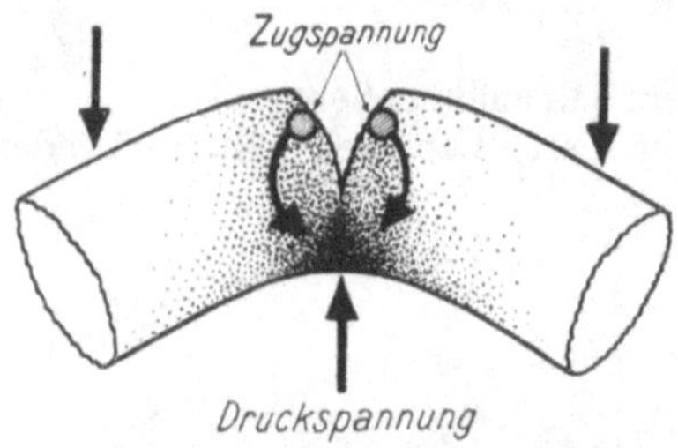

Abb. 8. Kombination von Zug- und Druckspannung am brechenden Stab. Während sich die Moleküle an der Stelle der Fraktur entfernen, nähern diese sich in der Richtung des Fortschreitens der Fraktur.

Durch Druckspannung allein sind wir nicht imstande, einen Bruch zu erzeugen, da elastische Körper unter Druck fast ihr ganzes Volumen beibehalten. Dagegen kommt es bei Zugspannung dadurch, daß sich Moleküle voneinander entfernen, bei Überschreiten der Elastizitätsgrenze, zur Fraktur.

Häufig sieht man eine **Kombination** beider Spannungen, wenn z. B. ein Molekül unter Zugspannung gesetzt wird und sich von anderen Molekülen entfernt, gleichzeitig aber in anderer Richtung seinen Nachbarmolekülen nähert.

Unter **Schubspannung** verstehen wir Kräfte, die Teile eines Körpers gegeneinander zu verschieben trachten.

Nach dem Hookschen Gesetz wächst die Größe der Formveränderung im gleichen Verhältnis wie die Größe der deformierenden Kraft.

Diesen deformierenden Kräften stellt der Körper seine Festigkeit entgegen. Dabei unterscheiden wir folgende Festigkeitsformen:

1. Die **Druck**festigkeit, 2. die **Zug**festigkeit, 3. die **Schub**festigkeit.

Die **Festigkeit** einzelner Knochen ist verschieden groß (beim Femur hat man z. B. die Zugfestigkeit auf 674 kg je ccm berechnet), ebenso variiert unter normalen (physiologischen) wie auch pathologischen Verhältnissen die **Elastizität, Härte** und **Sprödigkeit.** Während junge Knochen *elastisch aber weniger fest* sind, weisen ältere eine *geringe Elastizität* auf, sind *dafür aber fester.*

IV. Frakturmechanismen

Eine Fraktur können wir dann erzeugen, wenn wir einen gewissen Längsdruck auf einen Knochen einwirken lassen. Dieser muß so stark sein, daß er die **Elastizitätsgrenze des Knochens** übertrifft. Wir können aber auch mit einem viel geringerem Gewicht (Längsdruck) eine Fraktur erzeugen und zwar dann, wenn dieses Gewicht oder der Druck mit einer gewissen **Geschwindigkeit** den Knochen trifft. Von diesen zwei Standpunkten aus, d. h. im ersten Falle vom **statischen,** im zweiten vom **dynamischen** kann der Entstehungsmechanismus jeder Fraktur betrachtet werden.

A. Statische Frakturentstehung

1. Biegungsfrakturen

Die Biegungsfrakturen nehmen das Hauptkontingent aller Frakturen ein. Wenn wir einen Holzstab brechen, so ergibt sich folgendes Bild:

An der konvexen Seite des Stabes treten Zugspannungen auf, an der konkaven Seite Druckspannungen. In der Mitte des Stabes heben sich beide Spannungen auf und es entsteht eine neutrale Schicht.

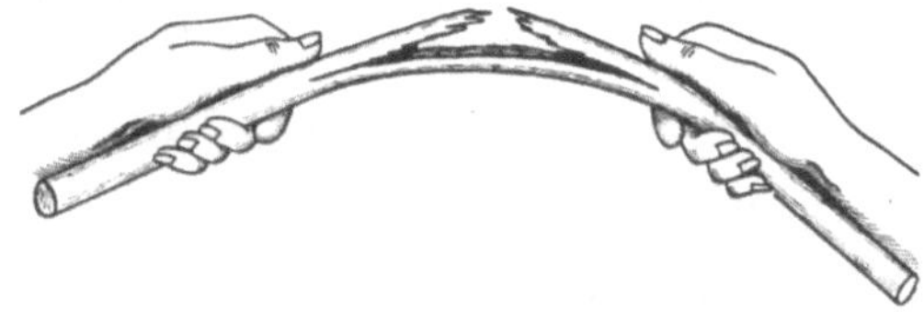

Abb. 9. Verlauf der Bruchlinie am Holzstab. Durch Zugspannungen entsteht an der konvexen Seite des Stabes eine Rißfraktur. In der Mitte des Querschnittes („neutrale Schicht“) heben sich beide Spannungen auf und es entsteht ein Längsriß.

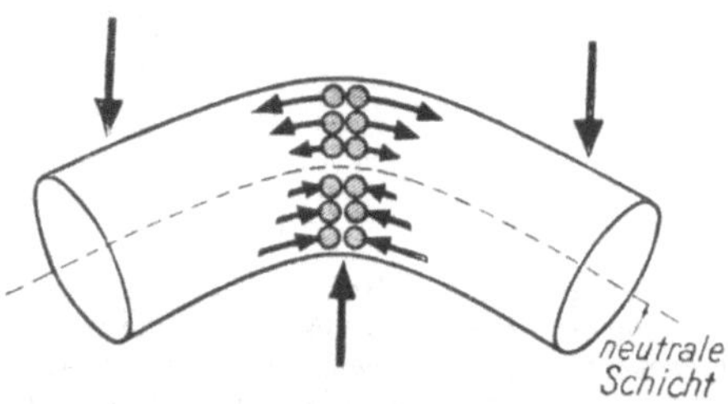

Abb. 10. Richtung, Verteilung und Größe der molekularen Zug- und Druckspannung am biegenden Stab. An der konvexen Oberfläche sind die Zugspannungen am größten. In der Mitte des Stabes heben sich Druck- und Zugspannungen auf und es entsteht eine neutrale Schicht.

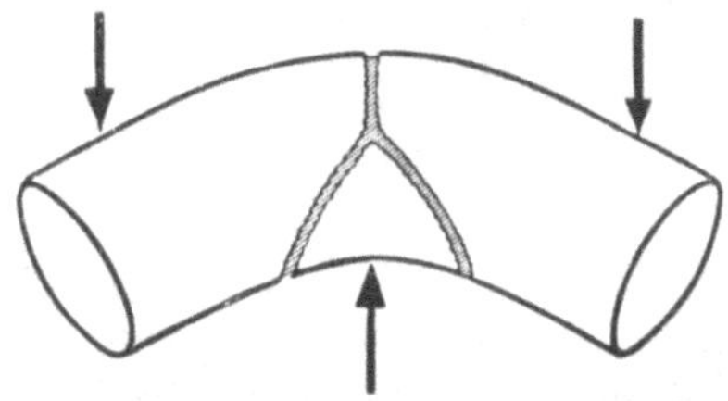

Abb. 11. Verlauf der Frakturlinie am röhrenförmigen Knochen. Die neutrale Schicht verläuft hier nicht waagerecht wie an einem hölzernen Stab, sondern sie wandert während des Fortschreitens der Fraktur nach der konkaven Seite. Dadurch wird an der konkaven Seite ein Dreieck ausgebrochen und aus der Lage dieses kann auf die Richtung der wirkenden Gewalt geschlossen werden.

Bei Beginn des Bruches reißt zunächst der Knochen an der konvexen Seite senkrecht ein. Gelangt er gegen die Mitte des Querschnittes, also zur neutralen Schicht, so biegt er nach beiden Seiten zugleich ab, so daß ein Dreieck mit Basis an der konkaven Seite ausgebrochen wird. Nach dem Beispiel eines Holzstabes (Abb. 9) müßte an der neutralen Schicht ein Längsriß entstehen. Dieser Längsriß entsteht am röhrenförmigen Stab (Knochen) jedoch nicht, sondern verläuft schräg gegen die Konkavität, weil während des Fortschreitens des Bruches auch die neutrale Schicht nach der konkaven Seite wandert.

Somit kann man aus der **Form** des Bruches und **Lage** des Dreiecks die **Richtung** und den **Angriffspunkt** der Gewalt ablesen.

Oft sind die Biegungsbrüche mit einer Kompression kombiniert, weil sich die Muskulatur im selben Moment kontrahiert.

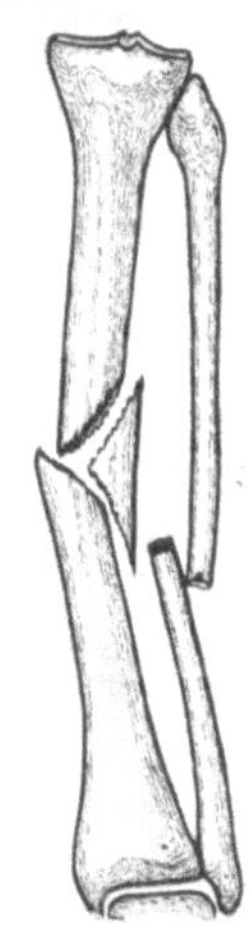

Abb. 12. Unterschenkelfraktur (Biegungsfraktur) mit typischem Biegungsdreieck.

2. Kompressionsfrakturen

Wenn ein röhrenförmiger Zylinder zusammengedrückt wird (unter der Wirkung entgegengesetzter Kräfte), so kommt es einerseits zur Verkürzung, andererseits nimmt sein Umfang zu. Wir erwähnten schon, daß Druckspannungen selten zur Fraktur führen und erst die sekundär entstehenden Zugspannungen können einen Bruch herbeiführen. Es entstehen zirkuläre Zugspannungen, die zu Längsrissen führen.

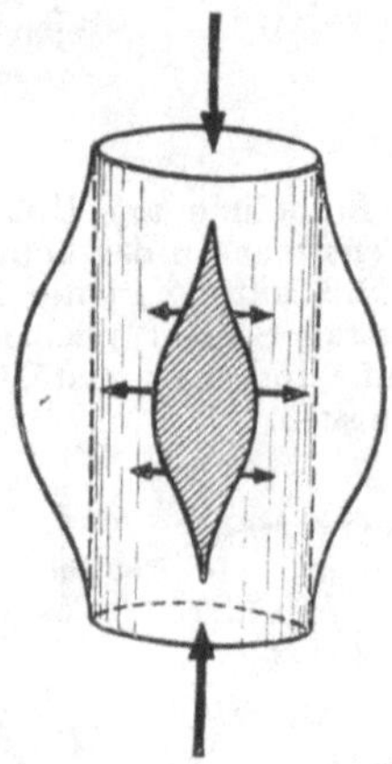

Abb. 13. Kompression (Stauchung) eines Zylinders mit Längsriß (Längsfraktur). Die eingezeichneten Pfeile zeigen, daß der Längsriß durch sekundäre Zugspannungen entsteht. Dadurch wird der Umfang des Zylinders in der Mitte seines Querschnittes vergrößert.

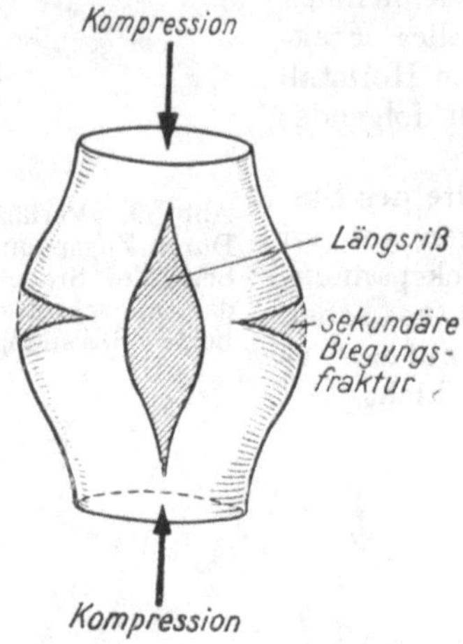

Abb. 14. Längskompression eines Zylinders. Durch die Stauchung (Kompression) entsteht zunächst ein Längsriß. Gleichzeitig vergrößert der Zylinder in der Mitte seinen Querschnitt, so daß sekundär bei Fortbestehen der einwirkenden Kraft durch Zugspannungen Biegungsfrakturen entstehen.

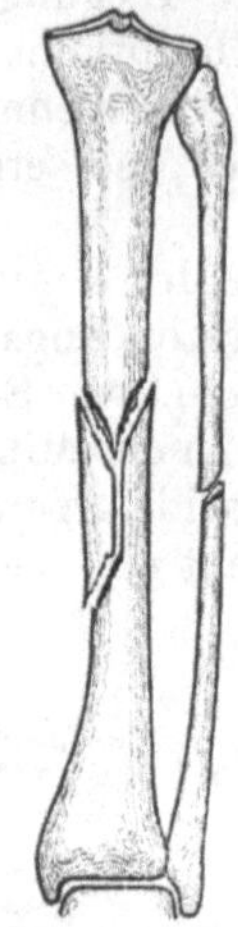

Abb. 15. Stauchungsfraktur des Unterschenkels mit Absprengung eines rautenförmigen Fragments. Dieses Fragment kommt durch Längsriß und sekundären Biegungsfrakturen bei Kompression zustande.

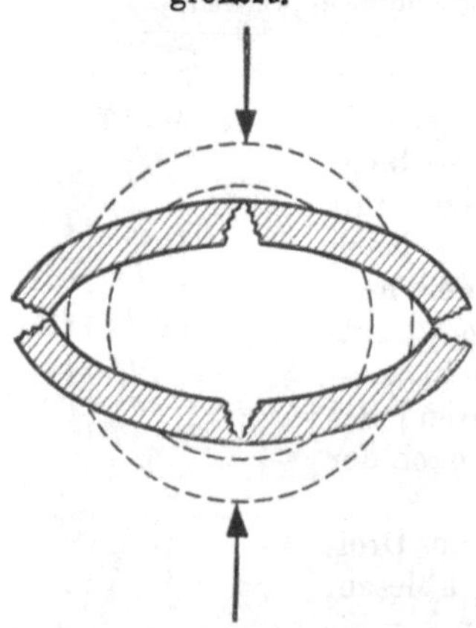

Abb. 16. Kompression einer Hohlkugel. Schematische Entstehung einer Schädelfraktur mit Einrissen an der äußeren und inneren Kortikalis.

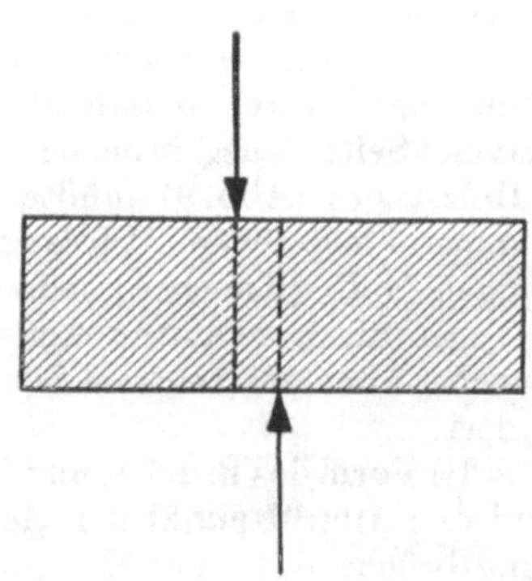

Abb. 17. Lage und Richtung der einwirkenden Kräfte beim Zustandekommen einer Schubfraktur. Diese entsteht durch die Wirkung zweier entgegengesetzter Kräfte, die dicht nebeneinander liegen.

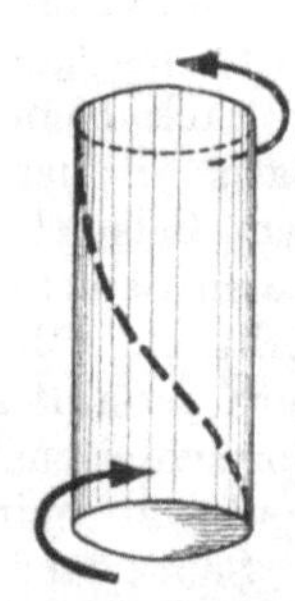

Abb. 18. Bruchlinie bei Torsion eines Zylinders. Durch die Torsion entstehen zwischen den Molekülen Druck- und Zugspannungen, die dann zu der spiralförmigen Schraubenbruchlinie führen.

Wenn die Kompression weiter anhält, so entstehen an Stellen der stärksten Biegung noch Biegungsfrakturen. So kommt es zu den nicht so selten beobachteten Aussprengungen peripherer Knochenfragmente, besonders bei spröden Knochen.

Entgegengesetzt dazu kommt es bei jugendlichen Knochen, besonders aber an der Epiphyse, die sehr weich und elastisch ist, zum Vorstadium der Längsfraktur, d. h. zur zirkulären Umfangvergrößerung und Wulstbildung. Man spricht hier von einer **„Wulstfraktur“** oder **Stauchungsfraktur.**

KOHL, DE QUERVAIN und ISELIN beschrieben diesen Typus.

Eine Kombination von Kompressions- und Biegungsfrakturen können wir sehr schön am unteren Humerus- und Femurende sowie Tibiakopf beobachten. Es entstehen hier die typischen **T-, Y- und X-Frakturen** mit Längsspaltfrakturen und Biegungsbrüchen.

Bei Kompressionsfrakturen vorwiegend im Bereiche der Spongiosa, hauptsächlich beim Wirbelkörper, Schenkelhals, Fersenbein werden die Spongiosabälkchen unter der Wirkung stauchender Kräfte gebrochen und der betreffende Knochen wird abgeplattet. Schließlich wäre noch der Entstehungsmechanismus von Kompressionsfrakturen am Schädel (der einer Hohlkugel entspricht) zu erläutern. Wird eine Hohlkugel zwischen zwei Kräften komprimiert, so flacht sie in der Richtung der wirkenden Kräfte ab, die Meridiane und der Äquator erweitern sich dafür.

Da die innere Kompaktaschicht, die Tabula interna („Tabula vitrea“) spröder ist als die äußere, kommt es zunächst zu einem Einriß an dieser.

3. Schubfrakturen

Sie entstehen unter der Wirkung entgegengesetzter Kräfte, die dicht nebeneinander liegen. Die Fraktur kommt direkt am Orte der Einwirkung zustande.

4. Torsionsfrakturen

Sie entstehen dann, wenn ein Knochen an zwei Stellen zugleich entgegengerichteten Drehungen ausgesetzt wird. Den Mechanismus kann man am besten am Beispiele eines elastischen Hohlzylinders beobachten, der dem Röhrenknochen am ähnlichsten ist.

Durch die torquierenden Kräfte kommt es zu Druck- und Zugspannungen, die in Form einer Schraubenlinie verlaufen. Praktisch sieht es meist so aus, daß das eine Ende des Knochens fest fixiert ist, während die torquierende Gewalt das andere Ende abzudrehen versucht. Selten werden wir eine reine Torsion antreffen. Meist ist diese mit Biegung und Stauchung vergesellschaftet, und zwar wird die Biegung gleichzeitig durch die torquierende Gewalt verursacht. Zugleich spannt sich die Muskulatur an und führt zu einer Stauchung.

5. Rißfrakturen

Bei den meisten Rißfrakturen handelt es sich eigentlich um **Abrisse kleinster Fragmente** aus einem größeren Skeletteile. Wir sprechen deshalb auch von **Abrißfrakturen.** Diese entstehen durch zwei entgegengesetzt, parallel wirkende Kräfte. Häufig handelt es sich dabei um eine Kombination von Zug und Biegung. Bei den reinen Zugfrakturen kann die Zerreißung entweder durch **willkürlichen** oder **unwillkürlichen** Muskelzug entstehen. Auch Gelenkbänder können durch übermäßige Dehnung eine Rißfraktur verursachen.

B. Dynamische Frakturentstehung

Bei der statischen Betrachtungsweise der Frakturgenese war immer eine **Gegenkraft** erforderlich. Die Mehrzahl der Frakturen kommt aber in der Praxis durch **kurzdauernde Gewalten** zustande und zwar durch **eine** Kraft, unabhängig davon, ob eine Gegenkraft vorhanden ist oder nicht. Diese Gegenkraft war z. B. bei der statischen Betrachtungsweise der Biegungsfraktur die *Unterstützung des Knochens an beiden Enden* von der Rückseite her.

Wenn wir auf einen an beiden Enden unterstützten Röhrenknochen (z. B. Femur) ein Gewicht auflegen, so entsteht eine Biegungsfraktur mit dem typischen Biegungsdreieck. Lassen wir aber dasselbe Gewicht aus großer Höhe auf einen nicht gestützten Knochen fallen, so entsteht auch eine Fraktur, allerdings nicht mit dem typischen Biegungsdreieck, sondern es entsteht eine Schubfraktur. Hier spielt also nicht nur das **Gewicht**, sondern auch die **Geschwindigkeit, Beschleunigung** und **Zeit** eine Rolle.

Eine Fraktur entsteht also um so eher:

a) je **größer die Wucht** des Stoßes ist, b) je **rascher** der Stoß geführt wird und c) je **kleiner** die Angriffsfläche ist.

Die Kraft des fallenden Gewichtes erteilt den getroffenen Molekülen eine Beschleunigung in Richtung des Stoßes, während die anderen Moleküle durch die Trägheit zurückbleiben. So entstehen Zugspannungen, die zur Fraktur führen. Ist die Geschwindigkeit gering, so kommt es zur Biegungsfraktur. Bei größere Geschwindigkeit entstehen Schubfrakturen.

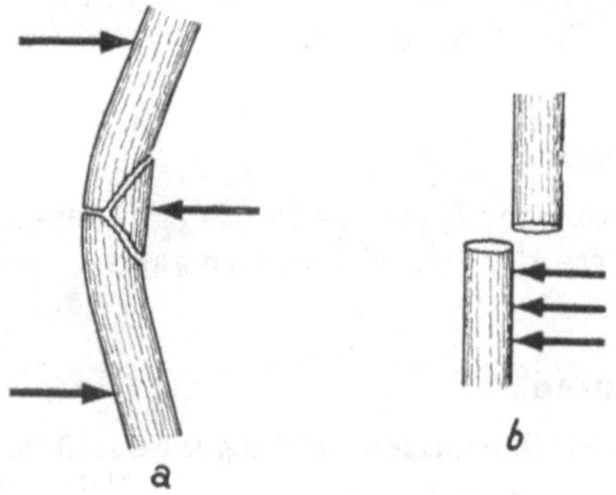

Abb. 19. Statische und dynamische Frakturentstehung.
a „Statische Fraktur." Hier ist immer eine Gegenkraft erforderlich. Es resultiert eine Biegungsfraktur mit typischem Biegungsdreieck.
b „Dynamische Fraktur". Diese entsteht durch kurzdauernde Krafteinwirkung. Dabei resultiert eine Schubfraktur.

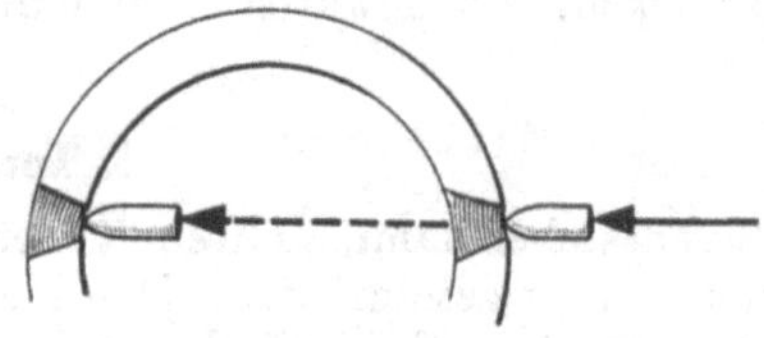

Abb. 20. Beispiel einer Lochfraktur durch ein Projektil (z. B. am Schädel). Durch die kurzdauernde, große Krafteinwirkung entsteht eine „dynamische" Schubfraktur. Das ausgestanzte Loch hat dabei die Form eines Trichters, da die Kraft allmählich abnimmt und an der Hinterfläche mehr eine Biegungsfraktur entsteht.

Auch **Rißfrakturen** sind vom dynamischen Standpunkt aus zu beurteilen: Abrisse von Knochenfortsätzen werden nie durch noch so starke Muskelkräfte herbeigeführt, wenn sie langsam erfolgen (statischer Entstehungsmodus). Dagegen entstehen sie bei *plötzlichem ruckartigen* Muskelzug (dynamische Entstehung).

Noch besser lassen sich die **Schußfrakturen,** besonders beim Schädel, vom dynamischen Standpunkt aus erklären. Wenn ein spitzes Instrument oder ein Projektil mit großer Geschwindigkeit den Schädel trifft, so wird ein Loch ausgestanzt und es entsteht eine Schubfraktur. Da die Wucht des Stoßes aber allmählich abnimmt, so kommt es an der Hinterfläche mehr zu einer Biegung, so daß das Loch eine trichterförmige Gestalt bekommt.

Ist die Geschwindigkeit geringer, so wird der Schädelknochen außerdem auf Biegung beansprucht, und es entstehen zusätzlich **konzentrische Fissuren.**

Auch an den Extremitätenknochen finden wir neben dem Schußkanal Sprünge in der Umgebung, die *um so zahlreicher sind, je größer die Geschwindigkeit des Geschosses* ist. Während an den Epiphysen das Geschoß glatt durchgeht (große Geschwindigkeit bei kleiner Angriffsfläche), ist der Widerstand an den Diaphysen größer und es entsteht eine größere Splitterung. *Je größer die Schußdistanz, desto großsplitteriger die Fraktur — je kleiner die Schußdistanz, desto kleinsplitteriger die Fraktur.*

V. Luxationen

Auch bei den Verrenkungen unterscheiden wir solche **traumatischen Ursprungs** und jene, die durch einen **pathologischen Prozeß** hervorgerufen wurden. Bei den traumatischen Luxationen wird die Kapsel meist eingerissen und die eine Gelenkfläche verläßt durch den entstandenen Schlitz das alte Lager. Als Ursache von Verrenkungen treten meist äußere mittelbare Gewalten auf. Durch Hebelwirkung wird der Gelenkkopf meist aus seiner Pfanne herausgehoben. Seltener wird eine direkte Gewalt oder aktive Muskelkontraktion eine Luxation herbeiführen.

Die **habituelle** oder **gewohnheitsmäßige Luxation** wird entweder durch Deformierungen der Pfanne, durch Erweiterung des Kapselapparates, Kapselrisse und Gelenksergüsse verursacht.

Ist die Luxation nicht vollständig, so daß die Gelenkflächen sich noch teilweise berühren, spricht man von einer **Subluxation.** Die jeweilige Luxation wird nach ihrer neuen Lage bezeichnet (z. B. Luxatio humeri subcoracoidea).

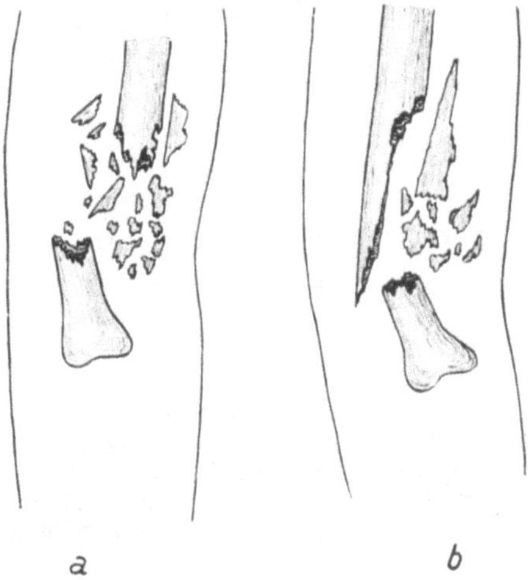

Abb. 21. Knochensplitterung bei Schußfrakturen.
a Kleinsplitterige Fraktur hervorgerufen durch kurze Schußdistanz.
b Großsplitterige Fraktur durch weite Schußdistanz hervorgerufen.

VI. Dislokation der Fragmente

Abgesehen von den unvollständigen Frakturen, kommt es bei allen anderen Brüchen zur **Dislokation** der Frakturenden. Dabei kann sofort eine Verschiebung, Verlagerung oder Abknickung entstehen = **primäre Dislokation,** oder erst später z. B. durch den Transport = **sekundäre Dislokation.** Die primäre Dislokation wird durch das Trauma selbst verursacht. Für die sekundären Dislokationen ist in erster Linie die **Muskulatur** verantwortlich. Sie erzeugt durch den Muskelzug eine Verkürzung, die meist mit einer winkeligen Abknickung verbunden ist. Daneben spielt aber auch die **Gelenkstellung** für die Dislokation eine Rolle. Auch ein schlechter Transport oder eine fehlerhafte Behandlung kann zur sekundären Dislokation führen.

Wir unterscheiden folgende Dislokationen:

a) **Dislocatio ad latus** = seitliche Verschiebung
(mit Verkürzung) cum **contractione**
(mit Verlängerung) cum **distractione**
(mit Einkeilung) cum **implantatione**
} auch **Dislocatio ad longitudinem** genannt.

b) **Dislocatio ad axin** — Abknickung.

c) **Dislocatio ad peripheriam** — Drehung um die Längsachse.

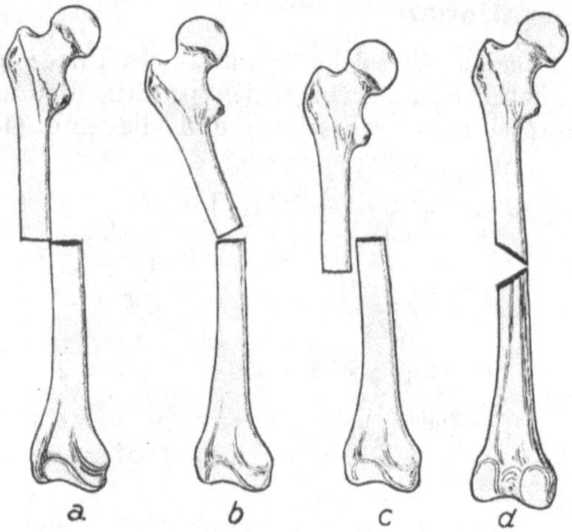

Abb. 22. Dislokation der Fragmente. *a* Dislocatio ad latus (seitliche Verschiebung). *b* Dislocatio ad axin (Abknickung). *c* Dislocatio ad longitudinem cum contractione (Verkürzung). *d* Dislocatio ad peripheriam (Verdrehung).

In der Praxis pflegen sich Kombinationen dieser Dislokationen einzustellen.

Während die Verkürzung (Dislocatio cum contractione) häufig angetroffen wird, sehen wir die Verschiebung ad longitudinem äußerst selten, sie kommt praktisch nur bei Abrißfrakturen vor, wie z. B. der Querfraktur der Patella. Die häufigste Verschiebung ist die Dislocatio ad axin. Diese kann man schon äußerlich durch eine winklige Abknickung des verletzten Gliedes erkennen. Bei der Dislocatio ad peripheriam handelt es sich um eine **Drehung um die Längsachse.** Hier wird meist das periphere Fragment um die Längsachse rotiert, z. B. bei einer Humerusfraktur, wo die Schultermuskulatur das proximale Fragment fixiert.

Für die Behandlung einer Fraktur ist es von größter Wichtigkeit, daß man sich über die jeweilige Dislokation im klaren ist. Die sachgemäße Beurteilung der Dislokationen aus den Röntgenplatten läßt sich durch möglichst häufiges, tägliches Anschauen von Röntgenplatten erlernen.

VII. Der Bluterguß

Eine Fraktur bedingt nicht nur die Trennung der Knochensubstanz, sondern es werden auch zahlreiche Gefäße zerrissen, die dann zum Bluterguß führen. Dieser breitet sich sowohl zwischen den Frakturenden, wie auch zwischen der Muskulatur, den Sehnen und dem Periost aus. Allmählich nach mehreren Tagen sickert er bis zur Haut durch. Oft ist es aber nur der Blutfarbstoff, der bis zur Haut durchsickert. Bei intraartikulären Frakturen breitet dieser sich im Gelenk aus und kann zu mächtiger Schwellung der Gelenkkapsel führen. Während er bei geschlossenen Frakturen erhebliche Maße annehmen kann, fehlt er bei den offenen oft völlig.

VIII. Der Unfallschock

Nach schweren und multiplen Frakturen treten häufig erhebliche Schockerscheinungen auf, die die Folge einer **reflektorischen Vasomotorenlähmung** sind. Wir unterscheiden **zwei Stadien** des Schockes:

1. Phase: **Stadium der tonischen Gefäßkrise.** Hier kommt es zu einer Verengerung der Arteriolen und Stauung in dem venösen System. Aus den Kapillaren tritt Plasma aus und eine Erhöhung des Blutdruckes. ist die Folge. In der

2. Phase: **Stadium der atonischen Gefäßkrise,** sinkt der Blutdruck und die zirkulierende Blutmenge nimmt ab, hauptsächlich durch Versagen der peripheren Regulationsvorrichtungen.

Klinisch zeichnet sich der Schock durch Kälte und Blässe der Haut, bläulich verfärbte Lippen, Zyanose, oberflächliche Atmung, kalten Schweißausbruch, kleinen und erhöhten Puls aus.

Die erste Aufgabe des Arztes bei jeder frischen und schweren Fraktur ist die Behandlung des Unfallschockes. Diese ist zunächst wichtiger als die Behandlung der Fraktur.

IX. Beziehung der Fraktur zur Muskulatur

Die Muskulatur weist im Normalzustand am lebenden Körper immer einen gewissen Spannungszustand auf, und man spricht deshalb auch vom **Muskeltonus.** Die Muskeln üben also einen **dauernden Druck** auf die Ansatzstellen des Knochens aus. Dadurch stehen diese unter unaufhörlichem **Längsdruck.** Wenn sich der Knochen verkürzt, so müßte auch die elastische Kraft, der Muskeltonus und die Leistungsfähigkeit der an dem Knochen ansetzenden Muskulatur vermindert werden. Tatsächlich kommt es aber durch die Fraktur zur **Reizung der sensiblen Nervenendigungen** und **reflektorischen Aktivierung der beteiligten Muskulatur.** Es resultiert eine Verkürzung und jede weitere Reizwirkung bedingt durch den Schmerz einen verstärkten Muskeltonus. Man spricht auch vom **pathologischen Hypertonus.** So tritt also der paradoxe Zustand ein, daß trotz Verkürzung der Muskeln ein erhöhter Muskeltonus durch die Fraktur bedingt wird. Dies gilt auch für die Praxis, allerdings mit einer gewissen Einschränkung. Schon die alten Ärzte wußten, daß in den ersten Stunden nach dem Trauma sich eine Phase des Muskelstupors anschließt, die mit einer Verminderung der Spannung einhergeht. Dieser Spannungsverlust der Muskulatur wurde früher und auch heute noch zur Reposition benutzt.

Daher soll jede Fraktur oder Luxation möglichst bald reponiert werden. Die Erfahrung lehrt, daß die Reposition am besten in den ersten Stunden nach dem Unfall gelingt.

Ist aber diese, zur Reposition günstige Zeit verstrichen, so müssen die durch Schmerzen verursachten reflektorischen Krämpfe beseitigt werden durch allgemeine oder örtliche Betäubung. Und schließlich ist für das Gelingen der Reposition wichtig, daß die Muskelspannung dadurch herabgesetzt werden kann, indem man die Reposition in **Mittelstellung (physiologische Stellung)** der benachbarten Gelenke vornimmt.

X. Komplikationen bei Knochenbrüchen

Jede Fraktur stellt nicht nur eine isolierte Zusammenhangstrennung des Knochens dar — sie greift vielmehr in den ganzen Organismus ein und kann durch Komplikationen, wie Nebenverletzungen, Blutungen, Infektionen selbst den **Tod** verursachen. Ja, oft stehen sogar diese Nebenwirkungen im Vordergrund der Behandlung, so z. B. wenn eine Blasen- oder Harnröhrenverletzung mit einem Beckenbruch vergemeinschaftet ist oder wenn eine intrakranielle Blutung bei einem Schädelbruch zustande kommt.

1. Komplizierte (offene) Frakturen

Eine der gefahrvollsten Komplikationen, die bei einer Fraktur auftreten kann, ist die **Hautverletzung** mit anschließender **Infektion der Bruchstelle.** Wir sprechen von einer offenen oder komplizierten Fraktur dann, wenn durch eine Verletzung der Haut die Fraktur mit der Außenwelt kommuniziert. Dabei kann durch eine äußere Gewalt die Haut durchtrennt werden: **direkte komplizierte (offene) Fraktur.** Oder die Haut wird von innen, durch ein spitzes Knochenfragment durchspießt: **indirekte komplizierte (offene) Fraktur.**

Beide Male trübt die Möglichkeit der Infektion die Prognose, besonders aber bei der direkten, offenen Fraktur, wo nicht nur die Haut, sondern auch die zwischen Haut und Knochen liegenden Weichteile gequetscht und geschädigt werden. Durch die Gewalteinwirkung kommen dann mit Keimen beladene Fremdkörper in die Wunde.

Aber auch eine zunächst als geschlossen erkannte Fraktur kann sich sekundär in eine offene umwandeln, und zwar dann, wenn ein spitzes Knochenfragment von innen langsam durch dauernden Druck die Haut soweit geschädigt hat, daß sie nekrotisch wird und das Fragment mit der Außenwelt in Berührung kommt. Besonders aber dort wird sich die Fraktur sekundär infizieren, wo schon primär die Haut durch das Trauma lediert wurde, entweder durch Quetschung, Dekollement, ausgedehnte Hämatose und nicht zuletzt durch den Druck starrer, drückender Verbände.

> Deshalb muß bei der Anlegung eines Gipsverbandes darauf geachtet werden, daß eine sekundäre Perforation nicht vorkommen darf, am wenigsten durch einen zu engen, schnürenden Verband. Der Verband muß so eng wie nötig und so weit wie möglich angelegt werden.

Das Eindringen von Erregern durch die Wunde in die Tiefe, besonders in die Gefäß- und Lymphspalten kann zu einer stürmischen **Allgemeininfektion** führen. Die Erreger finden hier einen günstigen Nährboden vor: Ein ausgedehntes Hämatom, Knochensplitter, gequetschte Muskulatur, Wundtaschen — Verhältnisse, die besonders das Wachstum von anaeroben Bakterien, wie Tetanusbazillen, Erregern des malignen Ödems und Gasbrandbazillen begünstigen. Außerdem wird das Wachstum der anaeroben Bakterien durch die Mischinfektion aerober Erreger insofern begünstigt, als diese letzteren den vorhandenen Sauerstoff noch adsorbieren. Das klinische Bild verläuft fudruiant. Es kommt zur diffusen Schwellung, graubrauner Verfärbung der Haut, Gasknistern, Hautnekrosen und nekrotischem Zerfall der Muskulatur. Der Allgemeinzustand verschlechtert sich zusehendst und nicht selten tritt ante finem Ikterus auf. Im Eiter finden wir meist den Bazillus des malignen Ödem und den FRAENKELschen Bazillus phlegm. emphysemat.

2. Offene Gelenkverletzungen

Eine äußerst schwere Komplikation ist die **Verletzung der Haut, der Gelenkkapsel** und des **paraartikulären Gewebes,** so daß dadurch Schmutz und patogene Erreger ins Gelenkinnere eindringen können. Die Prognose solcher Verletzungen hängt von der Ausdehnung der Wunde und der Gelenkverletzung ab. Ein Gelenk kann durch Schnitt, Hieb, Quetschung und Zerreißung eröffnet werden. Bei sehr starker Gewalteinwirkung zerreißen nicht nur die Weichteile über dem Gelenk, sondern es werden auch die Gelenkenden geschädigt. Nicht selten wird noch eine zusätzliche Luxation die Verletzung komplizieren und man spricht dann von einer **komplizierten, offenen Luxation,** entsprechend dem offenen Knochenbruch.

3. Nervenverletzungen

Bei Frakturen kommen sowohl motorische, sensible, wie auch trophische Nervenverletzungen vor. Von der einfachen Quetschung bis zur vollständigen Zerreißung können Nervenstränge durch Einklemmung zwischen den Fragmenten lädiert werden. Die Großzahl dieser Verletzungen betrifft die obere Extremität, und zwar besonders den **Nervus radialis.** Diese Verletzlichkeit des Nervus radialis wird durch seine enge Beziehung zum Knochen hervorgerufen.

Auch andere, dem Knochen benachbarte Nerven können in gleicher Weise betroffen werden, so z. B. der Nervus peroneus durch Fibulaköpfchenfraktur, der Plexus brachialis durch Klavikularfrakturen u. a. m. Auch im späteren Zeitpunkt kann der Nerv durch eine vorher erlittene Fraktur insofern geschädigt werden, als der sich neubildende Kallus den Nerv umklammert und so zu Ausfallserscheinungen führen kann.

Für die Diagnose einer Nervenschädigung ist nicht nur die **Sensibilitätsprüfung** und **Reflexuntersuchung** wichtig, sondern es muß auch eine **elektrische Untersuchung** folgen. Sie ist insofern von Wert, als das *Fehlen einer Entartungsreaktion gegen die völlige Querschnittsunterbrechung spricht.* Dagegen kann die Entartungsreaktion ohne vollkommene Durchtrennung des Nerven vorhanden sein. Die Entartungsreaktion tritt einige Wochen nach der Nervenläsion auf.

> Es darf nie versäumt werden, eine frische Nervenverletzung noch vor der Reposition und Anlegung eines Gipsverbandes schriftlich festzuhalten. Nicht so selten werden diese von Verletzten als Kunstfehler dem behandelnden Arzt zur Last gelegt.

4. Verletzungen der Gefäße — Thrombose und Embolie

Eine offene Fraktur kann durch Verletzung einer Hauptarterie zum **Verbluten** führen. Demgegenüber treten bei geschlossenen Verletzungen infolge Gefäßzerreißung mächtige **Hämatome** auf. Weiterhin kann eine Gefäßverletzung eine **Gangrän des peripheren Gliedabschnittes** verursachen. So z. B. nach Zerreißung der Arteria poplitea durch einen suprakondylären Oberschenkelbruch. Durch Quetschung der Arterie kann eine **Intimaschädigung** auftreten und zur **Thrombose** führen. Gelegentlich wird die Schädigung der Arterienwand die Bildung eines **Aneurysma** begünstigen. Venenverletzungen und Schädigungen im Bereich der Bruchstelle sind nicht so gefährlich. Es können aber durch die sich anschließende Thrombosebildung unangenehme Komplikationen entstehen. Diese treten am häufigsten an den unteren Extremitäten, besonders bei älteren Leuten auf. Die Folge ist dann eine ödematöse, hartnäckige und schmerzhafte Schwellung des betroffenen Gliedes. Diese Thrombosen können zur **Thrombophlebitis,** zur **Allgemeininfektion** oder **Lungenembolie** mit **Infarktbildung** führen. Eine massive Embolie führt unter Asphyxie zum **Tode.**

Die Verhütung der traumatischen Thrombosen ist bei älteren Verunfallten von entscheidender Bedeutung. Durch sofort nach der Reposition und Retention einsetzenden aktiven Bewegungen in sämtlichen (auch des verletzten Gliedes) nicht ruhiggestellten Gelenken, lassen sich diese weitgehendst vermeiden.

5. Die Fettembolie

Sie ist eine nicht so seltene Komplikation bei Knochenbrüchen. Die Fettembolie entsteht bei *gröberer Zerstörung markreicher Knochen* indem das Fett in die Blut- und Lymphbahnen gelangt und durch Verstopfung der Lungenkapillaren zu **Lungenkomplikationen** führt. Gelangt das Fett durch den großen Kreislauf ins Gehirn, so können **Gehirnkomplikationen** vorkommen. Wir unterscheiden also die **pulmonale Form** und die **zerebrale Form** der Fettembolie. Bei der pulmonalen Form der Fettembolie stehen Dyspnoe, Zyanose, schaumiger Blutauswurf und Hustenreiz im Vordergrund. Bei der zerebralen Form treten Hirnerscheinungen wie Erbrechen, Angstgefühl, Koma, Benommenheit und Muskelstarre auf. Bei Verstopfung der Nierengefäße kommt es zu der renalen Form der Fettembolie. Bei schweren, mehrfachen Frakturen tritt nicht selten der **Tod** infolge wiederholten Fettnachschubs ein (**zerebraler und respiratorischer Tod** infolge Fettembolie). Pathologisch-anatomisch weist die zerebrale Form ein mächtiges Hirnödem mit kleinen Fettembolien und Erweichungsherden auf.

Jeglicher Transport oder Repositionsmanöver muß bei Erscheinung von Fettembolie vermieden werden, da diese zum weiteren Fettnachschub und damit zum Tode führen können.

6. Die hypostatische Pneumonie

Bei alten, senilen Verunfallten droht die Gefahr der **hypostatischen Pneumonie,** die noch besonders durch die Ruhigstellung des verletzten Gliedes, den geschädigten Kreislauf und die Abkühlung begünstigt werden.

Der behandelnde Arzt muß gerade hier das Leben des Patienten in den Vordergrund stellen und nicht nur die Fraktur. Durch Kreislaufunterstützung, Atemgymnastik, frühzeitige Bewegungen und Wärme kann die Gefahr einer hypostatischen Pneumonie vermieden werden.

7. Die Luxationsfraktur

Die Kombination, Luxation mit Fraktur bedeutet eine Verschlechterung der Prognose insofern, als eine verspätete und nicht ganz ideale Reposition sowie eine nicht genau bemessene Ruhigstellung zu schweren Gelenkstörungen, wie sekundäre Arthritis deformans, Versteifungen u. a. führen kann.

Deshalb muß jede Luxationsfraktur

1. **sofort** (!) reponiert werden,
2. **sofort** (!) zuverlässig ruhiggestellt werden,
3. **sofort** (!) röntgenkontrolliert werden.

Eine **unentschuldbare** Verzögerung der Reposition ist ein verhängnisvolles Versäumnis. Durch solch eine Verzögerung ist die Reposition oft undurchführbar. Ist die erste Reposition nicht gelungen, so darf **auf keinen Fall** bis zum nächsten Tage gewartet werden, sondern es muß eine zweite oder dritte Reposition vorgenommen werden.

8. Das Haut- und Luftemphysem

Wenn durch einen Knochenbruch (Rippenfraktur) die Lunge mitverletzt wird, so strömt die Luft unter die Haut und es entsteht ein **traumatisches, subkutanes Luftemphysem.** Wir erkennen es

1. am tympanitischen Klopfschall bei Perkussion,
2. am Knistern bei der Betastung („Pergamentknistern"),
3. am Röntgenbild durch den Luftschatten.

XI. Die normale Bruchheilung — Kallusbildung

Die Wiedervereinigung eines gebrochenen Knochens geschieht durch den **Kallus,** der durch regenerative Gewebswucherung zustande kommt. Zunächst entsteht im Anschluß an die Fraktur ein Bluterguß, der sich zwischen den Bruchenden, unter das Periost und in die Umgebung des Knochens ergießt. Durch eine traumatische Entzündung mit zelliger Exsudation sowie Proliferation wird der Bluterguß durchwachsen und führt zu einer bindegewebigen Vereinigung beider Fragmente. Die Osteoblasten des Periostes und Knochenmarkes bilden dann ein keimreiches, stark vaskularisiertes Gewebe, das sich später durch Kalkablagerung in Knochen verwandelt. Man unterscheidet einen **periostalen** und einen **endostalen** Kallus, je nachdem, ob dieser sich aus dem Periost oder Endost gebildet hat. Nicht selten beteiligt sich auch das benachbarte Bindegewebe in der Frakturnähe zu Kallusbildung: **parostaler Kallus.**

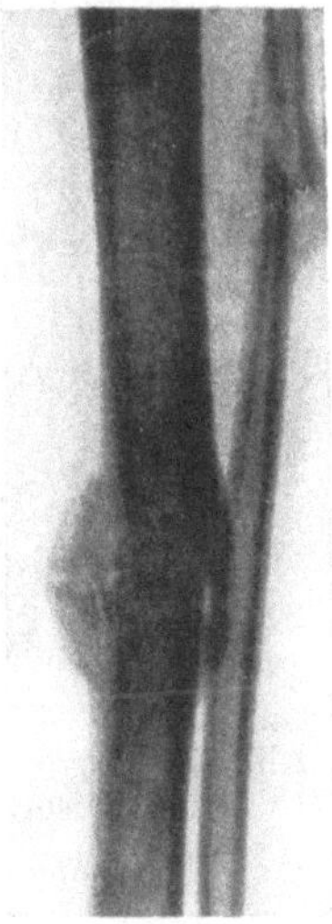

Abb. 23. Stark entwickelter periostaler Kallus bei einer Unterschenkelfraktur.

Der **periostale Kallus** wird also durch ein gefäßreiches Keimgewebe gebildet, das aus den Zellen der Kambiumschicht und von den Endothelien der inneren Periostgefäße entsteht.

Der **endostale Kallus** wird zunächst durch Hyperämie eingeleitet und im gewucherten Stützgewebe des Knochenmarkes gruppieren sich Osteoblasten zu osteoiden Bälkchen, die dann verkalken.

Die **parostale Kallusbildung** erfolgt entweder durch **direkte Metaplasie** oder durch eingewanderte periostale Zellen, die dann zu Osteoblasten sich umwandeln. Der junge Kallus ähnelt also zunächst dem **Granulationsgewebe,** d. h. er ist noch elastisch und erst im Verlaufe der nächsten Wochen kommt es zur Umbildung seiner spongiösen Massen durch Einschmelzung und Anlagerung kompakteren Gewebes. Die früher übliche Unterscheidung eines bindegewebigen, knorpligen und knöchernen Stadiums der Kallusbildung ist nicht mehr zutreffend, da der bindegewebige Kallus sich durch Metaplasie direkt in Knochen umwandelt.

Die Kallusentwicklung kann verschieden groß sein. Bei starker Periostablederung und ausgedehnter Splitterung ist der Kallus oft sehr groß (vom **Callus luxurians** spricht man bei übergroßer Kallusbildung). Auch der Bluterguß spielt für die Entstehung des Kallus eine ursächliche Rolle.

Diese Heilungsvorgänge dauern je nach den Verhältnissen (Form der Fraktur, Lage der Frakturenden, Nebenverletzungen, Alter, Kräftezustand, Konstitution und Infektion) verschieden lange. Gelegentlich ist die Fraktur schon in 14 Tagen fest. Manchmal braucht sie aber 12, 20, 22 Wochen, ohne daß man von verzögerter

Kallusbildung sprechen kann. *Je jünger der Patient ist und je besser die Blutversorgung des verletzten Abschnittes ist, desto rascher entwickelt sich der Kallus.* Querfrakturen der Tibia am Ubergang vom mittleren zum unteren Drittel sowie Querfrakturen im mittleren Drittel des Unterarmes haben eine sehr lange Heilungsdauer.

Nach den neuesten Untersuchungen soll nicht mehr das Periost oder das Knochenmark Kallus bilden, sondern das Knochengewebe selbst, bzw. die Knochengrundsubstanz wird als Quelle der Kallusbildung angesehen. Nach der Theorie von LEVANDER wird dem Periost jegliche kallusbildende Fähigkeit abgesprochen und die Knochenneubildung soll von dem kordikalen Kambiumschichten ausgehen. Die Knochensubstanz bildet nach dieser

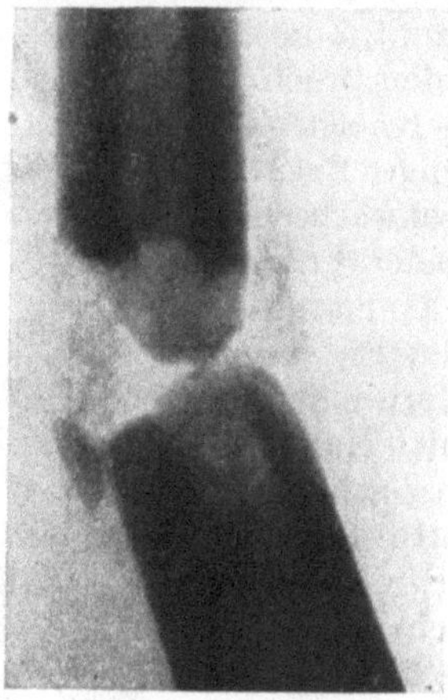

Abb. 24. Beginnende Kallusbildung. „Provisorischer Kallus."

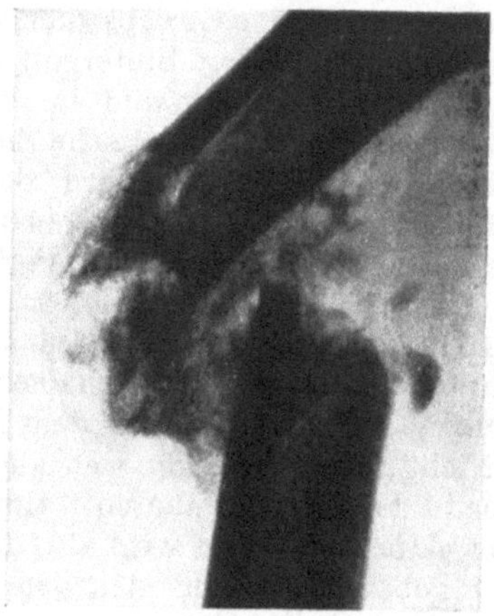

Abb. 25. Kallus luxurians. Große, weiche Kallusbildung bei einem schlecht stehendem Oberschenkelbruch.

Theorie den Reiz zur Knochenneubildung (= **K-Faktor, knochenbildender Faktor**), auch wenn das Periost oder das Knochenmark fehlt. Während der Knochenregeneration unterscheiden wir zwei Stadien:

1. Die Bildung des provisorischen Kallus und
2. die Bildung des definitiven Kallus.

Die provisorische Kallusbildung zerfällt wiederum in die Entwicklung des bindegewebigen und knöchernen provisorischen Kallus. Wir wissen heute, daß jede Bindegewebszelle unter gewissen Bedingungen zur Knochenbildung fähig ist. Es sind **mechanische Kräfte,** die den Reiz zur normalen Kallusentwicklung geben. Nach ROUX bildet Druck den Reiz zur Knochenbildung. KROMPECHER unterscheidet drei Arten von Knochenbildung: Die **chondrale,** die **desmale** und die **angiogene** Knochenbildung Die chondrale Knochenbildung kommt dort zustande, wo die Knochenenden unter Druck stehen, die desmale Kallusbildung dort, wo Zug vorherrscht und die angiogene, d. h. eine von Gefäßsprossungen ihren Ausgang nehmende Knochenbildung, kann ohne die genannten Kräfte zustande kommen. Hach H. MOMMSEN wird Kallus nicht durch dauernden, sondern durch intermittierenden Druck erzeugt. Aus den Arbeiten KROMPRECHERS und PAUWELS wissen wir, daß die

Ausreifung des Keimgewebes in Knochen nur dort stattfinden kann, wo eine **absolute Ruhigstellung** herrscht.

Es ist schon lange bekannt, daß Schub-, Dreh-, Scher- und Biegungskräfte die Entwicklung eines normalen Kallus hemmen. Wirkt also eine dieser Kräfte auf den provisorischen Kallus, der nur eine bedingte Festigkeit besitzt, ein, so kann die Kallusbildung ausbleiben und zur **Pseudarthrose** führen.

Wir merken uns also für die Praxis, daß

1. dauernder oder intermittierender Druck kallusfördernd wirkt und
2. daß Schub-, Dreh-, Scher- und Biegungskräfte kallushemmend wirken.

Es bestehen auch innige Beziehungen zwischen der Kallusbildung und der **inneren Sekretion.** Diese Beziehungen sind sowohl klinisch wie auch experimentell nachgewiesen. Nach Entfernung der Schilddrüse, des Thymus sowie der Nebenschilddrüse kommt es zur Störung des Kalkhaushaltes und der Kallusbildung; besonders der **Thymus** scheint hier von besonderer Wichtigkeit zu sein (H. KLOSE). Auch die **Vitamine** spielen für die Kallusbildung eine Rolle, und zwar besonders das **Vitamin D,** das für die Kallusbildung von besonderer Wichtigkeit ist. Weiterhin spielt eine **Mangelernährung** für die Stabilität des Knochens eine große Rolle, insofern, als im Hungerzustande der Kalk- und Phosphorgehalt abnimmt.

Die Knochenneubildung hat schon immer die Naturforscher und Ärzte beschäftigt. Schon seit jeher wurden den einzelnen Teilen des Knochens, d. h. dem Periost, dem Knochenmark und der Kompakta eine wichtige Rolle für die Regeneration und Kallusbildung beigelegt. Die älteste Erwähnung der Regeneration stammt von HYPOKRATES: Medulla ossis alimentum ideo callo formatur. GALENUS glaubte, daß der Kallus aus dem **Knochensafte** zustande kommt, der wiederum aus dem Blute am Orte der Fraktur sich abscheidet. Die ersten Angaben über eine echte Regeneration stammen von JOHANNES SCULTETUS, der in seinem Werke 1650 schon dem Periost eine gewisse Rolle zusprach: „Digitorum unguibus periosteum tibia separabit". Die erste anatomische Beschreibung des Knochens gab CLOPTON HAVERS 1692 in seinem Werke „Osteologia Nova" (er ist der Entdecker der nach ihm benannten Kanälchen). DUHAMEL konnte 1741 in Paris mit seinen Versuchen nachweisen, daß der neue Kallus aus der inneren Schicht des Periostes (Kambiumschicht) entsteht. Nach HALLER, Göttingen, entsteht der Kallus aus einer Ausschwitzung des Knochenmarks, dem Succus ossificans. Das Periost nimmt also an der Knochenbildung nicht teil. CAMPER unterscheidet einen inneren und äußeren (periostalen) Kallus. Die Lehren DUHAMELs haben sich so ausgewirkt, daß man die Regenerationskraft des Knochens erkannte und Amputationen immer mehr vermied. Auch der berühmte Kriegschirurg Friedrichs des Großen, BILGNER, hat auf diese große Regenerationskraft des Knochens hingewiesen. Erst im 19. Jahrhundert hat sich immer mehr die Erkenntnis durchgesetzt, daß das Periost große knochenbildende Fähigkeiten besitzt. Es entwickelte sich eine hundertjährige Periostpolemik. Auch CHOPART und LARREY (der bekannte Kriegschirurg Napoleons) erkannten die kallusbildenden Fähigkeiten des Periostes.

Es waren aber erst BERNHARD HEINEs Knochenregenerationsexperimente, die dieser in einer Arbeit 1836 zusammenfaßte und die zeigten, daß dem Periost umfangreiche Aufgaben bei der Neubildung des Knochens zukommen:

1. Das Periost spielt die Hauptrolle bei der Knochenneubildung.
2. Das Periost ersetzt die verlorengegangene Knochensubstanz.
3. Das Periost kann einen neuen Knochen ausbilden und den verlorengegangenen vollkommen ersetzen.
4. Auch die vaskulomembranöse Fortsetzung der Markhaut in der Knochensubstanz nimmt an der Kallusbildung Anteil.
5. Die Knochensubstanz selbst nimmt an der Kallusbildung keinen Anteil.
6. Die Weichteile und das Blut nehmen nur indirekt an der Kallusbildung teil.

Diese Entdeckung HEINEs blieb fast 100 Jahre ohne entsprechende Würdigung. Es war erst das Verdienst BIERs, diese nachgeprüft und bekanntgegeben zu haben.

Rekapitulierend herrschen also heute 2 Auffassungen über die Entstehung des Kallus vor:

1. Die ältere, die besagt, daß der Kallus aus dem Periost (periostaler Kallus), dem Endost (endostaler Kallus) und parostalen Bindegewebe (parostaler Kallus) entsteht.
2. Die neuere Auffassung, die für die Entstehung des Kallus die Knochengrundsubstanz verantwortlich macht.

XII. Pseudarthrosen und verzögerte Konsolidierung

Bleibt die Kallusbildung aus irgendeinem Grunde aus oder verzögert sich stark, so spricht man von **Pseudarthrosen** und **verzögerter Konsolidierung.** Die Ursachen, welche für die schlechte, mangelhafte und verzögerte Konsolidierung verantwortlich gemacht werden, können **örtlicher** und **allgemeiner** Natur sein. Von den **allgemeinen Ursachen** sind folgende zu nennen: Kachexie, Erkrankung des zentralen Nervensystems, Rachitis, Osteomalazie, Knochenatrophie, Tuberkulose, Hungerosteopathie, Skorbut, Ostitis fibrosa und Lues.

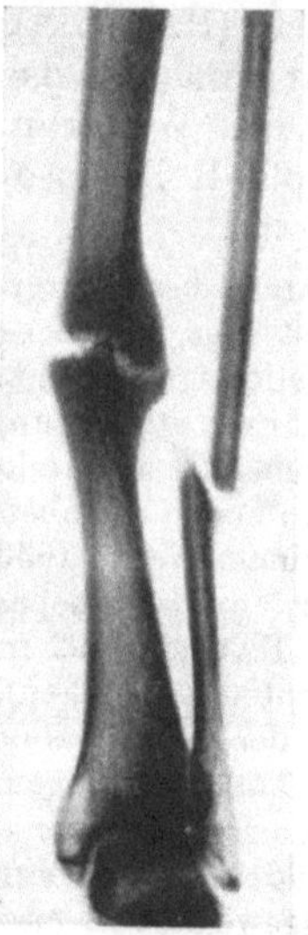

Abb. 26. Unterschenkelpseudarthrose.

Für die **lokalen örtlichen Ursachen** macht man verantwortlich: Schlechter Stand der Fragmente, Zwischenlagerung von Weichteilen, Schädigung des Periostes sowie Markes, Verlust großer Knochensplitter, Verschlechterung der Blutversorgung, mangelnde Ruhigstellung und Infektion.

Die häufigste Ursache der Pseudarthrosenentstehung ist die falsche Behandlung. Die Mehrzahl der Pseudarthrosen beruht auf einer mangelhaften und zu kurz bemessenen Ruhigstellung.

Eine weitere häufige Ursache ist die **Distraktion der Fragmente**, d. h., daß die Frakturenden infolge Verwendung von zu starken Zügen sich nicht mehr berühren.

Man unterscheidet **schlaffe** und **straffe**, fibröse Pseudarthrosen. Bei den **straffen** Pseudarthrosen sind die Fragmentenden durch derbes fibröses Bindegewebe vereinigt. Die **schlaffen** Pseudarthrosen sind nur locker miteinander verbunden und berühren sich nicht. Gelegentlich bildet sich um diese eine Gelenkkapsel, so daß ein falsches Gelenk (**Nearthrose**) entsteht.

Über die **Häufigkeit** der Pseudarthrosenbildung berichtet eine Statistik von P. BRUNS: Danach kommt auf 200—250 Frakturen eine Peudarthrosenbildung zustande und auf 70—80 Frakturen eine verzögerte Konsolidierung.

Pseudarthrosen bevorzugen bestimmte **Prädilektionsstellen**: Am häufigsten finden wir sie am Unterschenkel, am Übergang vom mittleren zum unteren Drittel und an anderen Stellen mehr. Wir sehen sie weiter auftreten bei intraartikulären Frakturen, z. B. bei Schenkelhalsbrüchen, Kahnbeinbrüchen und inneren Knöchelfrakturen. Hier werden sie durch mangelhafte und gestörte Blutversorgung verursacht, wie das einige Autoren annehmen. In der Mehrzahl der Fälle wird die Pseudarthrosenbildung durch ungünstige mechanische Kräfte, wie Dreh-, Scher-, Schub- und Biegungsbewegungen begünstigt.

XIII. Myositis ossificans

Metaplastische Muskelverknöcherungen finden wir besonders nach Verletzungen im Bereich des Ellenbogens (Luxationsfrakturen). Histologisch handelt es sich um **Knochenneubildung** im Bindegewebe zwischen der Muskulatur. Diese Verknöcherung erfolgt durch die sog. **indirekte Metaplasie,** indem die Bindegewebszellen zu osteoplastischen Zellen werden und Knochen bilden. Nach schweren Quetschungen der Muskulatur oder nach öfters sich wiederholenden traumatischen Reizen (Reiterknochen, Gewehrknochen, Tennisknochen) beobachten wir gelegentlich diese Verknöcherung. Nach solchen schweren Quetschungen entstehen Gefäßverletzungen, die zu Blutergüssen in die Muskulatur führen, und diese erzeugen wiederum Muskelnekrosen, denen sich Verknöcherungen anschließen. BÖHLER führt diese Verknöcherung nicht auf das primäre Luxationstrauma zurück, sondern hält diese als eine Folge der fehlerhaften Nachbehandlung, d. h., daß diese durch frühzeitige energische Massage und passive Bewegungen entsteht. Wir glauben, daß sowohl das primäre Trauma mit der Gefäßschädigung, Blutung und Nekrose wie auch die fehlerhafte Nachbehandlung mit frühzeitiger Massage und passiver Bewegung als Ursache der Myositis ossificans anzusprechen sind. Demnach wird die **Prophylaxe und Behandlung** der Myositis ossificans bestehen:

1. In frühzeitiger Einrichtung.
2. Genügend lange bemessener Ruhigstellung.
3. Sorge für gute Durchblutung.
4. Aktiven Bewegungen.
5. Ausschaltung jeglicher mechanischer Reize wie Massage und passive Bewegungen.

Ist die Myositis ossificans einmal aufgetreten, dann soll die Verknöcherung operativ nur dann beseitigt werden, wenn Schmerzen und starke Bewegungseinschränkung durch diese verursacht werden oder wenn die Myositis Druckerscheinungen auf Nerven und Gefäße hervorruft. Zur Operation darf erst geschritten werden, wenn der Verknöcherungsprozeß vollkommen zur Ruhe gekommen ist (etwa nach einem Jahre), weil sonst jeglicher traumatischer Reiz zur neuen Knochenbildung führt.

XIV. Die ischämische Muskelkontraktur

Diese tritt fast ausschließlich an der Beugemuskulatur des Unterarmes auf und zwar mit besonderer Vorliebe bei Kindern nach suprakondylären Oberarmfrakturen (Hyperextensionsfrakturen). Sie besteht in einer **bindegewebigen Durchwachsung** und **Schrumpfung** der betreffenden Muskeln, Gefäßobliteration und Nervenatrophien. Die Muskulatur verwandelt sich in ein sehr derbes Bindegewebe, so daß durch weitere Schrumpfung das Handgelenk und die Finger in eine maximale Beugestellung (Kontraktur), Krallenhand gerät. Wir wissen auch heute noch nicht sicher, wodurch diese ischämische Muskelkontraktur bedingt ist. Die ältere Auffassung, die besagt, daß die ischämische Muskelkontraktur *eine Folge zu fester zirkulärer Gipsverbände* ist, ist nicht zutreffend. Nach BARDENHEUER ist die Ursache dieser Kontraktur eine **Intimaverletzung,** die mit einer venösen Stase und subfaszialen Blutung kombiniert ist. Ebenso dürfte eine **Schädigung der Hauptarterie,** verursacht durch eine Kompression derselben, zwischen der scharfen Kante der Fraktur und dem engen zirkulären Gips für die Entstehung der ischämischen Muskelkontraktur von entscheidender Bedeutung sein.

Auch **Schädigungen der Nerven** und besonders des Nervus medianus werden ätiologisch in Betracht gezogen. Dadurch kommt es zu vasomotorischen Störungen und später zu Degeneration der Nerven. Ist die Blutzufuhr vollständig unterbunden, so sterben einzelne Gliedabschnitte ab. Durch die **Blutstauung** tritt Flüssigkeit und Plasma ins Gewebe und es resultiert eine starke Schwellung des Armes mit Blauverfärbung der Haut und Blasenbildung.

Wenn auch der zirkuläre schnürende Gipsverband nicht die alleinige Ursache der ischämischen Muskelkontraktur ist, so begünstigt er weitgehend die Entstehung derselben. Er soll deshalb *bei Kindern grundsätzlich nicht angewendet* werden. Es genügt meist eine volare und dorsale Gipsschiene, die mit zirkulären Bindentouren festgehalten wird. Aber auch dieser Verband muß stationär beobachtet werden. Aus dieser Gefahr der ischämischen Muskelkontraktur ist die Forderung zu stellen, daß jede kindliche Hyperextensionsfraktur nicht ambulant behandelt werden darf.

Man kann die ischämische Muskelkontraktur **verhüten,** indem man möglichst frühzeitig einrichtet, den Verband sorgfältig anlegt und anschließend die Zirkulation dauernd beobachtet. Danach muß der Arm hochgelagert werden, und bei Behinderung der Zirkulation muß **sofort** der Verband gespalten werden.

Ist die ischämische Muskelkontraktur einmal ausgebildet, so kommt man mit **stufenweiser Dehnung** meist nicht zum Ziele, so daß ein operativer Eingriff erforderlich wird, der darin besteht, daß entweder die Sehnen verlängert werden oder die Unterarmknochen gekürzt werden müssen.

XV. Folgen schlechtgeheilter Knochenbrüche: Fracturae male sanatae

Die Ursachen für die in schlechter Stellung geheilten Frakturen liegen entweder in den ungünstigen Umständen, die sich einer guten Reposition oder Fixation entgegenstellen, z. B. **Infektion,** oder in einer **fehlerhaften Behandlung.** So müssen wir die Unfallfolgen von den Behandlungsfolgen trennen.

Die häufigste Ursache für die in schlechter Stellung geheilten Knochenbrüche liegt in einer fehlerhaften Behandlung derselben.

Nur allzu gern führt man die ungünstige Stellung einer Fraktur auf die widrigen Umstände, die sich einer guten Reposition entgegenstemmen.

Die Verkürzung eines Gliedes ist eine der häufigsten Unfall- und Behandlungsfolgen. Sie kann beträchtliche Ausmaße erreichen und führt besonders bei Ober- und Unterschenkelfrakturen zu erheblichen Gehstörungen. Verkürzungen bis zu 3 cm (nach Oberschenkelbrüchen) werden durch Beckensenkung ausgeglichen. Bei stärkeren Verkürzungen sind Gehstörungen und Hinken unerwünschte Folgen.

Schwere Veränderungen, besonders an den benachbarten Gelenken, werden durch **Achsenknickung** verursacht. Schon eine Knickung über 5^0 macht sich durch statische Fehlbelastung an den benachbarten Gelenken bemerkbar. So wird nach Oberschenkelfrakturen, die in Achsenknickung geheilt sind, besonders das Kniegelenk geschädigt, so daß entweder ein Wackelknie oder eine sekundäre Arthrosis deformans mit Varus- oder Valgusstellung entsteht.

Während Verkürzungen oder periphere Verschiebungen für die Statik nicht so bedeutungsvoll sind, führen Achsenknickungen zu schweren sekundären Störungen, die sich äußerst ungünstig, besonders an den benachbarten Gelenken bemerkbar machen. Der behandelnde Arzt muß deshalb diese schädlichen Achsenknickungen auf jeden Fall vermeiden.

Wenn auch die Behandlung einer Fraktur eine ideale Reposition erstreben soll, so sind manchmal periphere Verschiebungen nicht zu vermeiden. Für die Gebrauchsfähigkeit des verletzten Gliedes sind diese jedoch nicht so schädlich wie Achsenknickungen.

XVI. Das SUDECKsche Syndrom

Nach einer Gewalteinwirkung auf ein Glied, sei es, daß der Knochen verletzt wird oder eine Weichteilquetschung, Gelenkverletzung, Nervenquetschung vorliegt, weiterhin bei entzündlichen Prozessen, wie Panaritum, Osteomyelitis, kann sich an der verletzten Stelle ein **Reizzentrum** ausbilden, von welchem auf sympathischem Wege der Reiz in die Umgebung ausstrahlt und dort eine Hyperämie auslöst. Nicht nur der Knochen, sondern sämtliche Weichteile der Umgebung, wie Muskulatur, Nerven, Faszie, Haut, Schweißdrüsen und Haare antworten auf diesen Reiz mit einer, wie SUDECK sie nannte, **„kollateralen Entzündung“.** (BIER: Heilentzündung). Durch die Hyperämie ändert sich das Blut sowohl qualitativ wie auch quantitativ, und diese Änderung des Blutes ruft die sog. **akute „Phase“** hervor.

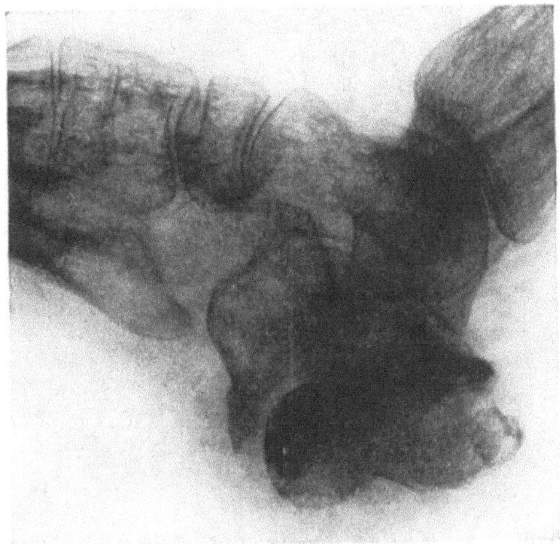

Abb. 27. Akute Phase der SUDECKschen Porose bei einem disloziertem Fersenbeinbruch.

Am Knochen wird nicht, wie man bislang glaubte, eine Atrophie hervorgerufen, sondern es findet ein **Knochenumbau** mit Exsudation, Zellauswanderung, Bildung von Granulationsgewebe in den Markräumen und Verdrängung des Fettgewebes statt. Die Osteoklasten bauen den Knochen ab. Daneben führen die Osteoblasten zum Knochenanbau, der aber zunächst noch nicht mit Kalk imprimiert wird. Am Röntgenbild sieht man in diesem Stadium eine **fleckige Strukturzeichnung,** die durch den Abbau des Knochengewebes und Knochenbälkchen verursacht wird. An den Weichteilen finden wir Schwellung, Ödem, Rötung der Haut und Erhöhung der Hauttemperatur. Frühzeitig entsteht ein **atonischer Muskelschwund.** Dieser wird zum Teil durch Inaktivität hervorgerufen, zum Teil durch reflektorische Vorgänge (über die Rami communicantes), d. h. auf sympathischem und zum Teil auf zerebrospinalem Wege. Das Bindegewebe antwortet später mit einer Schrumpfung und diese führt zu Bewegungseinschränkungen.

Wenn der primäre Herd in Heilung übergeht, so schwinden alle diese sekundären Veränderungen und der Knochen, wie auch die Weichteile nehmen eine normale Struktur an. Nach 3—5 Monaten kann vollkommen alles verschwunden sein. Der Prozeß ist in Heilung übergegangen.

Wenn aber der Verletzungs- oder Entzündungsprozeß nicht ausheilt und immer wieder neue Reize auf sympathischem Wege in die Umgebung ausgestrahlt werden, so kommt es zu der sog. **„Entgleisung“.** So z. B. nach infizierten Knochenbrüchen oder Gelenkstuberkulose. SUDECK nahm an, daß das mesenchymale Gewebe diese Störung des Gleichgewichtes der Kolloide und die Azidose nicht auf die Dauer verträgt. Diese **Überreizung mit Ermüdungserscheinungen** der sympathischen Nerven führt dann zur zweiten Phase, zur **„Dystrophie“.**

Der Wiederaufbau des Knochens ist gehemmt und im Röntgenbild sieht man eine diffuse Entschattung. Die Kortikalis wird dünner und an den spongiösen Gelenkenden finden wir eine Verwischung der Knochenstruktur. Aber

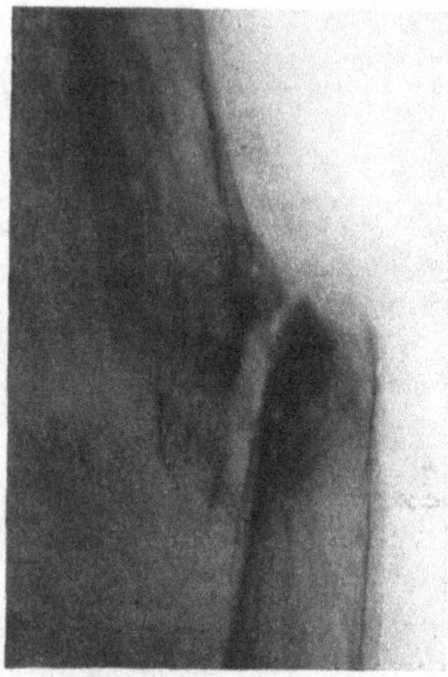

Abb. 28. Zweite Phase der SUDECKschen Porose: Dystrophie. Sehr dünne Kortikalis bei verwischener Knochenstruktur.

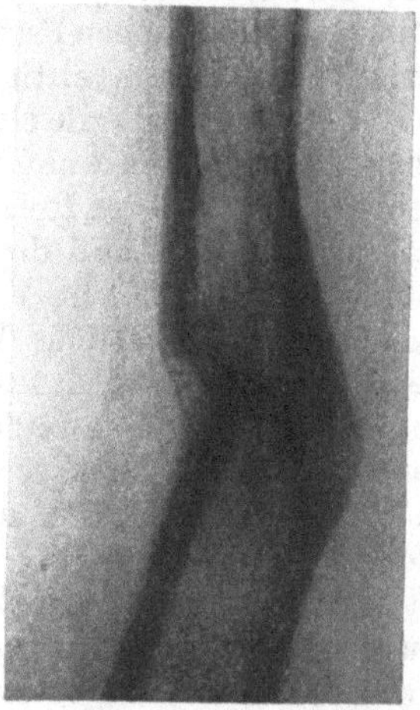

Abb. 29. Endatrophie. Dritte Phase der SUDECKschen Porose: Atrophie.

auch großfleckige Entschattungen werden im Röntgenbild sichtbar. Auch die Weichteile beteiligen sich an der Dystrophie. Die Haut fühlt sich im Gegensatz zur akuten Phase kühler an und weist eine zyanotische Verfärbung auf. Außerdem kommt es zu trophischen Störungen an den Nägeln und Haaren und zu hochgradigen Gelenkversteifungen. Die Muskulatur, die in der ersten Phase atonisch war, geht in eine dauerhafte **Muskelatrophie** über: **chronische Gliedmaßendystrophie.** Diese Gliedmaßendystrophie tritt manchmal auch nach einfachen Distorsionen auf: **traumatische Gliedmaßendystrophie,** und sie kann dann leicht zu Fehldiagnosen führen. Sie ist oft sehr hartnäckig und kann 1—2 Jahre andauern.

Auch die Dystrophie kann in Heilung übergehen. Wenn diese aber längere Zeit andauerte, so geht sie in das dritte Stadium der **Atrophie** über **(Endatrophie).** Am Röntgenbild wird die Knochenstruktur wieder klarer, die Knochenbälkchen sind etwas feiner als normal, aber weitmaschiger und die Kortikalis wird schmäler. Auch die Haut wird wieder normal, dafür aber ist die Muskulatur atrophisch, und es haben sich erhebliche Gelenkversteifungen ausgebildet.

Nach dem Vorschlag **Oeleckers** teilen wir also die **Sudeck**sche Krankheit in drei Stadien auf:

1. Sudeck, akute Phase.
2. Dystrophie.
3. Endatrophie.

Für die Behandlung ist wichtig, daß wir prophylaktisch dafür Sorge tragen, daß der primäre Herd bald ausheilt. Ist die akute Phase einmal aufgetreten, dann ist die Ruhigstellung mit aktiver Übungstherapie angezeigt. Auf keinem Fall darf der primäre Herd durch Massage gereizt werden.

XVII. Frakturdiagnostik

Bevor wir an die Untersuchung eines Verletzten schreiten, müssen wir eine genaue **Anamnese** erheben, d. h. wir lassen uns den Unfallhergang schildern. Schon daraus können Schlüsse auf die Art der Fraktur gezogen werden, denn wir wissen, daß bestimmte Frakturen immer mit denselben Traumen verbunden sind. So erzeugt z. B. ein Sturz auf die ausgestreckte Hand eine typische Radiusfraktur oder seltener eine Stauchungsfraktur des Radiusköpfchens. Bei Kindern erzeugt derselbe Sturz entweder eine Epiphysenlösung am unteren Ende der Speiche, eine suprakondyläre Extensionsfraktur oder einen Schlüsselbeinbruch. Bei alten Leuten entsteht beim Fall auf die Trochantergegend die Schenkelhalsfraktur.

Wir lassen also den Verletzten genau den **Unfallmechanismus** schildern und den Unfall rekonstruieren. Weiter fragen wir den Verletzten, ob er das geschädigte Glied nach dem Unfall gebrauchen konnte oder nicht. Wir forschen nach eventuell überstandenen Erkrankungen, wie Rachitis, Lues, Tabes oder vorhergehende Operationen (Tumoren: wichtig wegen Spontanfraktur). Weiter fragen wir den Verletzten nach seinem Beruf, nach den häuslichen Verhältnissen und ob er versichert ist oder nicht.

Bevor wir zur Untersuchung schreiten, lassen wir den Patienten entkleiden. Bei der **Inspektion** dürfen wir nicht vergessen, daß das verletzte Glied immer mit dem unverletzten verglichen werden muß: **Vergleichende Inspektion.**

Viele Ärzte machen den **Fehler,** daß sie

1. den Patienten *nicht genügend entkleiden lassen,* wodurch viele Einzelheiten des Befundes leicht entgehen können;
2. daß sie *sofort zur schmerzhaften Betastung schreiten,* ohne vorher eine vergleichende Inspektion vorgenommen zu haben;
3. daß sie den Patienten *im Stehen untersuchen* wodurch der Patient bei einer schmerzhaften Betastung in Ohnmacht fallen kann und sich zusätzlich verletzt.

Bei der Inspektion erkennen wir meist die Fraktur schon an der Achsenknickung des verletzten Gliedes. Wir erkennen die Verkürzung, die seitliche Verschiebung und die Verdrehung. Aber nicht immer sind wir in der Lage, durch die Inspektion diese Einzelheiten zu erkennen, da oft ein starker **Bluterguß** und die **Weichteilschwellung** die Einzelheiten verschleiern kann. Dieser Bluterguß imponiert zunächst als Schwellung, und erst im Verlaufe der nächsten Tage dringt er an die Oberfläche und verfärbt die Haut mit den verschiedenen Farbtönen (Hämoglobinabkömmlinge). Der Inspektion folgt die **Palpation.** Eines der wichtigsten Symptome der Fraktur ist der **konstante Druckschmerz** in Höhe des Frakturspaltes, der sog.

„Frakturschmerz“. Wir dürfen aber dabei nicht jede lokale Druckempfindlichkeit als Zeichen einer Fraktur bewerten, da eine Kontusion oder Bänderzerrung auch einen Druckschmerz auslöst. Auch der **spontane Frakturschmerz** hat differentialdiagnostisch keine größere Bedeutung, da er auch bei sonstigen Kontusionen und Distorsionen auftritt. Charakteristischer als der lokale Druckschmerz ist der sog. **Fernschmerz.** Wir erzeugen diesen durch einen Stoß (Kompression) in Richtung der Längsachse des Knochens: **Kompressions- oder Achsendruckschmerz.**

Durch **Zug** am distalen Fragment erzeugt man eine **Distraktion** am Knochen: **Achsenzugschmerz.** Für die Frakturdiagnose ist auch die **abnorme Beweglichkeit** von Bedeutung. Sie fehlt bei eingekeilten und subperiostalen Frakturen. Die Prüfung derselben muß *schonend* und *vorsichtig* geschehen, um nicht unnötige Schmerzen und neue Dislokationen zu erzeugen. Demgegenüber ist bei der Luxation die sog. **federnde Fixation** vorhanden: wenn wir das distale Fragment abbiegen, so versucht es bald wieder in die alte Stellung zu kommen. **Krepitation** entsteht dann, wenn wir die Frakturenden gegeneinander reiben. Man hört dann ein deutliches reibendes Geräusch. Dieses Phänomon muß **sehr vorsichtig** durchgeführt werden, da es äußerst schmerzhaft ist. Es wird sich in den meisten Fällen erübrigen, besonders, wenn wir mit Hilfe der **Röntgenaufnahme** ein schonendes und sicheres Verfahren in der Hand haben. Als weiteres Zeichen zur Erhärtung der Diagnose dient die **Funktionsstörung (Functio laesa)**, d. h. die Unfähigkeit der aktiven Bewegung. Bei subperiostalen und eingekeilten Frakturen fehlt diese Funktionsstörung.

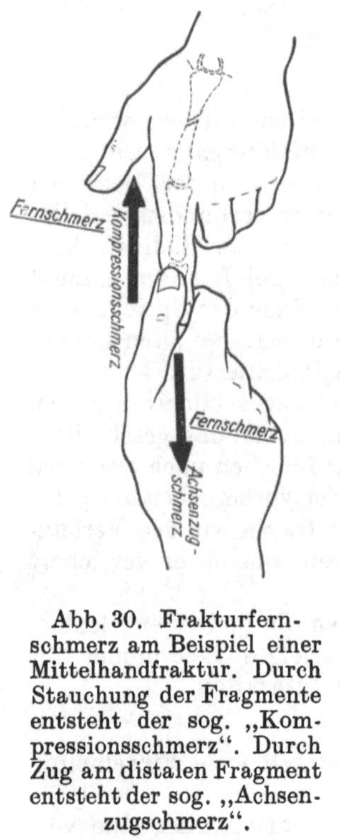

Abb. 30. Frakturfernschmerz am Beispiel einer Mittelhandfraktur. Durch Stauchung der Fragmente entsteht der sog. „Kompressionsschmerz“. Durch Zug am distalen Fragment entsteht der sog. „Achsenzugschmerz“.

Bei jeder klinischen Untersuchung dürfen wir es nicht versäumen, auch uns über die Verletzungen an den Weichteilen zu orientieren. Besondere Beachtung müssen Gefäß- und Nervenverletzungen finden. Der Nervus peroneus und radialis werden dabei am häufigsten verletzt. Nicht übersehen werden dürfen auch Verletzungen der Bauchorgane sowie Gehirn- und Augenverletzungen.

Lähmungen, die nach Abnahme des Streck- oder Gipsverbandes in Erscheinung treten, werden als **Behandlungsfolge** angesehen und dem Arzt zur Last gelegt.

Zum Schluß nehmen wir noch eine **Messung des verletzten Gliedes** vor, um ein objektives Maß über die Verkürzung zu bekommen. Wir messen zunächst das gesunde Glied und vergleichen es mit dem kranken. Diese Messung muß zwischen zwei fixen Punkten vorgenommen werden. Solche fixe Punkte sind z. B. für die untere Extremität: Die Spina iliaca anterior superior, der Kniegelenksspalt, der äußere oder innere Malleolus.

Differentialdiagnostisch wird ohne Röntgenuntersuchung in vielen Fällen *die Diagnose klinisch nicht zu stellen sein.* Für die Therapie ist es aber nicht gleichgültig, ob wir es mit einer Fraktur, Kontusion, Distorsion oder Luxation zu tun haben.

Als **Kontusion (Gelenkquetschung)** bezeichnen wir die Schädigung eines Gelenkes durch direkte unmittelbare Gewalt. Das Gelenk ist dabei sehr schmerzhaft, blutunterlaufen und in seiner Beweglichkeit für eine Zeit eingeschränkt.

Als **Distorsion (Verstauchung)** bezeichnen wir eine durch **unmittelbare Gewalt** entstandene Gelenksperrung, wobei es zur Überdehnung der Bänder und der Kapsel gekommen ist. Die Bänder können zerreißen, ebenso wie die Gelenkkapsel.

XVIII. Die Röntgenuntersuchung bei Knochenbrüchen

Wir können uns heute in der Behandlung von Frakturen die Röntgenuntersuchung nicht wegdenken. Ist man auch in der Lage, einen Knochenbruch ohne Röntgenuntersuchung zu diagnostizieren, so wird es nicht möglich sein, diesen ohne Röntgenaufnahme exakt zu behandeln. Oft bereitet schon die Differentialdiagnose zwischen einer Fraktur und Kontusion große Schwierigkeiten und es sind aus **Unterlassung** der Röntgenuntersuchung **gerichtliche Entscheidungen** gegen den Arzt getroffen worden.

Die Röntgenaufnahme gibt uns dabei nicht nur Aufschluß über das Vorhandensein einer Fraktur oder nicht, sie belehrt uns außerdem über die Dislokation der Fragmente, über den normalen oder gestörten Heilungsvorgang und deckt weiterhin Einzelheiten auf, die für den störungslosen Heilverlauf der Fraktur von Bedeutung sind.

Die Röntgenaufnahme ist das schonendste, schnellste und sicherste diagnostische Hilfsmittel zur Erkennung von Frakturen und Luxationen. Trotzdem muß betont werden, daß eine Röntgenaufnahme *in der Reihe der Untersuchungsmethoden* **das letzte Glied** darstellt. Es muß vorher eine genaue Anamnese und ein exakter klinischer Befund aufgenommen werden. Ohne Anamnese und klinischen Befund bereitet die Deutung von Röntgenbildern große Schwierigkeiten, und der die Röntgenaufnahme beurteilende Arzt ist ohne diese Angaben nicht in der Lage, einen genauen Befund abzugeben.

Zur **Beurteilung** von Röntgenbildern sind große Erfahrungen erforderlich. Diese können durch den jungen Arzt nur dann erworben werden, wenn er täglich eine Reihe von Platten anschaut und versucht, diese zu deuten und zu beschreiben.

In der Beurteilung von Röntgenplatten muß man auch an verschiedene **Skelettanomalien** denken, die als anatomische Varietäten zu werten sind und nichts Pathologisches darstellen. Ebenso werden von Anfängern häufig Epiphysenlinien als Frakturen gedeutet. Um diese **Fehldiagnosen** auszuschließen, muß man deshalb immer ein vergleichendes Bild vom normalen Skeletteil haben, um dann das Pathologische herauszufinden. Oftmals wird es erforderlich sein, in manchen Fällen **Vergleichsaufnahmen** von der gesunden Seite anzufertigen. Die Betrachtung von Filmen soll grundsätzlich in den dazu bestimmten Schaukästen erfolgen.

Jeder Röntgenfilm stellt ein **Dokument** dar, und als solches muß er sorgfältig aufbewahrt werden, um ihn bei Aufforderung greifbar zu haben. In Streitfällen mit dem Versicherungsträger, Patienten oder Gericht, kann er viel zur End- oder Belastung des Arztes beitragen. Nicht nur aber zu diesem Zweck, sondern auch für die **Behandlung** muß die Beschriftung des Röntgenfilmes vollständig sein, d. h. neben dem Namen, Alter des Verletzten, dem Körperteil und -seite, sowie Datum, muß die Fraktur so beschriftet werden, daß man sich ein vollständiges Bild von der Verletzung machen kann. Es müssen erwähnt werden:

1. Die **Form** der Fraktur und des betreffenden Skeletteiles (z. B. Querfraktur, Schrägfraktur, Biegungsfraktur mit Biegungsdreieck usw.).

2. Die **Lage** der Fraktur (z. B. am Übergang vom mittleren zum unteren Drittel).
3. Die **Verschiebung.** Bei Seitenverschiebung muß die Angabe vorhanden sein, um wieviel der Schaftbreite die Fragmente verschoben sind. Auch bei der Verkürzung muß diese in Zentimetern angegeben werden. Bei der Achsenknickung ist die Angabe wichtig, um wieviel Grad die Fraktur in der Achse geknickt ist, z. B. Varus, bzw. Valgus, Rekurvation oder Antekurvation.

Die **Röntgendurchleuchtung** genügt in vielen Fällen nicht, da sie Einzelheiten und Feinheiten übersieht. So z. B. kann man Frakturen der Handwurzel- oder Fußwurzelknochen, sowie subperiostale Frakturen bei der Röntgendurchleuchtung leicht übersehen. Aus diesen Gründen müssen **Filmaufnahmen** angefertigt werden, denn auch Papieraufnahmen lassen oft Feinheiten nicht zur Geltung kommen.

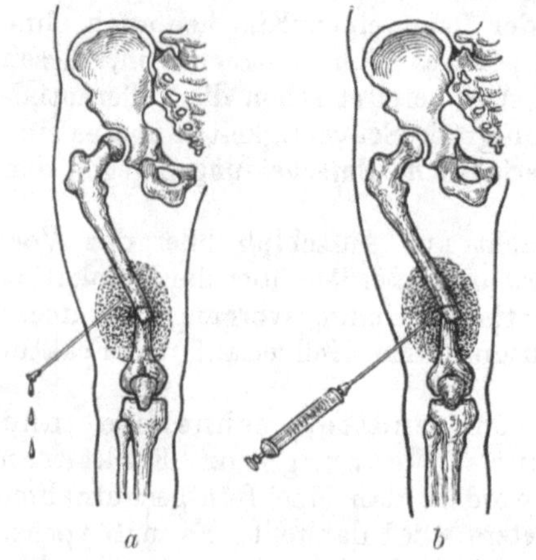

Abb. 31. Örtliche Betäubung der Bruchstelle. *a* Zunächst wird die Frakturstelle bestimmt und mit einer genügend langen Kanüle in den Bruchspalt eingestochen. Es genügt auch, nur in das Frakturhämatom das 2%ige Novocain einzuspritzen. Nachdem aus der Kanüle einige Tropfen Blut aus dem Frakturhämatom abtropfen, wird *b* die Spritze mit 10 bis 20 ccm 2%iger Novocainlösung angesetzt und eingespritzt.

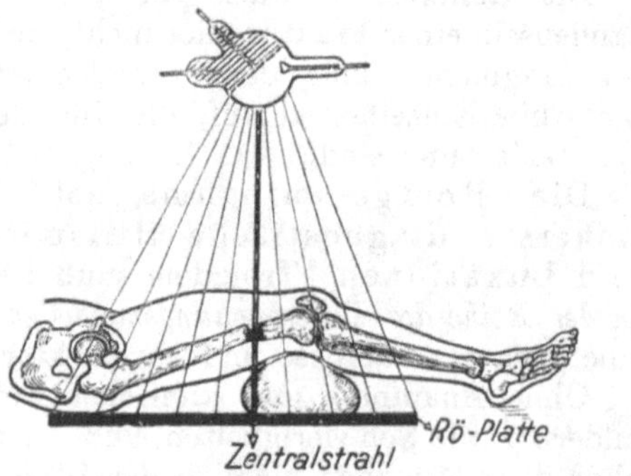

Abb. 32. Anfertigung einer Röntgenaufnahme am Beispiel einer Oberschenkelfraktur. Der Abstand der Röhre muß so weit sein, daß möglichst beide benachbarte Gelenke auf die Platte kommen. Der „Zentralstrahl" muß auf die Frakturstelle gerichtet sein.

Die Röntgendurchleuchtung wird hauptsächlich bei der Reposition schwieriger Frakturen angewandt, damit man sich über den Erfolg der Reposition noch vor dem Anlegen eines Gipsverbandes orientiert. So z. B. werden wir bei schwer reponiblen Unterarmfrakturen schon während der Reposition eine oder mehrere Durchleuchtungen vornehmen. Hierzu eignet sich besonders gut der **fahrbare Röntgenapparat.** Er leistet weiterhin auch gute Dienste bei späteren Röntgenkontrollen, wo es darauf ankommt, die Ruhigstellung nicht zu unterbrechen. Der Apparat kann zum Bett des Patienten herangebracht werden. Der viel und oft durchleuchtende Arzt muß allerdings die Durchleuchtung möglichst kurz gestalten und entsprechende Schutzmaßnahmen gegen die Strahlen treffen, um sich und den Verletzten gegen die Summation kleiner Dosen vor Röntgenschädigungen zu schützen.

In manchen Fällen leisten uns **stereoskopische Bilder** gute Dienste. Zur Betrachtung und Beurteilung dieser gehört allerdings große Erfahrung. Das stereoskopische Sehen ist eine Kunst für sich, und nicht viele Ärzte haben die Möglichkeit, sich diese Kunst anzueignen.

Praktisch gestaltet sich der Gang der Röntgenuntersuchung folgendermaßen:

Nach Erhebung der Anamnese und des klinischen Befundes wird es bei verschiedenen Frakturen erforderlich sein, daß man noch vor der Röntgenaufnahme die Frakturstelle mit einer 2%igen Novocainlösung („Bruchspaltanästhesie") schmerzfrei macht, damit bei der entsprechenden Lagerung nicht unnötig dem Patienten Schmerzen bereitet werden. Wir gehen dabei so vor:

Nachdem man sich über den Sitz der Fraktur klinisch orientiert hat, sticht man mit einer längeren Kanüle bis auf den Knochen, d. h. besser in den Frakturspalt, und setzt dann die Spritze ab. Hat man den Bluterguß getroffen, so kommen aus der Kanüle einige Blutstropfen zum Vorschein. Danach werden 10—20 ccm einer 2%igen Novocainlösung eingespritzt. Daraufhin wird der Patient zur Röntgenaufnahme gelagert, und zwar so, daß wir die Fraktur möglichst günstig auf die Platte bekommen. Am besten läßt sich der Bruch dann beurteilen, wenn beide benachbarten Gelenke oder zum mindestens ein Gelenk mit auf die Platte kommt. Der **Zentralstrahl** soll auf die Frakturstelle gerichtet sein.

Bei jeder Fraktur müssen grundsätzlich 2 Aufnahmen gemacht werden, und zwar in zwei zueinander senkrechten Richtungen, d. h. eine von vorn und eine von der Seite.

Wenn **zu kleine Aufnahmen** angefertigt werden, so kann man sich über die Art der Fraktur ebensowenig ein rechtes Bild machen, als wenn **nur eine Aufnahme** angefertigt wird.

Selbstverständlich wird es nicht immer notwendig sein, beide Gelenke auf die Platte zu bringen, wie z. B. bei medialen Schenkelhalsfrakturen, typischen Radiusfrakturen oder subkapitalen Humerusfrakturen.

Röntgenkontrollaufnahmen nach erfolgter Reposition und während der Heilungsperiode.

Nach erfolgter Reposition muß man sich durch eine Röntgenaufnahme über den **Erfolg** der Einrichtung überzeugen. Es müssen **beide Ebenen** kontrolliert werden. Auch nach genügend langer Fixierung und Abnahme des ruhigstellenden Verbandes muß eine Kontrollaufnahme erfolgen, damit man sich über die Stellung und Kallusbildung ein Bild verschafft. In manchen Fällen wird es notwendig sein, *schon während der Heilung und Ruhigstellung im Gipsverband* ein oder mehrere Röntgenkontrollen anzufertigen. So müssen wir z. B. bei Unterarmfrakturen in der Mitte des Schaftes auch während des Heilungsprozesses mehrere Kontrollaufaufnahmen vornehmen, da sich bekanntlich diese Frakturen auch im Gipsverband nachträglich noch verschieben können und wir dann nach Abnahme des Gipses vom schlechten Stand der Fraktur überrascht werden. Wieviel Aufnahmen man grundsätzlich macht, hängt von der jeweiligen Notwendigkeit ab.

Allgemein kann man aber die Behauptung aufstellen, daß

1. die Kontrollaufnahme nach erfolgter Reposition fast wichtiger ist, als die Erstaufnahme; daß es
2. unverantwortlich ist, aus Sparsamkeitsgründen eine Röntgenkontrolle zu unterlassen.

XIX. Die Knochenbruchbehandlung

Eine Fraktur wird dann ein befriedigendes **Ergebnis** aufweisen, wenn die **3 Grundsätze** der Knochenbruchbehandlung streng beachtet werden:

1. **Die Reposition,**
2. **die Retention,**
3. **die funktionelle Behandlung.**

Diese 3 Grundsätze sind für alle Frakturen anwendbar, ohne Rücksicht darauf, für welche Behandlungsmethode man sich entschließt. Ja selbst die neuesten Methoden in der Knochenbruchbehandlung, wie z. B. die Schenkelhalsnagelung und die Marknagelung gehen darauf hinaus, daß diese 3 Grundsätze möglichst ideal gestaltet werden, nämlich

möglichst frühzeitige und genaue Wiederherstellung der anatomischen Form des Knochens und ihre Erhaltung bis zur Heilung, ohne dabei die Muskeln und Gelenke in ihrer Funktion zu schädigen.

1. Die Reposition. Einrichtung der Fragmente

Die Reposition bezweckt, den frakturierten Knochen anatomisch wieder herzustellen, d. h., die Fragmente möglichst wieder ideal aufeinanderzustellen. Dieses Ziel erreichen wir dann, wenn wir die Verschiebung, und zwar die Dislocatio ad longitudinem, ad axin, ad peripheriam und ad latus beseitigen.

Indem wir das periphere Fragment in die Richtung bringen, in welche das zentrale hinzeigt, erreichen wir am schnellsten eine gute Reposition = **kategorischer Imperativ der Frakturlehre.**

Eine gute Reposition gestaltet sich oft sehr **schwierig.** Wir müssen eine ganze Reihe von Widerständen bewältigen, vor allen Dingen den **Muskelwiderstand.** Die Reposition ist dann am besten möglich, wenn die Muskulatur vollständig entspannt und erschlafft ist. Schmerzen bewirken einen **reflektorischen Muskelzug.** Diese Muskelspannung müssen wir beseitigen, und zwar wird das erreicht

1. durch die Betäubung (Beseitigung des Frakturschmerzes),
2. indem das verletzte Glied in Mittelstellung (Funktionsstellung, Semiflektionsstellung) der Gelenke gelagert wird.

Morphium zur Beseitigung des Schmerzes (0,02 beim Mann, 0,01 bei der Frau) wird nur einmal gegeben. Später geben wir bei Bedarf andere schmerzstillende Mittel.

a) Betäubung

Am günstigsten gestaltet sich für den schockierten Patienten die **lokale Betäubung.** Sie wurde bereits auf S. 31 angegeben. Auch die **Leitungsanästhesie** und **Vollnarkose** werden zur Reposition angewandt.

Die **Plexusanästhesie** verwenden wir gerne bei Frakturen der oberen Extremität. Sie wird von vielen als „gefährlich" zu Unrecht abgelehnt, trotzdem sie verschiedene Vorteile bietet. So z. B. kann man die Reposition einer subkapitalen Oberarmfraktur oder einer Oberarmschaftfraktur am sitzenden Patienten vornehmen und anschließend einen Abduktionsgips anlegen, was eine große Erleichterung für den Arzt und Patienten bedeutet. Besonders bei **länger dauernden blutigen Eingriffen** an der oberen Extremität wird sie gerne angewandt.

Die **Technik** sei kurz angegeben:

Der Patient wird auf einen Stuhl gesetzt und dreht den Kopf auf die gesunde Seite. Danach bestimmt man genau die Mitte der Klavikula und führt an dieser Stelle oberhalb des Schlüsselbeins die Pulsation der Arteria subclavia. Diese Stelle zeichnet man sich an und sticht daneben mit einer normal langen Kanüle ein, indem diese in Richtung auf die Proc. spin. der Wirbelsäule hinzeigt. Ist der Plexus getroffen, so spürt der Patient einen elektrischen Schlag in dem ganzen Arm bis in die Finger. Nun spritzt man **30 ccm einer 2%igen Novocainlösung** in den Plexus ein, und wartet 10 Minuten bis die Betäubung wirkt. Achten muß man bei dieser Betäubung,

1. daß man die Pleura nicht ansticht,
2. daß die Art. subclavia nicht verletzt wird, und
3. daß man den Nervus phrenicus nicht ansticht.

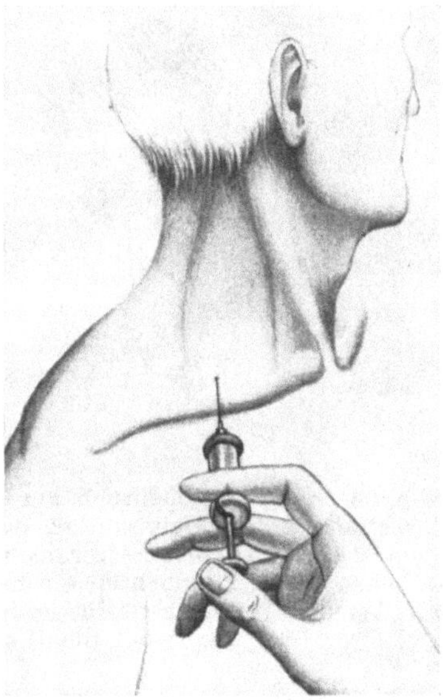

Abb. 33. Plexusanästhesie.

Die Lumbalanästhesie wird bei Frakturen im Bereich der unteren Extremität angewandt. Wir verwenden hierzu die Pantocain-Trockenampulle (10 mg Pulverform in 2 ccm Liquor aufgelöst und im Liquorraum injiziert). Der Patient wird in üblicher Art, entweder im Liegen oder Sitzen zwischen dem 3. und 4. Lendenwirbel mit der KIRSCHNERschen Lumbalnadel punktiert und 2 ccm in einer Spritze aufgezogen. Diese 2 ccm Liquor werden dann mit dem Pulver aufgelöst und 2 Tropfen Suprareninlösung 1:1000 vermengt und sehr langsam injiziert. Danach wird der Patient mit erhöhtem Kopf zur Operation gelagert. Achten muß man hierbei, daß:

1. nicht viel Liquor abläuft, da der Patient nachher über starke Kopfschmerzen klagt,
2. daß vor der Lumbalpunktion prophylaktisch ein Kreislaufmittel gegeben wird, da es zur Blutdrucksenkung kommt (Racedrin, Veritol),
3. daß bei stark schockierten Patienten die Lumbalanästhesie eine zusätzliche Belastung bedeutet, weshalb sie lieber unterbleiben muß.

b) Mittelstellung der Gelenke

Sowohl für die **Reposition** wie auch **Retention** ist es von großer Wichtigkeit, daß wir die Gelenke in Mittelstellung bringen. Als erster hat PERSIVAL POTTS und ZUPPINGER darauf hingewiesen, daß die geringste Gesamtspannung dort herrscht, wo die beteiligten Gelenke in Mittelstellung stehen. Man hat dies als **Semiflexion** bezeichnet. In dieser Stellung der Gelenke sind sowohl die Beuger, wie auch die Strecker gleichmäßig entspannt, und die Reposition gelingt dadurch leicht, indem wir das körperferne Fragment in Richtung des körpernahen hinbringen. Diesen idealen Zustand der vollkommenen Muskelentspannung sehen wir z. B. im Schlaf. Wir können dann die physiologische Semiflexion der Gelenke studieren.

Diese Mittelstellung ist z. B. für das **Schultergelenk** dann erreicht, wenn der Arm um 90⁰ gehoben und nach vorn um 30⁰ eleviert ist. Bei Abduktionsbrüchen unterhalb des Humerusköpfchens wird das proximale Fragment um 90⁰ abduziert und außenrotiert. Wir müssen also das periphere Fragment in diese Richtung bringen, d. h. in die Mittelstellung des Schultergelenkes. Zu diesem Zweck eignet sich eine aus Kramerschienen zusammengesetzte Abduktions- oder Abspreizschiene.

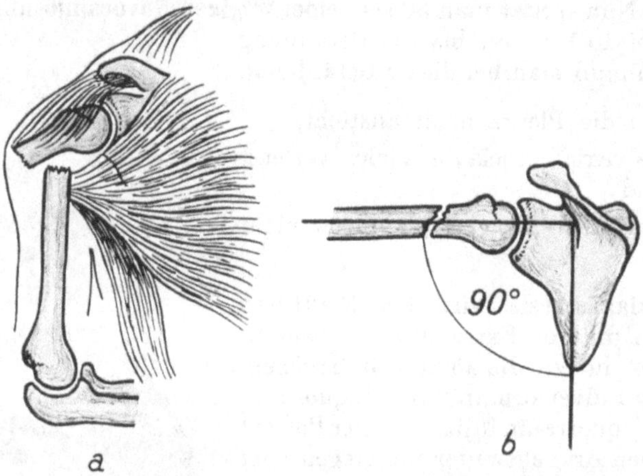

Abb. 34. *a* Adduktionsbruch am oberen Ende des Oberarmes. Das obere Fragment ist durch den Zug des Deltamuskels nach außen abduziert und außenrotiert. Das untere Fragment wird durch den Pectoralis maj. und Latissimus dorsi nach innen und hinten gezogen, so daß zwischen beiden Fragmenten ein nach innen und hinten offener Winkel besteht. *b* Bringen wir das distale Fragment in die Richtung, in welche das proximale hinzeigt, so erreichen wir damit die Mittelstellung des Schultergelenkes (90⁰).

Die Mittelstellung des **Ellenbogengelenkes** ist dann erreicht, wenn wir es in 90⁰ beugen und halbe Supination bringen. So z. B. wird bei einer suprakondylären Fraktur das distale Fragment nach innen und hinten abgeknickt. Indem wir das Ellenbogengelenk in Mittelstellung bringen, beseitigen wir gleichzeitig die Verschiebung.

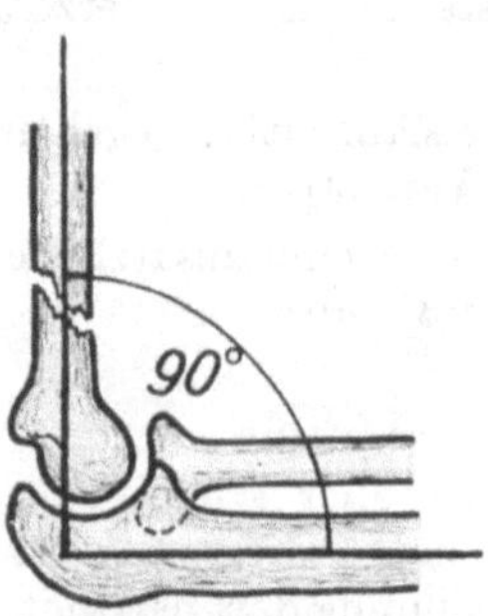

Abb. 35. Mittelstellung des Ellenbogengelenkes.

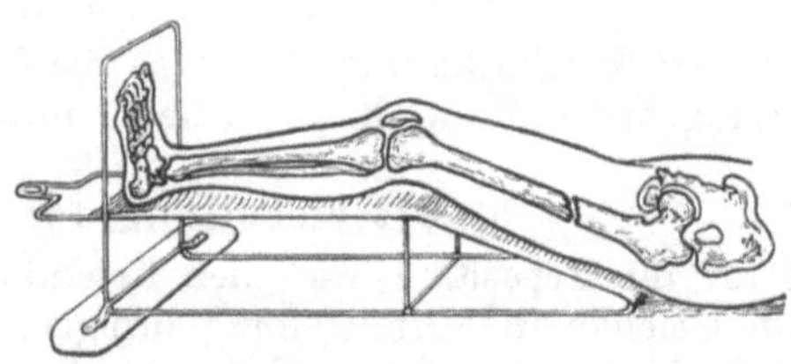

Abb. 36. Semiflexion des Hüft- und Kniegelenkes bei einer Oberschenkelfraktur erreicht durch Lagerung auf der BRAUNschen Schiene.

Bei Brüchen am unteren Ende des Unterarmes sowie bei Brüchen im Bereich der Handwurzel, Mittelhand und Finger, müssen wir das **Handgelenk** in Mittelstellung bringen (180⁰ oder leicht flektiert).

Am **Oberschenkel** erreichen wir die günstigste Muskelentspannung, wenn sowohl das **Hüftgelenk**, wie auch das **Kniegelenk** in leichter Beugung stehen. Bei Brüchen am oberen Ende des Femurs (subtrochantere Frakturen) wird das proximale Fragment durch den Zug des Musc. ileopsoas und Gluteus medius leicht gebeugt und etwas nach außen abduziert. Wir müssen also das distale Fragment in dieselbe Richtung bringen, und stellen somit das Hüftgelenk in Mittelstellung ein = leichte Flexion und Abduktion um 15°. Auch das Kniegelenk wird am besten durch leichte Beugung entspannt. So sehen wir z. B. bei suprakondylären Oberschenkelfrakturen, daß das distale Fragment durch den Zug der Gastrocnemii bei Streckstellung im Kniegelenk nach hinten und unten gezogen wird. Bringen wir aber das Hüft- und Kniegelenk in leichte Beugung, so kann sich durch Entspannung der Musc. gastrocnemii, das distale Fragment auf das proximale einstellen. Diese Semiflexion des Hüft- und Kniegelenkes erreichen wir am besten durch Lagerung des Beines auf der BRAUNschen Schiene.

Bringen wir also die Gelenke in der Frakturbehandlung in Mittelstellung, d. h. in Semiflexion, so kommen wir bei der Extensionsbehandlung mit wesentlich geringeren Gewichten aus, worauf besonders ZUPPINGER hingewiesen hat, Er konnte zeigen, daß bei mittlerer Beugestellung des Hüft- und Kniegelenkes die Gesamtmuskelspannung sehr gering ist und man nur $^1/_5$ der Gewichte benötigt, wie sie zur Erzielung desselben Effektes in Streckstellung nötig wären.

> So haben wir in der Semiflexion der Gelenke einen wichtigen Faktor zur Erleichterung der Reposition. Die Reposition wird eigentlich durch Herabsetzung der Gesamtmuskelspannung erst möglich.

c) Zeitpunkt der Reposition

Wann soll die Reposition erfolgen?

Es ist eine grundsätzliche Forderung, daß die Einrichtung eines Knochenbruches sobald wie möglich erfolgt.

„Lasse die Sonne nicht auf- oder untergehen, bevor du nicht die Fraktur oder Luxation reponiert hast."

Die Einrichtung gelingt leicht, so lange sich die Muskeln nicht durch Zusammenziehung und starke Spannung verkürzt haben und durch weitere Reizung der Muskelkrampf immer mehr zunimmt. *Mit jeder weiteren Stunde wird die Reposition schwieriger*. Es ist eine bekannte Tatsache, daß oft schon am 2., 3. Tage die Reposition ungeheuer schwierig sein kann. Deshalb haben auch schon die alten Ärzte eine sofortige Reposition gefordert. Besonders aber bei Luxationsfrakturen darf man mit der Reposition nicht zögern.

Um schwere **Komplikationen** zu vermeiden, muß bei folgenden Frakturen **sofort** reponiert werden:

1. bei drohender **Hautdurchspießung,**
2. bei **Einklemmung von Gefäßen** und **Nerven** zwischen den Fragmenten,
3. bei **Luxationsfrakturen.**

Kommt es einmal zur Hautdurchspießung, so wird aus der geschlossenen Fraktur eine offene. Bei Gefäßeinklemmung kann es zum Absterben des Gliedes kommen. Bei komplizierten Frakturen muß in erster Linie **die Wunde** versorgt werden, und erst im Anschluß daran darf die Reposition erfolgen.

d) Wie soll die Fraktur reponiert werden?

Bei der Reposition müssen wir Zug und Gegenzug wirken lassen. Dabei findet sowohl Anwendung die **sofortige Reposition** durch einmaligen Zug und Gegenzug, wobei wir mit einem einmaligen Repositionsmanöver versuchen, die Fragmente zu stellen, wie auch der **Dauerzug,** bei dem beide Kräfte, d. h. Zug und Gegenzug mehrere Wochen wirksam sind. Im ersten Falle (einmaliger Zug und Gegenzug) führen wir den Zug entweder mit der Hand aus oder wir bedienen uns einer **Nagel- oder Drahtextension,** die den Vorzug hat, daß sie direkt am Knochen angreift. Es müssen gelegentlich erhebliche Kräfte angewandt werden, damit die Reposition auch gelingt. Trotzdem darf aber der Zug nur **langsam und gleichmäßig** gesteigert werden und **nicht ruckartig** erfolgen. Sind die Widerstände sehr stark, so bedienen wir uns gelegentlich besonderer Extensionsapparate, wie z. B. des Extensionstisches nach SCHEDE oder des von BÖHLER angegebenen Schraubenzugapparates.

2. Die Dauerzugbehandlung

Sie wurde seinerzeit von RICHARD V. VOLKMANN in Deutschland eingeführt und von BARDENHEUER zur Methode ausgearbeitet. Die muskelphysiologischen Grundlagen dazu gab ZUPPINGER. Die Dauerzugbehandlung eignet sich am besten für die Behandlung der Oberschenkelbrüche, für eine Reihe von Unterschenkelfrakturen und Oberarmbrüchen und hat den Vorteil, daß sie nicht nur die Verschiebung ausgleicht, sondern die Fragmente werden dauernd in der reponierten Stellung ruhig gestellt, bis sie knöchern verheilt sind. Durch die Dauerzugbehandlung ist es möglich, nicht nur die Ruhigstellung günstig zu gestalten, sondern ermöglicht auch aktive Bewegungen auszuführen. Dadurch wird die **Inaktivitätsatrophie** der Muskulatur verhindert und zugleich vermeidet man eine Schrumpfung der Muskeln und Bänder durch die permanente elastische Dehnung derselben. Somit tritt das ganze SUDECKsche Symptombild bei der Streckbehandlung nicht so in Erscheinung. Von den Komplikationen, die der Dauerzugbehandlung zur Last fallen, wären zu nennen:

1. Die **Entzündung** der Nagel- oder Drahtstelle,
2. die Verwendung von zu **starken Gewichten.**

Während die Entzündung der Nagel- oder Drahtstelle auf ein Minimum durch **tadellose Asepsis** bei der Bohrung des Drahtes oder Nagels eingeschränkt oder vermindert werden kann, so droht bei der Verwendung von zu starken Gewichten die **Pseudarthrosengefahr,** die **Überdehnung von Nerven und Gefäßen** und damit verursachten Kreislaufstörungen und Lähmungen.

3. Bei **Heftpflasterzügen** können Druckschädigungen der Haut bis zur Nekrose auftreten. Wir unterscheiden:

1. Die **direkt** am Knochen angreifende Extension,
2. die **indirekten** Extensionen, d. h. die an der Haut angreifenden Züge (Heftpflaster-, Mastisol-, Manschettenzüge).

Bei der Extension muß auch ein Gegenzug durch die Last des Körpers ausgeübt werden, und zwar durch Hochstellen des Bettendes (30 bis 50 cm hoch). Der Zug wird mittels einer Schnur (Hanfschnur, Rebschnur) ausgeübt, die über Rollen hinwegzieht und mit Gewichten beliebig belastet werden kann. Die Zugrichtung soll in der Ebene erfolgen, in welche das proximale Fragment hinzeigt.

Die direkt am Knochen angreifende Extension eignet sich am besten zur Behandlung von Frakturen, die von starken Muskeln umgeben und mit sehr starker Verschiebung vergesellschaftet sind. 1907 hat STEINMANN empfohlen, mittels eines Nagels die Extension auszuüben. Wir gebrauchen dazu die sogenannten STEINMANN**schen Nägel** und die dazugehörenden **Extensionsbügel.** Die Nägel werden mit einem einfachen Hammer in örtlicher Betäubung eingeschlagen und mit einem Bügel versehen. Der Vorteil dieser Nagelextension vor der Drahtextension besteht darin, daß der Nagel fest im Knochen sitzt und mit einem **drehbaren Bügel** nach BÖHLER so verbunden ist, daß er sich bei Bewegungen des Bügels nicht mitbewegen kann. Demgegenüber hat die Drahtextension den Vorteil, daß die Drähte höchstens 1—2 mm dünn sind und nicht so ein großes Loch im Knochen bohren. Der Draht wird mit einem Bohrer in den Knochen eingeführt und mit einem Bügel versehen. 1912 wurde die Drahtretention von KLAPP im Balkankrieg eingeführt. Aber erst durch die Einführung des KIRSCHNER-Bügels 1927 hat diese größere Verbreiterung gefunden.

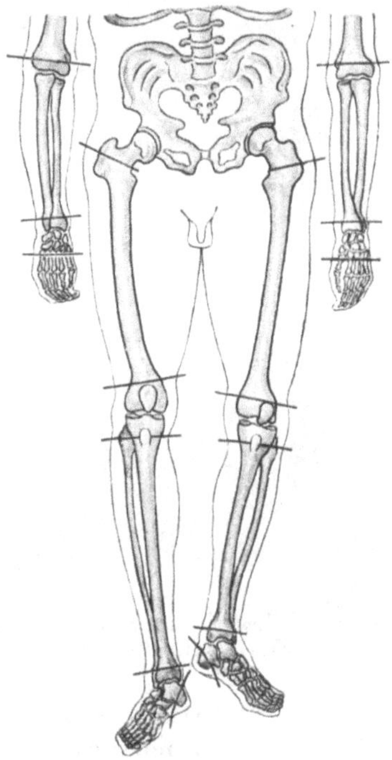

Abb. 37. Übersicht der geeigneten Stellen für die Drahtextension.

Wenig Verwendung finden die von SCHMERZ angegebenen **Klammern.** Diese haben den Vorteil, daß der Bohrkanal nicht durch den ganzen Knochen geht und auftretende Entzündungen deshalb leichter zu beherrschen sind. Die großen Stacheln führen aber häufiger zu Entzündungen.

Am meisten finden heute Verwendung:

1. Die von KLAPP angegebene Drahtextension mit dem KIRSCHNER-Bügel,
2. der STEINMANN-**Nagel** mit dem drehbaren Bügel nach BÖHLER.

a) Welche Stellen am Skelett eignen sich am besten zur Nagelung oder Drahtextension?

Eine Übersicht darüber gibt uns die Abb. 37. Im einzelnen gehen wir bei den Drahtextensionen folgendermaßen vor:

1. Am Arm:

Bei **Oberarmfrakturen** wählen wir die Bohrstelle am **Olecranon,** etwa 3—5 cm distal von der Olecranonspitze entfernt. Wir spritzen einige Kubikzentimeter Novocain zur Betäubung von beiden Seiten des Olecranon. Anschließend bohren wir einen Draht und verbinden ihn dann mit einem Bügel. Man vermeide den Nervus ulnaris im Sulcus ulnaris!

Bei stark dislozierten Stückfrakturen am Unterarm und Anwendung der **Transfixation** werden zwei Drähte gebohrt, und zwar einer durch das Olecranon, etwa 2—5 cm von der Olecranonspitze entfernt, und der zweite Draht etwa 3 cm oberhalb des Handgelenkes oder durch die Basen des 2. bis 5. Mittelhandknochens.

An der **unteren Extremität** sind die Angriffspunkte für die Drahtextension folgende:

2. Bei **Unterschenkelfrakturen**:

Am Fersenbein. Man bestimmt die Stelle der Drahtextension, indem man zwei Querfinger nach unten und hinten von den Knöchelspitzen entfernt den Draht mit einem Bohrinstrument durch den Kalkaneus durchsticht, nach lokaler Betäubung mit 5 ccm 2%iger Novocainlösung. Die Art. tibialis postica darf nicht verletzt werden!

3. Bei **Oberschenkelfrakturen,** Schenkelhalsfrakturen:

Hier gibt es zwei Angriffspunkte für die Drahtextension:
1. Die Tuberositas tibiae,
2. die Oberschenkelkondylen.

Bei frischen Frakturen wird der Draht oder Nagel durch die Tuberositas tibiae gebohrt, damit nicht eine evtl. auftretende Infektion des Frakturhämatoms die Frakturstelle gefährdet. Diese Extension an der Tuberositas tibiae darf nicht länger als 6 Wochen am Schienbeinknochen angreifen, da es sonst zu Schädigungen und Überdehnung des Kniegelenkes, der Gelenkkapsel und der Bänder kommt. Nach 6 Wochen wird dann der Draht oder Nagel oberhalb des Kniegelenkes an die Kondylen des Oberschenkels verlegt.

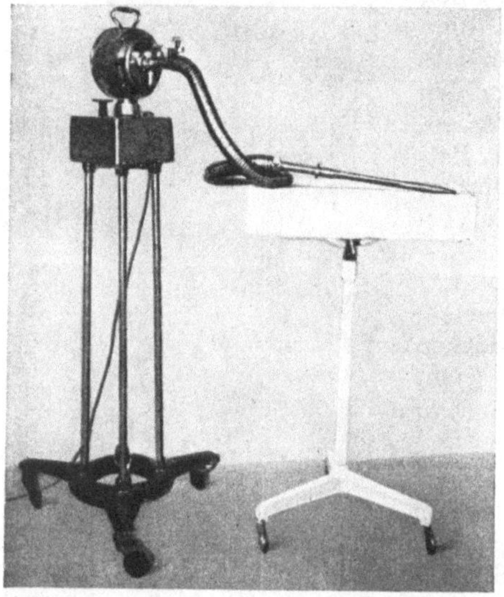

Abb. 38. Elektrischer Bohrer zum Einführen der Drähte für die Drahtextension.

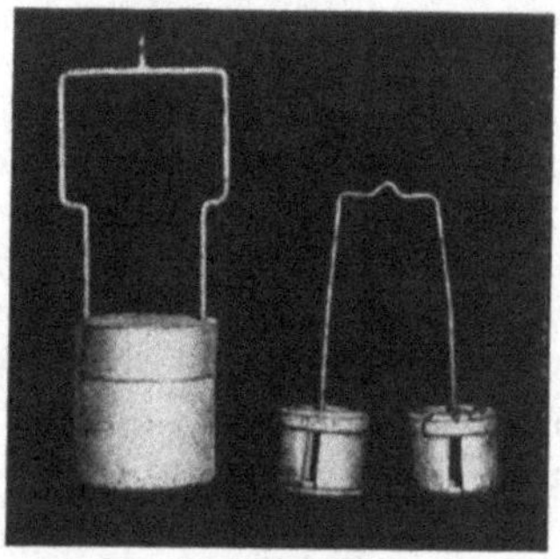

Abb. 39. Gewichte für die Drahtextension.

Peinlichste Asepsis beim Bohren des Drahtes oder Nagels sind unbedingte Voraussetzungen für die glatte Heilung der Fraktur.

Beim Bohren des Oberschenkelkondylennagels oder -drahtes müssen wir uns vor **Verletzungen der Gelenkkapsel**, besonders des oberen Kniegelenkrezessus hüten, und wir dürfen auf keinen Fall zu nahe an das Gelenk zu kommen.

b) Wieviel Gewichte soll man für die Dauerzugbehandlung verwenden, d. h. wie groß soll die Zugkraft zur Beseitigung der Verkürzung sein?

Für den Anfänger bereitet die Bestimmung der Zugkraft für die Extensionsbehandlung oft große Schwierigkeiten. Dem Erfahrenen wird die Art der Verletzung, die Stärke der Verkürzung, die gut oder schwach entwickelte Muskulatur einen Anhalt bieten. Es muß aber nochmals betont werden:

Die Verwendung von zu großer Zugkraft (Gewichten) ist eine der häufigsten Ursachen für die Entstehung von Pseudarthrosen. Wir sind also gezwungen, zunächst nach der Verletzung ein **Anfangsgewicht** zu bestimmen, und werden dann, je nach der Verkürzung Gewichte abnehmen oder zugeben, wie die jeweilige Röntgenkontrolle diese Notwendigkeit ergibt. Das Anfangsgewicht beträgt:

Für den Oberschenkel: Angriff des Zuges an der Tuberositas tibiae, den **siebenten Teil** des **Körpergewichtes.**

Bei Angriff an den Oberschenkelkondylen, den **zehnten Teil** des **Körpergewichtes.**

Für den Unterschenkel:

Bei Angriff des Zuges am Kalkaneus, **4 kg.**

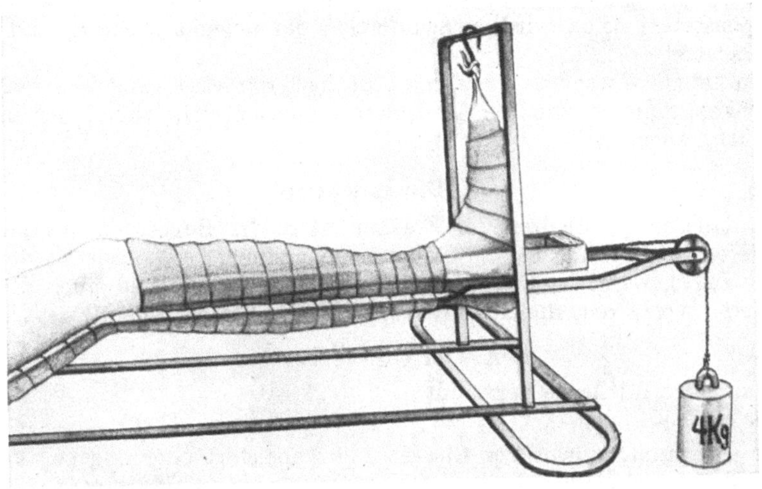

Abb. 40. Heftpflasterstreckverband am Unterschenkel.

Bei der Extensionsbehandlung müssen wir auch auf die **Stellung des Fußes** achten. Es darf auf keinen Fall durch falsche Lagerung ein Spitzfuß nach Abnahme des Streckverbandes zurückbleiben. Um dies zu verhindern, legen wir einen Heftpflaster- oder Mastisolverband für den Vorfuß an und hängen ihn in rechtwinkliger Stellung auf die Querverbindung der BRAUNschen Schiene an.

Die Dauerzugbehandlung ist also auch heute noch trotz Marknagelung eines der besten Verfahren zur Behandlung einer Reihe von Oberarm-, Ober- und Unterschenkelfrakturen. Sie setzt gute Kenntnisse der muskelphysiologischen Grundlagen in der Frakturbehandlung voraus.

c) Der Heftpflaster- und Zinkleimstreckverband

Schon 1740 erwähnte CHESEDEMIN in seinem „Lehrbuch der Anatomie" den Heftpflasterstreckverband. Später empfahlen ihn 1848 LORINSER und GROSS. Auch die Amerikaner verwandten ihn frühzeitig. Wenn auch die Nagel- oder die Drahtextension bevorzugt werden, so wird es manchmal **Indikationen** für die Anlegung eines Heftpflasterstreckverbandes geben. So wird z. B. die Anzeige dann gegeben sein, wenn es zur Infektion der Draht- oder Nagelstelle gekommen ist, oder wenn eine Verletzung in der Gegend der Tuberositas tibiae oder der Kondylen eine Drahtextension nicht zulassen wird. Bei Säuglingen und Kindern werden wir fast ausschließlich Frakturen mit dem Heftpflaster- und Zinkleimstreckverband behandeln.

Auch der Heftpflasterzug muß technisch richtig angelegt werden. Zunächst wird die Haut rasiert und von beiden Seiten des Ober- und Unterschenkels wird ein 6 cm breiter Heftpflasterstreifen angeklebt. Auch Segeltuch- oder Flanellbinden werden dazu verwandt. Am Oberschenkel muß der Heftpflasterstreifen weit über die Frakturstelle hinaufreichen, um die Muskulatur genügend zu entspannen. Die vorspringenden Knochenteile werden mit Watte unterpolstert, um Druckgeschwüre zu vermeiden. Anschließend wird eine zirkulare Mullbinde herumgewickelt, die die Heftpflasterstreifen fixieren. Auch für den Heftpflasterzug gelten die muskelphysiologischen Grundsätze, die von ZUPPINGER aufgestellt wurden, d. h. die Heftpflasterextension wird in **Semiflexion der Gelenke** angelegt und mit Gewichten belastet.

BARDENHEUER verwendete noch den Heftpflasterstreckverband in Streckstellung der Gelenke. Ähnlich wie die Heftpflasterextension wird auch der **Zinkleimstreckverband** angelegt.

3. Die Retention

d. h. das dauernde Festhalten der Fraktur nach der Reposition bis zum Festwerden dereslben ist schon bei der Dauerzugbehandlung besprochen worden. Denn der Dauerzug gewährleistet uns sowohl eine Reposition, wie auch Retention. Von anderen Verfahren, die die Fraktur bis zum Festwerden ruhigstellen, wäre

A. Der Gipsverband

zu nennen. Er wird heute verwandt

1. als **Gipsschiene,**
2. als sogenannter **zirkulärer Gipsverband** (gepolstert oder ungepolstert),
3. als **Brückengipsverband,**
4. als **gefensterter Gipsverband.**

Der Gipsverband wurde 1852 durch MATHYSEN, einem holländischen Kolonialarzt, eingeführt. Die Erfolge waren jedoch nicht zufriedenstellend, da keine Reposition vorher erfolgte und auch die Verbandtechnik viel zu wünschen übrig ließ, so daß Versteifungen nach Abnahme des Gipsverbandes resultierten.

LUKAS CHAMPONIÉRE, der den Gipsverband vollkommen verwarf und sofort nach dem Unfall jede Fraktur mit Massage und passiven Bewegungen behandelte, konnte deshalb bessere Erfolge erzielen. Heute hat sich die Ruhigstellung im Gipsverband allgemein durchgesetzt, nachdem die Verbandstechnik sich wesentlich verbessert hat, besonders aber dadurch, daß gleichzeitig die **funktionelle Behandlung** eingeleitet wurde.

Während wir an der oberen Extremität mehr Gebrauch von den Gipsschienen machen (wegen der größeren Gefahr der Zirkulationsstörungen), wenden wir an der unteren Extremität, zur Ruhigstellung, den zirkulären Gipsverband an. Er findet sowohl als gepolsterter, wie auch als ungepolsterter Gipsverband Verwendung. Von vielen Chirurgen wird auch heute noch der zirkuläre Gipsverband abgelehnt, wegen der Gefahren, die er in sich trägt. Von diesen wäre zu nennen:

Die Gelenkversteifung, Muskelatrophie, ischämische Muskelkontraktur, Drucknekrosen der Haut, Zirkulationsstörungen bis zur Gangrän.

Besonders der **ungepolsterte Gips** wird aus diesen Gründen abgelehnt. Diese Gefahren sind tatsächlich vorhanden und dürfen nicht unterschätzt werden. Deshalb muß von jedem Arzt, der sich mit der Knochenbruchbehandlung befaßt, die Gipsverbandtechnik gut beherrscht werden. Um eine wirksame Ruhigstellung zu erreichen, ist der nicht gepolsterte Gipsverband das ideale Verfahren. Durch Polsterung kann man ein gebrochenes Glied nicht exakt ruhigstellen. Die Fragmente können sich erneut verschieben, und die gute Frakturstellung nach der Reposition geht durch die Polsterung im Gipsverband verloren. Wir bevorzugen prinzipiell deshalb den nicht gepolsterten Gipsverband und vermeiden Zirkulationsstörungen dadurch, indem wir sofort nach der Reposition den zirkulären Gips aufschneiden und anschließend mit einer Mullbinde den aufgeschnittenen Verband fixieren. Die gute Stellung bleibt dadurch erhalten, und es kommt nicht zur Nekrose oder zu Zirkulationsstörungen im peripheren Gliedabschnitte.

Die genaue ambulante und stationäre Beobachtung der Verletzten darf nach Anlegen eines zirkulären Gipsverbandes nicht unterlassen werden.

Das verletzte Glied wird zusätzlich hochgelagert (Abduktionsschiene, BRAUNsche Schiene) und die Zirkulationsverhältnisse, besonders in den ersten 48 Stunden, streng beobachtet. Die Abschnürung der Zirkulation nach Anlegen eines Gipsverbandes macht sich zunächst an den Zehen und Fingern bemerkbar, und zwar durch:

1. Starke Schmerzen,
2. Zyanose („pflaumenblau"),
3. Gefühllosigkeit,
4. starke Schwellung,
5. Unmöglichkeit der Bewegung.

Diese Erscheinung muß der Arzt kennen, und der Verletzte wird darauf aufmerksam gemacht.

Kommt ein Verletzter, dem am Vortage ein zirkulärer Gipsverband angelegt wurde, zum Arzt und klagt über solche Erscheinungen, dann darf auf die Stellung der Fragmente keine Rücksicht genommen werden und der Gipsverband muß sofort entfernt werden. Ein Zögern um weitere 24 Stunden kann dem Verunfallten das Glied kosten. Wer einmal eine Nekrose nach einem zirkulären Gipsverband erlebt hat, der wird mit uns darüber einig sein, daß jede Anlegung eines Gipses mit größter Sorgfalt und Verantwortung geschehen muß. Es kann also ein Gipsverband nur der anlegen, der in der Frakturbehandlung erfahren ist und auf keinen Fall darf ein Pfleger oder eine Schwester, wie es vielerorts noch üblich ist, den Gipsverband anlegen. Ambulante Verletzte werden sofort am nächsten Tag bestellt, um eine Kontrolle des Verbandes und der Zirkulation vorzunehmen. Auch stationäre Verletzte beobachten wir sorgfältigst. Besonders der unerträgliche Nachtschmerz muß uns eine Warnung sein.

Wir **warnen** nochmals **vor der Anlegung eines geschlossenen zirkulären Gipsverbandes bei Kindern,** besonders an der oberen Extremität bei Hyperextensionsfrakturen.

Bei Kindern ist selbst schon die dorsale Gipsschiene mit einer zirkulären Mullbinde gefährlich. Nach der Reposition schwillt am nächsten Tage der Arm zusätzlich an und die Mullbinde, die meist noch mit Gips imbibiert ist, schnürt den Arm ab. Diese Gefahren machen es erforderlich, daß man kindliche Frakturen in jedem Falle immer zunächst für einige Tage stationär aufnimmt, um die Zirkulation zu beobachten. Bei Erwachsenen wird eine stationäre Behandlung dann erforderlich werden, wenn mit einer Zunahme der Schwellung zu rechnen sein wird.

a) Gipsbinden

Zum Gips verwenden wir entweder fabrikmäßig fertig hergestellte Gipsbinden oder wir fertigen uns diese selbst an. Die sogenannte **Zellonabinde** eignet sich besonders gut für Gipsschienen, weil sie schnell fest wird. Wenn wir uns selbst Gipsbinden herstellen, so gehen wir folgendermaßen vor:

Als Grundlage für die Gipsbinde verwenden wir eine etwa 5 m lange und 10, 12 oder 15 cm breite Mullbinde, die mit Gips eingestreut und mit der Hand in die Mullmaschen gleichmäßig eingestrichen wird. Die Binden werden trocken aufbewahrt, am besten in einer Blechkiste. Wenn wir zum Gipsen schreiten, so legen wir 3 Binden auf einmal in eine Schüssel oder ein anderes Gefäß, das mit leicht angewärmten Wasser angefüllt ist, und lassen diese so lange in der Schüssel, bis keine Luftblasen mehr aufsteigen. Danach wird eine Gipsbinde vorsichtig herausgenommen und von beiden Seiten leicht komprimiert (nicht stark drücken oder pressen), so daß das Zuviel an Wasser abfließt. Wenn wir ein schnelleres Erhärten wünschen, so setzen wir dem Wasser etwas Kochsalz oder Alaun zu oder wir lassen möglichst viel Wasser aus der Binde abfließen. Wir müssen auch Sorge tragen, daß ein zweites Gefäß mit Wasser bereitsteht, da in einem nur eine bestimmte Menge erweicht werden kann.

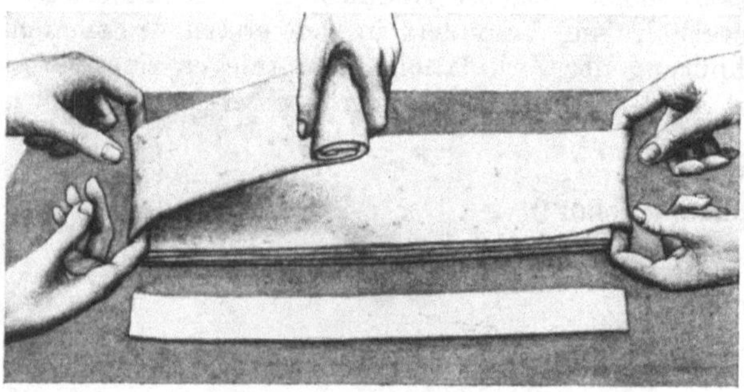

Abb. 41. Herstellung einer Gipsschiene.

Für eine Reihe ruhigstellender Verbände genügt eine Gipsschiene, die dann mit Mullbinden fixiert wird. Aber auch für den zirkulären Gipsverband verwenden wir als Grundlage die Gipsschiene und befestigen diese dann mit zirkulären Gipstouren. Nachdem wir die benötigte Länge der Gipsschiene festgestellt haben, wird die Gipsschiene am besten auf einer Glasplatte nach Herausnahme aus dem Wasser so dick hergestellt, bis sie genügend stark ist. Danach wird diese am verletzten Glied anmodelliert und mit zirkulären Mull- oder Gipsbinden befestigt. Bevorzugt wird die Gipsschiene besonders im Bereiche des Armes, wegen der Gefahr der ischämischen Muskelkontraktur. Die sogenannten Gips-U-Schienen finden besonders Verwendung an der unteren Extremität. Wir verwenden sie fast nie. Die Gipsschiene kann auch trocken hergestellt werden, d. h. es werden zunächst einige Lagen trocken zur Gipsschiene gelegt, dann von beiden Seiten eingerollt, und erst dann ins Wasser gelegt. Der Gips wird auf die unrasierte Haut aufgelegt ohne Polsterung und ohne Trikotschlauch. Die zirkulären Touren dürfen dabei nicht straff angezogen, sondern müssen locker angelegt werden. Dabei müssen wir darauf achten, daß die inneren Touren der Gipsbinde nicht herausrutschen und zur „Gipswurst“ werden. Für die Ruhigstellung der Gelenke müssen einige Touren mehr angewickelt werden, damit genügende Festigkeit erreicht wird. Zum Schluß verschönern wir den Verband entweder mit Gipsbrei oder Talkum. Vermeiden müssen wir jeden Fingerdruck wegen der Dekubitusgefahr. Für einen Gehgipsverband muß noch eine Ferse angewickelt werden, die entweder aus einem Holzkeil, aus einer Gipsbinde oder aus einem eisernen Gehbügel hergestellt wird.

Auch auf die Stellung des Fußes muß während des Gipsens geachtet werden, damit nicht nach Abnahme des Verbandes eine Spitzfußstellung zurückbleibt.

b) Instrumentarium zum Gipsverband

Wir brauchen für Gipsverbände folgende Instrumente:

2—3 Gipsscheren,
1 WOLFFsche Flachzange,
1 Beckenbänkchen,
1 Gipsmesser,
1 Gipssäge und
1 Winkelmesser.

Nachdem der Gipsverband fertiggestellt ist, müssen mit einem Blaustift folgende Daten vermerkt werden:

1. Datum des Unfalles,
2. Datum der Gipsverbandanlegung,
3. Zeitpunkt der geplanten Gipsabnahme,
4. die Unterschrift des Arztes.
5. Skizze der Fraktur.

c) Ausgleich der Achsenknickung nach Anlegung des Gipsverbandes

Ist der Gipsverband fertiggestellt, so kann es passieren, daß die Röntgenkontrolle noch eine Achsenknickung aufweist, die in jedem Falle unbedingt korrigiert werden muß.

Wir brauchen den ganzen Gipsverband nicht abzunehmen, da sich die Fragmente erneut verschieben können. Es gelingt uns meist, die Achse der Fraktur richtig zu stellen, indem wir den angefertigten Gipsverband ansägen und die Achse korrigieren. Dabei gehen wir folgendermaßen vor:

Zunächst bestimmen wir die Höhe der Fraktur und markieren uns diese Stelle. Dann muß der Winkel der Achsenknickung vom Röntgenbild abgelesen werden, und diesen Winkel zeichnen wir uns dann in Höhe der Fraktur auf den Gipsverband an und sägen aus dem Verband den angezeichneten Winkel aus. Daraufhin knicken wir im ganzen den Gipsverband um den angezeichneten Winkel. Darüber werden noch 1—2 Gipsbinden herumgewickelt.

d) Wie weit soll ein Gipsverband reichen?

Prinzipiell soll der ruhigstellende Gipsverband beide benachbarten Gelenke umfassen.

B. Die Transfixation

Brüche, die zu starker Verschiebung und Verkürzung neigen, lassen sich oftmals auch durch den zirkulären Gipsverband nicht befriedigend ruhigstellen. Durch Abschwellen der Weichteile kommt es zu erneuter Verkürzung im Gipsverband. In solchen Fällen sind wir gezwungen, sowohl durch das proximale, wie auch distale Fragment einen KIRSCHNER-Draht zu bohren und nach Reposition die Fraktur mit den KIRSCHNER-Drähten einzugipsen.

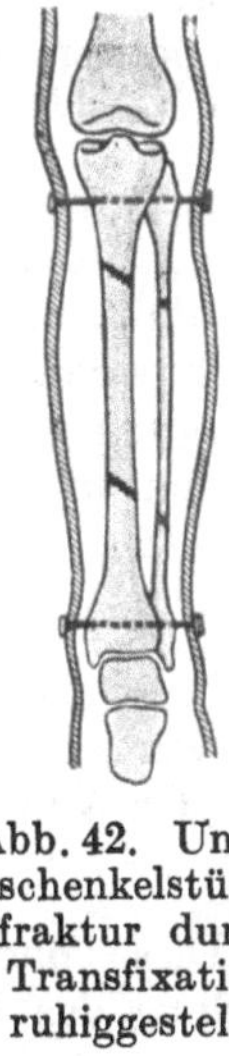

Abb. 42. Unterschenkelstückfraktur durch Transfixation ruhiggestellt.

C. Kombination, Gipsverband und Dauerzug

Wenn wir befürchten müssen, daß sich die Fragmente auch im Gips erneut verschieben können (z. B. Fersenbeinfraktur), so legen wir einen Gipsverband mit gleichzeitigem Dauerzug an.

D. Schienenverbände

a) Kramer-Schienen

Diese eignen sich besonders für alle Notverbände, für kurze Ruhigstellungen von Frakturen, besonders Kontusionen. Kramer-Schienen werden in verschiedenen Breiten hergestellt. Sie sind biegsam, so daß diese sich der benötigten Form an-

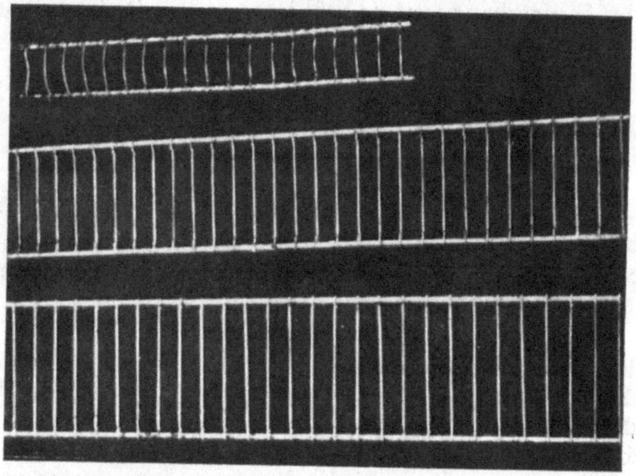

Abb. 43. Kramer-Schienen.

passen lassen. Bevor sie angewickelt werden, müssen sie mit Watte oder Zellstoff abgepolstert und mit Papier- oder Gazebinden umgewickelt werden. Erst dann kann man Kramer-Schienen an das verletzte Glied anwickeln.

b) Pappschienen

Auch diese eignen sich für kurze vorübergehende Ruhigstellungen, besonders für die Armschienung. Mit einer Schere kann man sich die entsprechende Form zuschneiden. Wir benutzen für diese eine 3—5 mm dicke Pappe, und vor der Anlegung müssen wir das verletzte Glied etwas mit Watte abpolstern. Danach werden die zurechtgeschnittenen Pappstreifen angelegt und mit Stärkebinden befestigt. Dadurch erhält die Pappschiene eine größere Festigkeit.

c) Fingerschienen

Diese eignen sich zur Ruhigstellung von Finger-, Mittelhand- und Zehenfrakturen. Sie werden entweder aus Draht oder Aluminium hergestellt. Auch diese müssen vor der Anlegung gepolstert werden.

d) Holzschienen.

Diese finden besonders am Unterarm, bei Radiusfrakturen und zur Ruhigstellung des Kniegelenkes Anwendung.

e) VOLKMANNsche Schienen.

VOLKMANNsche Schienen eignen sich für kurze, vorübergehende Ruhigstellungen bei Frakturen im Bereiche des Fußes und Unterschenkels, weiterhin bei Kontusionen und Distorsionen.

Bei Anwendung der VOLKMANNschen Schiene muß darauf geachtet werden, daß

1. die Achillessehne unterpolstert wird,
2. die Kniekehle abgepolstert wird, um Peroneusschädigungen durch Überstreckung des Kniegelenkes zu vermeiden;
3. daß das Schienenende gepolstert wird.

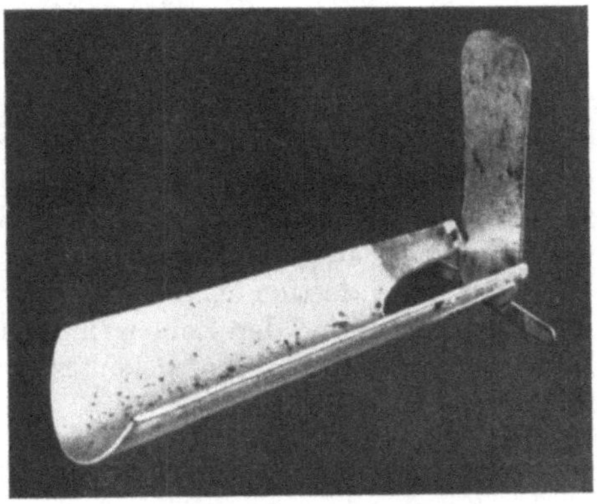

Abb. 44. VOLKMANNsche Schiene.

f) Schienenhülsenapparate

Diese werden bei frischen Frakturen überhaupt nicht angewandt. Wenn es aus irgendeinem Grunde zum Ausbleiben der Heilung und Pseudarthrosenbildung gekommen ist und eine operative Vereinigung der Bruchstücke nicht zum erwünschten Ziele geführt hat, so sind wir in manchen Fällen gezwungen, die innere Festigkeit durch einen Schienenhülsenapparat zu ersetzen. Im allgemeinen werden sie jedoch ungern angewandt.

E. Wie lange soll ein Knochenbruch ruhiggestellt werden?

Jede Fraktur soll solange ruhiggestellt werden, bis sie gut und fest verheilt ist.

Von diesem Grundsatz dürfen wir nie abweichen, auch wenn die zunächst vorgesehene Zeit überschritten wurde. Ein einheitliches Schema, wie lange eine Fraktur zur Heilung bedarf, läßt sich nicht aufstellen. Wir erwähnten schon, daß die Kallusbildung und damit das Festwerden der Fraktur von verschiedenen **allgemeinen** und **lokalen** Ursachen abhängt, und wir müssen daher diese Faktoren bei der Festlegung der Zeitspanne der Ruhigstellung einkalkulieren. Im speziellen Teil werden wir die Dauer der Ruhigstellung für die jeweilige Frakturart angeben.

Hier sei nochmals daran erinnert, daß

1. eine zu kurze Ruhigstellung zur Pseudarthrose führen kann,
2. daß es besser ist, zu lange als zu kurz eine Fraktur ruhig zu stellen.

Im allgemeinen findet man, daß viele über die Dauer der Ruhigstellung, z. B. bei typischen Radiusfrakturen Bescheid wissen (sie beträgt 3—4 Wochen). Fragt man aber nach der Dauer der Ruhigstellung bei anderen Frakturen, z. B. Unterarmbrüchen, Unterschenkelfrakturen, so sind die Angaben sehr verschieden. Meist ist die Ruhigstellung dieser Brüche zu kurz bemessen und eine Reihe Pseudarthrosenbildungen muß auf diese zu kurze Ruhigstellung zurückgeführt werden.

Der Zinkleimverband

Nach Abnahme des Gipsverbandes treten häufig noch Schwellungen auf, besonders nach Unterschenkel- und Knöchelfrakturen. Diese lassen sich am besten durch einen Zinkleimverband bekämpfen. Wir können ihn entweder selber herstellen oder wir benutzen fertige Zinkleimverbände. Wenn wir ihn selber herstellen, so verwenden wir folgende Zusammensetzung:

Zinci oxydati
Gelatine āā 10,0
Glycerini
Aqua dest. āā 40
(Nach UNNA)

Nach Hochlagerung des Unterschenkels wird diese Masse mit einem Pinsel auf die Haut aufgetragen, und darauf wird eine Mullbinde von den Zehengrundgelenken bis unterhalb des Knies herumgewickelt. Auf diese Binde wird nochmals Zinkleim aufgetragen und eine weitere Binde gewickelt. Und schließlich wird nochmals Zinkleim aufgepinselt und eine dritte Mullbinde herumgewickelt.

Wenn man fertige Zinkleimverbände verwendet (**z. B. Varikosabinden**), so fangen wir auch von den Zehengrundgelenken an und wickeln diese unter leichtem Zug bis unterhalb des Kniegelenkes.

4. Die funktionelle Behandlung

A. Funktionelle Behandlung während der Ruhigstellung

Diese bezweckt, in möglichst kurzer Zeit, das verletzte Glied wieder vollständig funktionsfähig zu machen. Durch die längere Ruhigstellung kommt es zu bestimmten Schädigungen, sowohl des Knochens, der Muskulatur und der Gelenke (sog. „Ruheschäden"). Am Knochen wird oft die akute Phase des „SUDECKschen Syndroms" ausgelöst, die sich, wie RIEDER nachgewiesen hat, nicht in einer Knochenatrophie äußert, sondern durch einen Knochenumbau, d. h. Anbau und Abbau von Knochenbälkchen charakterisiert.

Auch die Blutzirkulation ist gestört. Es kommt zur Abflußbehinderung und damit zu Stauungserscheinungen, Ödembildung und Zyanose des verletzten Gliedes. Die verminderte Zirkulation (Ischämie) ist die Ursache der Muskelatrophie. Diese längerandauernde Ruhigstellung ist also für die spätere Funktion nicht ganz ungefährlich und kann zu nicht mehr reversiblen Schädigungen führen.

Es muß also bei jedem Knochenbruch beachtet werden, daß

1. die Fragmente absolut ruhiggestellt werden,
2. daß Sorge dafür getragen wird, daß nach Abnahme des Gipsverbandes nicht irreversible Schädigungen, wie Versteifungen von Gelenken, Muskelatrophie zurückbleiben. Am besten lassen sich diese aus der Ruhigstellung resultierenden Schädigungen dadurch vermeiden, daß

man mit der funktionellen Übungstherapie nicht erst nach Abnahme des Gipsverbandes beginnt, sondern gleich nach Anlegung des ruhigstellenden Verbandes. Es müssen dabei alle Gelenke, die nicht in den Verband einbezogen wurden, von Anfang an bewegt werden. Dadurch wird die Durchblutung wesentlich gefördert, und wir erreichen eine raschere Heilung der Fraktur mit gleichzeitiger Vermeidung von Versteifungen der Gelenke. Die starke Schwellung geht schneller zurück, ebenso wie der Verlust an Kalksalzen im Knochen. Auch der Muskelschwund nimmt nicht so hohe Maße an wie ohne Bewegung.

Diese aktiven Bewegungsübungen schon während der Ruhigstellung sind ebenso wichtig wie die Ruhigstellung selbst. Von der planmäßigen Durchführung derselben hängt das Endergebnis wesentlich ab.

So können wir z. B. bei Oberschenkelfrakturen, die im Streckverband behandelt werden, gleich mit aktiven Übungen der Zehen und des Sprunggelenkes beginnen. Nach 4—5 Wochen kann dann auch das Knie- und Hüftgelenk mit Hilfe eines Rollzuges bewegt werden.

Es ist auch wichtig, daß man **frühzeitig** den Patienten im Streckverband den Quadrizeps anspannen läßt. Fußgelenkübungen lassen sich gut ausführen mit Hilfe einer einfachen Binde, Trikotschlauchs oder einer Flanellbinde, die man um den Vorfuß bindet, und mit diesem Zügel kann dann der Patient den Fuß bewegen. Nach Abnahme des Streck- oder Gipsverbandes kann man die Beweglichkeit des Kniegelenkes noch dadurch fördern, indem man mehrmals täglich den Patienten auf den Bettrand oder Stuhl sitzen läßt, so daß der Unterschenkel frei herüberhängt und durch die Schwerkraft gebeugt wird. In derselben Weise wirkt auch das Kniebeugegestell. Auch am Arm müssen bald nach der Reposition und Retention alle nicht in den Verband einbezogenen Gelenke aktiv bewegt werden. Von besonderer Wichtigkeit sind die aktiven Bewegungen für das Schultergelenk.

Das Schultergelenk ist das am meisten zu Versteifungen neigende Gelenk!

Es muß deshalb besonders streng darauf geachtet werden, daß bei Frakturen im Bereiche des Schulterblattes, Schlüsselbeins und Oberarms sowie bei Luxationen und Luxationsfrakturen des Schultergelenkes die Ruhigstellung desselben besonders bei Verletzten über 40 Jahre nicht länger als höchstens 10—14 Tage beträgt. Macht die Art der Fraktur oder Luxation es erforderlich, daß das Gelenk über diese Zeit hinaus ruhig gestellt werden muß, z. B. bei infizierten Frakturen, so darf das nur in Mittelstellung des Gelenkes, d. h. in Abduktion (Abduktionsschiene, Abduktionsgips) geschehen.

Wir müssen dann mit einer mehr oder minder starken Versteifung rechnen, so daß die Bewegungen dann mehr im Schulterblatt ausgeführt werden. Bei Versteifung des Gelenkes in **Adduktion** ist die Beweglichkeit, besonders das Anheben und das Abspreizen minimal. Versteift es aber in Mittelstellung, d. h. in **Abduktion,** so kann der Arm mindestens bis zur Wagerechten abgespreizt und angehoben werden, allein durch Bewegungen im Schulterblatt.

Wir sehen aber diese Versteifungen nicht nur im Bereich des Schultergelenkes, sondern sie treten bei älteren Verletzten auf, auch wenn das Schultergelenk nicht direkt betroffen wurde, sondern allein durch die Ruhigstellung einer anderen Fraktur im Bereich des Armes, z. B. Unterarmfraktur, ja selbst bei Fingerfrakturen.

Es muß deshalb bei sämtlichen Frakturen im Bereich des Armes, d. h. vom Schultergelenk bis zu den Fingern darauf geachtet werden, daß **das Schultergelenk nicht versteift.**

Sofort nach Anlegung des ruhigstellenden Verbandes belehren wir den Verletzten über die Übungen, die er im Schultergelenk ausführen soll. Dabei kommen folgende Bewegungen in Betracht:

1. Den Arm anheben (oder beugen),
2. den Arm rückwärts heben (oder strecken),
3. den Arm abspreizen (oder seitwärts heben),
4. den Arm rotieren.

Am Ellenbogengelenk:

1. Den Vorderarm beugen,
2. Vorderarm strecken,
3. Vorderarm pronieren,
4. Vorderarm supenieren.

Am Handgelenk:

1. Handgelenk beugen,
2. Handgelenk strecken,
3. Handgelenk rotieren.

Fingergelenke:

1. Faust vollständig schließen,
2. Finger wieder öffnen,
3. Finger spreizen,
4. Daumen abduzieren,
5. Daumen opponieren.

B. Nachbehandlung

Wenn der Verletzte schon während der Behandlung geübt hat, so sind die Versteifungen der Gelenke nach Herausnahme aus dem Gips oder Streckverband nicht so erheblich, und die Nachbehandlung gestaltet sich wesentlich einfacher.

Auch nach Abnahme des ruhigstellenden Verbandes werden wir die aktiven Bewegungen fortsetzen, die schon zum Teil während der Ruhigstellung durchgeführt wurden mit Einbeziehung der im Gipsverband einbezogenen Gelenke, und zwar so lange, bis der Patient vollständig und im ganzen Umfang sein Glied gebrauchen kann.

C. Massage (Massein = Kneten)

Diese dient in ihren verschiedenen Formen zur Anregung der Zirkulation, zur Stärkung der Muskulatur und Beseitigung von Versteifungen. Sie wird weiterhin von den Befürwortern der Massage empfohlen bei Distorsionen, Kontusionen, Frakturen, Luxationen und Pseudarthrosen. Bei Frakturen soll kurz nach Anlegung des Gipsverbandes mit Massage oberhalb der Bruchstelle begonnen werden, und Zabludowski sah sogar gute Erfolge bei Pseudarthrosen.

Wie man es machen soll, schreibt Kirchberg in der „Neuen Deutschen Klinik" im Kapitel „Massage und Heilgymnastik". Er empfahl „Reibungen in der Art vorzunehmen, daß die beiden Hände das betreffende Glied oberhalb und unterhalb der Bruchstelle fest umfassen, beide Hände ziehen jetzt die Bruchstelle etwas auseinander und stoßen sie dann mehrfach kurz gegeneinander".

Es werden wohl heute nicht mehr viele daran glauben, daß mit dieser Methode ein Erfolg zu erreichen ist.

Weiterhin schreibt Kirchberg über die Massage bei Frakturen: „Die Nachbehandlung muß fortgesetzt werden bis alle Muskelveränderungen beseitigt und alle Bewegungsstörungen aufgehoben sind, was natürlich um so früher gelingt, je früher die Massage einsetzt. Diese häufig in der ganzen Extremität vorhandenen Schmerzen, die meines Erachtens auf Spasmen zurückzuführen sind und die Massage sehr behindern, weichen am besten energischen Vibrierungen und Schüttelungen, mit denen darum die Massage hier stets zu beginnen hat. Arthritische Veränderungen in den Gelenken einer gebrochen gewesenen Extremität sind stets die Folgen einer zu langen Ruhigstellung."

Von dieser Massage und passiven Bewegungen in der Unfallchirurgie haben sich in neuerer Zeit viele losgesagt, und die Massage ist gegenüber den aktiven Bewegungen in Hintergrund getreten. Besonders BÖHLER ist gegen die Massage aufgetreten.

Er schreibt über Schwellungen nach Frakturen: „Am meisten wird massiert gegen Schwellungen, die man nach Verletzungen sehr häufig sieht. Es ist mir aufgefallen, daß man in jenen Anstalten, in welchen viel und kräftig massiert wird, auffallend viele Verletzte mit Schwellungen, die immer der Ausbruch eines gestörten Blutumlaufes sind, zu sehen bekommt. Die Gelenke sind verdickt und schmerzhaft und die Haut ist durch übermäßige Hitzeanwendung marmoriert und später pigmentiert."

Über die Muskelatrophie schreibt er: „Muskelschwund entsteht durch Untätigkeit und in besonders hohem Grade und außerordentlich rasch durch dauernden Schmerz. Dieser verursacht eine ungünstige Blutdurchströmung und damit eine schlechte Ernährung des Muskels. Einen gebrochenen oder verletzten Körperteil kann man nur durch Ruhigstellung schmerzfrei machen. Wenn er aber schmerzfrei ist, kann alles, was nicht ruhiggestellt ist, selbsttätig bewegt werden und dadurch kommt es zur guten Durchblutung auch der verletzten, und ruhiggestellten Teile und damit zur Verhütung des Muskelschwundes."

Das Anwendungsgebiet der Massage hat sich in der Unfallchirurgie wesentlich verkleinert. Auch wir machen an der Klinik hauptsächlich von den aktiven Bewegungen unter Anleitung eines Heilgymnasten Gebrauch.

D. Hyperämie

Die aktiven Bewegungen werden mit einer gleichzeitig durchgeführten Hyperämiebehandlung verbunden.

Zur Hyperämisierung der verletzten Gliedmaßen wird

a) Trockene Wärme

verwandt in Form von Heißluft und Glühlichtkästen.

Wir beginnen einmal täglich mit $^1/_4$ Stunde und steigern bis zu 30 Minuten.

Weiterhin wird die trockene Wärme in Form von Sandbädern zur Hyperämisierung verwandt.

b) Feuchte Wärme

wird entweder in Form einfacher Umschläge oder in Form von Leinsamen- oder Kartoffelbreiumschlägen verwandt. Diese letzteren haben den Vorteil, daß sie die Wärme lange speichern.

E. Elektrische Behandlung

a) Kurzwelle und Diathermie

Bei hartnäckigen Gelenkschmerzen nach gelenknahen Frakturen sowie bei sekundärer Arthrosis deformans hat sich die Kurzwellenbehandlung gut bewährt. Man kann mit dieser eine gleichmäßige Durchwärmung des betreffenden Gliedabschnittes erzielen.

Man beginnt mit 10 Minuten und steigert bis auf 20.

Die Elektroden sollen etwa 3 cm von der Haut entfernt sein.

Statt Kurzwelle kann man auch mit Diathermie das schmerzhafte Gelenk mit Hochfrequenzstrom durchströmen.

Die Hyperämiebehandlung darf nicht zu Hautschädigungen führen. Bei Sensibilitätsstörungen (Syringomyelie, Tabes) darf sie deshalb nicht angewandt werden.

b) Elektrische Behandlung bei Lähmungszuständen

Man verwendet hierzu den **faradischen Strom,** so daß eine Elektrode auf den gelähmten Muskel oder Nerven aufgelegt wird, während die zweite Elektrode auf dem Sternum liegt. Der Strom wird so dosiert, daß *starke aber nicht schmerzhafte Kontraktionen* ausgelöst werden. Durch einen Unterbrecher wird er ein- und ausgeschaltet.

XX. Die Behandlung offener, komplizierter Frakturen

Die Behandlung des offenen Knochenbruches war zu allen Zeiten ein Prüfstein für das chirurgische Können oder Versagen des behandelnden Arztes. Im Vordergrund dieser Behandlung stand die Wunde mit allen ihren Gefahren. Diese erfolgreich zu behandeln und ihre Gefahren auszuschalten, galt schon immer das ganze Interesse.

1. Geschichtliches

Schon PARACELSUS erkannte die Gefahr der Wundinfektion beim offenen Knochenbruch. Er verglich die Haut mit der Schale eines Eies und glaubte, daß ebenso wie das Ei sich nach einem Sprunge der Schale zersetzt, genau so wird durch die Luft die Wunde vergiftet. Seiner Meinung nach sollte die Wunde möglichst einfach behandelt werden, d. h. sie sollte offen bleiben, auf keinen Fall dürfte sie vernäht werden. Auch später wurden die Wunden bei komplizierten Knochenbrüchen hauptsächlich konservativ behandelt. Erst LARREY, der Kriegschirurg Napoleons, und DESAULD gingen aktiver an die Wunde heran, indem sie eine Wundexzision ausführten. Im 19. Jahrhundert wurde durch SEMMELWEIS und LISTER der Wundexzision noch die antiseptische Behandlung hinzugefügt. Dadurch wurde die Sterblichkeit beim komplizierten Bruch wesentlich herabgedrückt. Diese betrug in der vorantiseptischen Zeit 40—50%. Schon 1881 konnte VOLKMANN über günstigere Zahlen Bericht erstatten. Er ging beim komplizierten Bruch so vor, daß er sämtliche Weichteiltaschen, Spalten drainierte und anschließend die Fraktur antiseptisch behandelte. Der eigentliche Begründer der operativen Wundbehandlung bei Knochenbrüchen war E. v. BERGMANN, der die antiseptischen Mittel verwarf und die Wunde beim komplizierten Knochenbruch mit Inzisionen, Drainage und Ruhigstellung behandelte (sogenannte Wundtoilette). Erst FRIEDRICH hat mit seinen Arbeiten über die Virulenz und Inkubation der Wundinfektionserreger (1898—1905) die operative Wundbehandlung durch Tierexperimente wissenschaftlich untermauert. Er hat bewiesen, daß sich eine Wunde, auch wenn sie infiziert ist, innerhalb eines gewissen Zeitraumes (6 bis 8 Stunden) durch Ausschneiden wie eine aseptische Wunde schließen läßt. Diese Zeit, die die Bakterien im Körper zum Auskeimen brauchen, beträgt 6 bis 8 Stunden. Wenn es also gelingt, die Wunde innerhalb dieser Zeit exakt auszuschneiden, so kann man sie wie eine aseptische Operationswunde behandeln und durch Naht vereinigen. Wenn diese Zeit aber überschritten wird oder die Ausschneidung ungenügend ist, so darf die Wunde nicht geschlossen werden, und sie wird dann offen behandelt. Nach seinem Vorschlage sollte die Wunde im ganzen „in toto" ausgeschnitten werden. Diese echte „Wundanfrischung nach FRIEDRICH" wird in der Praxis bei komplizierten Frakturen fast nie durchführbar sein, da die Verhältnisse hier viel konplizierter liegen. Man wird dann die Wunde nicht nach der Originalmethode FRIEDRICHs „in toto", sondern schritt- und schichtweise säubern.

2. Wie geht man praktisch bei einem komplizierten Knochenbruch vor?

A. Betäubung

Nachdem sich der Patient aus dem Schock erholt hat, wird die Frakturstelle und die Wunde mit ½%iger Novocainlösung infiltriert, um

1. dem Patienten die Schmerzen zu nehmen,
2. um die Röntgenaufnahme schmerzlos zu gestalten,
3. um die Wunde ohne Allgemeinbetäubung zu exzidieren.

Somit wird sich in den meisten Fällen eine Allgemeinnarkose erübrigen, was besonders bei älteren Patienten von Nutzen ist wegen der Gefahr der hypostatischen Pneumonie.

Handelt es sich um größere Wunden im Bereiche der Extremitäten, so können wir mit Plexus- oder Lumbalbetäubung ebenfalls schmerzlos arbeiten. Bei der **örtlichen** Betäubung ist zu beachten, daß man diese in einer gewissen Entfernung von der Wunde vornimmt und nicht mit der Kanüle direkt durch die Wunde sticht.

B. Röntgenaufnahme

Erst jetzt wird die **Röntgenaufnahme** gemacht, und zwar in beiden Ebenen.

C. Blutleere

wenden wir prinzipiell nicht bei frischen Verletzungen an. Drei Gründe sind es, die uns die Blutleere als unzweckmäßig erscheinen lassen:

1. Wird die Abgrenzung des geschädigten vom gesunden Gewebe durch die Blutleere verdeckt,
2. das schon in seiner Ernährung geschädigte Gewebe wird weiter aus der Ernährung ausgeschaltet,
3. können die Anaerobier besser Fuß fassen.

D. Die Wundausschneidung

Nachdem das Operationsgebiet sauber abgedeckt und die umgebende Haut mit Jod bestrichen wurde, beginnen wir mit der Exzision der Wunde. Zunächst wird die Haut etwa 3—4 mm vom Wundrand entfernt exzidiert. Danach müssen die Instrumente gewechselt werden, und es folgt die Säuberung des Subkutan-, Faszien- und Muskelgewebes, was besonders sorgsam vorgenommen werden muß. Jede auftretende Blutung muß unterbunden werden, damit die eventuell zurückbleibenden Bakterien in dem sich ansammelnden Hämatom nicht einen günstigen Nährboden finden. Sehnen, Nerven und Gefäße müssen zwar geschont aber trotzdem ihre Scheiden vorsichtig von Schmutz gesäubert werden.

E. Reinigung des Knochens

Auch die Frakturenden müssen von Schmutz und Verunreinigung befreit werden, und zwar wird zunächst das Periost mit der Schere, Skalpell und Rasparatorium gesäubert. Das Knochengewebe selbst wird mit dem Meißel und Luer vom Schmutz befreit. Lockere Knochensplitter werden entfernt, während die mit dem Periost in Verbindung stehenden belassen werden.

F. Sehnendurchtrennung

Bei glatten Sehnendurchtrennungen können diese nach Anfrischung primär mit Seide vernäht werden, andernfalls, d. h. bei größerer Zerquetschung, werden die Sehnen gesäubert, dürfen aber nicht wieder vereinigt werden.

G. Nervenverletzung

Bei Durchtrennung eines Nerven müssen wir die Nervenstümpfe wieder zusammenbringen, indem man diese anfrischt und durch Nähte des Perineuriums vereinigt. Gelingt es nicht, die Stümpfe zusammenzubringen, so wird in manchen Fällen eine Verkürzung des Knochens erforderlich sein.

H. Primärer Nahtverschluß

Nachdem die Wunde von sämtlichem Schmutz und geschädigten Gewebe gesäubert wurde, können wir sie durch Hautnähte verschließen. Muskulatur, Faszien- und Subkutangewebe nähen wir nicht (nach BÖHLER). Wir legen außerdem ein kleines Drain für 24 Stunden in die Wunde und leiten es am tiefsten Punkt heraus.

Die primäre Naht darf auf keinen Fall erzwungen werden.

Sie **kann** vielmehr **nur** unter **bestimmten Bedingungen** ausgeführt werden:

1. Wenn die Ausschneidung innerhalb der ersten 6—8-Stundengrenze vorgenommen wurde. Bei älteren Wunden kann diese zwar ausgeschnitten, darf aber nicht vernäht werden.
2. Wenn man annehmen kann, daß keine anaeroben Bakterien in der Wunde zurückgeblieben sind. Eine durch Straßen- oder landwirtschaftlichen Unfall zustandegekommene Fraktur darf zwar ausgeschnitten, aber nicht vernäht werden.
3. Wenn man annehmen kann, daß keine hochvirulenten Keime in der Wunde zurückgeblieben sind.

Sind diese **3 Bedingungen** erfüllt, so wird nur die Haut genäht. Entsteht durch die Vernähung eine größere Spannung der Haut, so müssen wir **Entlastungsschnitte** legen, damit die Bruchstelle auf jeden Fall geschlossen wird. Die sekundären Defekte können dann mit Riverdin- oder THIERschen Läppchen gedeckt werden.

I. Reposition der Fraktur

Durch die Wundausschneidung ist es möglich, die Dislokation der Fragmente exakt unter Sicht des Auges zu beurteilen. Wir sind dadurch in der Lage, die Fragmente aufeinanderzustellen und unter andauerndem Zug die Wundnaht zu beendigen.

Fremdkörper (Draht, LANEsche Platten, Schrauben) dürfen zur Festlegung der Fraktur bei komplizierten Brüchen nicht versenkt werden, da sie

1. **die Sekundärinfektion begünstigen und**
2. **die normale Bruchheilung stören.**

Nachdem die Reposition gelungen ist, wird ein Gipsverband angelegt, und um die Wunde ein Fenster ausgeschnitten.

K. Behandlung offener Gelenkverletzungen und Gelenkfrakturen

Offene Gelenkverletzungen werden nach denselben Prinzipien wie offene Frakturen behandelt. Die Wunde und die tieferen Schichten derselben sowie die Gelenkkapsel werden exakt ausgeschnitten und nur die Haut darüber vernäht, während die Gelenkkapsel nach den Vorschriften von BÖHLER nicht vernäht werden soll. Die Mehrzahl der Chirurgen glaubt jedoch, auch die Kapsel nähen zu müssen.

BÖHLER folgert mit Recht, daß **die Wunde** der einzige Unterschied zwischen der offenen und geschlossenen Gelenkverletzung ist. Ebenso wie bei den geschlossenen Verletzungen die Gelenkkapsel und Bänder wieder gut verheilen, genau so verheilt auch bei offenen Verletzungen diese nach Hautverschluß. Indem wir so vorgehen, konnten wir gute Ergebnisse erzielen, zumal wir noch zusätzlich Penicillin intraartikulär geben.

Die absolute Ruhigstellung nach der Wundversorgung ist bei Gelenkverletzungen oder Gelenkfrakturen von größter Wichtigkeit.

XXI. Die operative Frakturbehandlung

Die operative Frakturbehandlung ist heute noch ein Gebiet, in der die Ansichten der Chirurgen noch große Gegensätze aufweisen. Es wird die Berechtigung zur operativen Behandlung einiger Frakturformen nicht mehr geleugnet, allerdings ist die **Indikationsbreite** ein viel umstrittenes Gebiet.

Schon 1902 hat FRITZ KÖNIG im Anschluß an einen Vortrag von VÖLCKER sowie A. LANE auf dem Chirurgen-Kongreß die Forderung aufgestellt, daß man das Anwendungsgebiet für die blutige Behandlung der Knochenbrüche klar abgrenzen müßte. Auch in anderen Ländern (Frankreich, Rußland, Belgien, Amerika) hat sich die blutige Behandlung der Knochenbrüche mit einer strengen Indikationsstellung durchgesetzt. Trotzdem wurde immer wieder über schlechte Ergebnisse der operativen Frakturbehandlung berichtet, so daß viele Chirurgen, zum Teil mit Recht, besonders vor dem Festhalten der Fragmente mittels metallischer Fremdkörper warnten.

Wir müssen von vornherein eine Unterscheidung treffen, und zwar zwischen der Behandlung:

1. Frischer Frakturen,
2. veralteter Frakturen und Pseudarthrosen.

1. Die blutige Behandlung frischer Frakturen

A. Die Indikation

hierfür wird in denjenigen Fällen gestellt, wo wir mit konservativen Methoden aller Voraussicht nach nicht zum Ziele kommen. So kann z. B. eine **Interposition von Weichteilen** eine Indikation zur blutigen Stellung geben.

Eine weitere Anzeigestellung wird dann eintreten, wenn **abgebrochene Gelenkteile** zu Funktionsstörungen des betreffenden Gelenkes führen. Der **quere Bruch der Kniescheibe mit Zerreißung des Streckapparates** ist eine unbedingte Indikation zur blutigen Behandlung, ebenso wie die quere **Olecranonfraktur mit Zerreißung des Streckapparates.**

Gelegentlich wird man zur Operation bei T, Y-förmigen Frakturen der Kondylen des Oberarmes und Oberschenkels schreiten müssen, wenn es konservativ nicht gelingt, diese zu stellen. Auch **Schlüsselbeinfrakturen,** die zu **Plexusschädigungen** führen oder die Haut durchspießen, müssen operativ gestellt werden.

B. Die Gefahren der blutigen Osteosynthese

sind nicht gering. An erster Stelle steht die **Infektion,** auf deren Konto nicht nur Mißerfolge, sondern auch Todesfälle zu buchen sind. Wir haben hier nicht nur mit der gewöhnlichen Infektion, wie bei anderen aseptischen Operationen zu rechnen, sondern die von außen hereingekommenen Bakterien treffen in den durch die Fraktur verursachten Bluterguß, sowie in der Muskelquetschung einen günstigen Nährboden. Begünstigt wird diese weiterhin durch das **Fremdmaterial** (Draht, LANEsche Platte, Schrauben usw.) sowie durch die Zirkulationsstörungen, die nach jeder Fraktur auftreten. Die Infektion bedeutet für die Bruchheilung eine schwere Schädigung, so daß nicht selten eine Pseudarthrose als Enderfolg resultiert. Häufig kommt es zu langdauernden Fistelungen, indem der Organismus versucht, den Fremdkörper abzustoßen.

Die Infektionsgefahr hat das Anwendungsgebiet der blutigen Frakturbehandlung sehr eingeengt.

Nach einem Bericht von DAHL-IVERSEN kam es bei 274 operativ behandelten Knochenbrüchen bis zu 28% — bei komplizierter Frakturen in 50% zu einer Ostitis oder Osteo-

myelitis. Pseudarthrose trat in 3—4% ein. KATZENSTEIN sah unter 109 operierten Frakturen nur zweimal eine Infektion. Während des ersten Weltkrieges hat das englische Oberkommando auf Grund der schlechten Erfahrungen und hoher Sterblichkeit die Knochennaht vollkommen verworfen.

Heute hat die operative Knochenbruchbehandlung bei strengster Indikation und peinlichster Asepsis ihre Berechtigung bewiesen.

C. Welche Möglichkeiten stehen uns nach der Reposition zur Fixation der eingerichteten Fragmente zur Verfügung?

a) Knochennaht

Die **Verzahnung** der Fragmente allein genügt in vielen Fällen nicht. Meist wird man die **Knochennaht** hinzufügen müssen. LISTER hat sie als erster 1877 bei einer Patellarfraktur ausgeführt. Zunächst wurde hauptsächlich mit Silberdraht genäht, später wurde auch Seide und Catgut verwendet. Heute

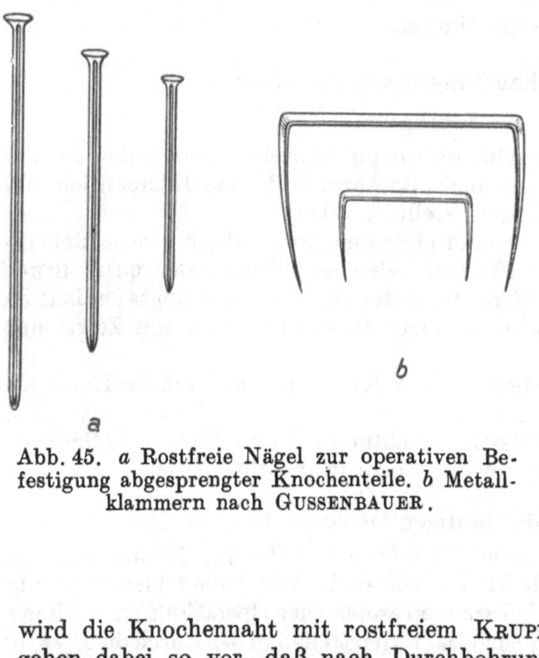

Abb. 45. *a* Rostfreie Nägel zur operativen Befestigung abgesprengter Knochenteile. *b* Metallklammern nach GUSSENBAUER.

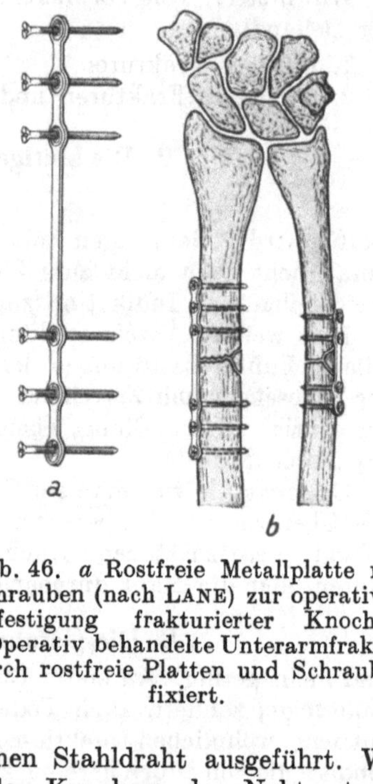

Abb. 46. *a* Rostfreie Metallplatte mit Schrauben (nach LANE) zur operativen Befestigung frakturierter Knochen. *b* Operativ behandelte Unterarmfraktur durch rostfreie Platten und Schrauben fixiert.

wird die Knochennaht mit rostfreiem KRUPPschen Stahldraht ausgeführt. Wir gehen dabei so vor, daß nach Durchbohrung des Knochens das Nahtmaterial durchgezogen wird oder beide Knochenenden werden einfach mit Draht umschlungen (CERCLAGE). Bei einer Absprengungsfraktur mit Verlagerung des abgesprengten Stückes verwendet man Nägel, Schrauben oder Metallklammern zur Befestigung. Sie sind auch aus rostfreiem Stahl hergestellt.

b) LANE-Methode

Die LANE-Methode fand fast nur bei Schaftfrakturen Anwendung. Es handelt sich hierbei um die Befestigung der Fragmente mittels Platten und Schrauben.

Hierbei wird die Platte über den Bruchspalt gelegt und mit Schrauben befestigt. Die Stahlplatten werden erst nach Abschieben des Periostes auf den

Knochen gelegt, womit man eine periostale Umhüllung der Frakturstelle erreicht. Trotz zahlreicher Empfehlungen hat sich diese Methode in Deutschland nicht besonders verbreitet. Man scheut vor der Größe des Fremdkörpers, der nicht einmal eine absolute Ruhigstellung gewährt.

c) Fixation nach LAMBOTTE

Die Fixation nach LAMBOTTE wird heute auch nicht mehr verwendet. Es handelt sich hierbei um eine Verschraubung der Knochen mit einer äußeren Schienung. Es werden vier lange Schrauben in offener Wunde in die Knochen gebohrt, so daß

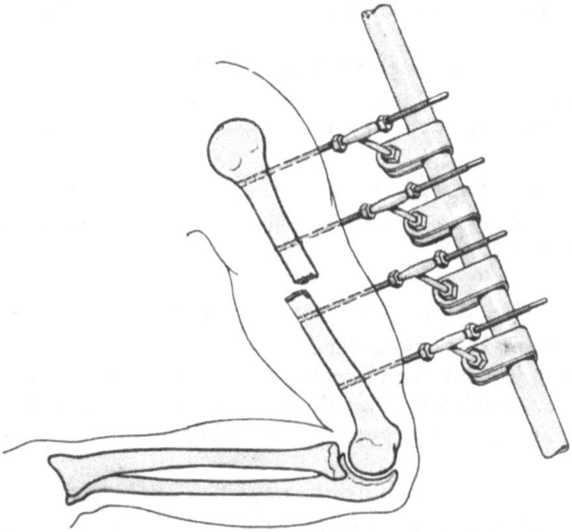

Abb. 47. Oberarmfraktur ruhiggestellt mit dem Fixateur nach LAMBOTTE.

in jedes Fragment zwei Schrauben befestigt werden. Diese ragen nach Verschluß der Wunde aus derselben hinaus, und sämtliche Schrauben werden dann auf einer Außenschiene befestigt.

Alle diese **Verfahren mit Fremdkörpern** haben den Nachteil

1. der Infektion,
2. üben sie einen schädlichen Einfluß auf die knöcherne Konsolidation aus.

Die **Schenkelhalsnagelung** nimmt eine besondere Stellung in der operativen Behandlung ein und sie wird im speziellen Teil ausführlich behandelt.

2. Die Behandlung der Pseudarthrosen

A. Allgemeines

In der Behandlung von Pseudarthrosen ist eine ganze Reihe teils unblutiger, teils blutiger Verfahren angewandt worden. Diese Vielzahl der Methoden läßt darauf schließen, daß **Mißerfolge** bei allen Methoden zu beobachten waren. Zum Teil sind diese Mißerfolge darauf zurückzuführen, daß die pathologisch-physiologischen Gesetze mißachtet wurden und das Pseudarthrosenproblem von rein mechanisch technischem Standpunkt behandelt wurde.

Das Pseudarthrosenproblem ist nicht nur mechanisch-technisches, sondern auch ein biologisches Problem.

Bevor wir zur Pseudarthrosenoperation schreiten, müssen wir alle **Ursachen** beseitigen, die eine Verzögerung der Kallusbildung herbeiführen. So kann z. B. durch die Resektion der sperrenden Fibula beim Ausbleiben der Kallusbildung an der Tibia die Konsolidation der Fraktur doch noch eintreten. Als weitere Ursachen der Pseudarthrosen wären Fremdkörper (LANE-Platten, Schrauben, Drähte), Sequester, mangelnde Ruhigstellung, Zwischenlagerung von Weichteilen zu erwähnen.

B. Spezielles

Von den operativen Verfahren wären folgende zu erwähnen:

a) Die BECKsche Bohrung

Mit einem Hand- oder elektrischen Bohrer werden zahlreiche Löcher gebohrt, so daß beide Markhöhlen in der Frakturstelle eröffnet werden.

b) Die Aufsplitterung nach KIRSCHNER

Hier wird nach Freilegung der Bruchenden durch zahlreiche Meißelschläge die Markhöhle eröffnet.

c) Die Spongiosaverpflanzung nach MATTI

Nach subperiostaler Freilegung der Pseudarthrose und Resektion der Knochendeckel wird die Spongiosa aus dem Trochanter major entnommen und in die muldenförmig ausgeschälten Höhlen werden die gewonnenen Spongiosamassen als Plombe zwischen die Bruchenden hineingepreßt. Anschließend Ruhigstellung im Gips.

d) Die Knochenspanverpflanzung

Mit der Spanverpflanzung können Defekte überbrückt werden, wobei das Implantat (Span) entweder aus der Tibia, dem Beckenkamm oder aus der Rippe entnommen wird.

Vor dem ersten Weltkriege wurde die Transplantationslehre von OLLIER, A. BARTH, MARCHAND und AXHAUSEN aufgebaut. Während OLLIER glaubte, daß nur der mit Periost verpflanzte Span lebensfähig sei, war ARTHUR BARTH der Vertreter einer anderen Richtung. Seiner Meinung nach resorbiert sich das Transplantat (mit oder ohne Periost) und der neue Knochen bildet sich aus den angefrischten Knochenenden. Nach AXHAUSEN geht die Resorbtion und Apposition von neuen Knochen Hand in Hand. Auch er empfiehlt periostgedeckte Späne zu entnehmen, ebenso wie LEXER, der das Periost und Endost für unentbehrlich für das Einheilen des Transplantates hält.

Die Operation wird folgendermaßen durchgeführt: Zunächst wird die Pseudarthrose freigelegt und die Knochenenden sowie Narben reseziert. Danach wird an beiden Knochenenden ein entsprechendes Lager hergerichtet zur Aufnahme des Knochenspanes, der aus der Tibia entnommen wird. Dieser wird in das vorbereitete Bett eingesetzt und mit Drähten zirkulär umschlungen.

e) Die einfache Resektion der Knochenenden mit oder ohne Knochennaht.

XXII. Die Marknagelung nach Küntscher

1. Allgemeines

Küntscher hat das Prinzip der Schenkelhalsnagelung („stabile Osteosynthese") auch auf die langen Röhrenknochen übertragen. Er hat damit alle Forderungen der Knochenbruchbehandlung in idealer Weise gelöst: möglichst gute Reposition, Retention und frühzeitige funktionelle Behandlung. 1940 hat Küntscher über seine Neuerung auf dem Chirurgenkongreß berichtet.

Die Methode besteht darin, daß man ohne die Bruchstelle freizulegen, von einer vom Bruchspalt entfernten und bestimmten Stelle nach der Reposition des Bruches einen V-förmigen Stahlnagel (**Marknagel**) ins Knochenmark einschlägt, so daß dieser von innen den Knochen fest schient.

Die Osteosynthese ist so fest, daß sofortige Bewegungen in vollem Ausmaße möglich sind ohne zusätzliche Schienung. Der Patient kann schon am 2. oder 3. Tage sein verletztes Glied bewegen und auch bald belasten. Die Nägel sind V-förmig, aus rostfreiem Stahl und füllen die Markhöhle nicht ganz aus. Außerdem sind sie elastisch, so daß sich die Schenkel des V-Querschnittes nähern oder entfernen können. Beim Oberschenkelbruch wird ein gerader Nagel verwendet, der von der Spitze des Trochanter major eingeschlagen wird. Beim Oberarm und Unterschenkel werden leicht gebogene Nägel verwendet, die auch leicht in der Längsrichtung federn. Dadurch ist es möglich, diese von einer seitlichen Öffnung einzuführen. Im allgemeinen entfernt man die Nägel nach einem halben Jahre, nachdem die Fraktur vollkommen fest ausgeheilt ist. Die Methode hat gegenüber der konservativen Behandlung 3 Vorteile:

1. Die Fragmente werden absolut fest geschient,
2. aktive Bewegungen sind sofort möglich und
3. werden Versteifungen der Gelenke vermieden.

Der einmal erreichte gute Stand der Fraktur bleibt bis zum Festwerden beibehalten. Die Zirkulationsschäden, Muskelatrophie und Gelenkversteifungen werden durch die rasch einsetzenden aktiven Bewegungen gebannt.

2. Gefahren der Marknagelung

A. Die Gefahr der Infektion

die alle anderen Operationsverfahren schwer belastet, ist hier bei guter Asepsis und Technik auf ein Mindestmaß herabgesetzt, weil der Bruchspalt nicht eröffnet wird. Die Einführung des Nagels erfolgt durch eine kleine Wunde entfernt von der Bruchstelle.

Wenn auch die Gefahren der Infektion bei der Marknagelung nicht so groß sind wie bei anderen Verfahren, wo der Bruchspalt freigelegt werden muß, so sind doch in der folgenden Zeit zahlreiche Veröffentlichungen erschienen, die einerseits begeistert von der Methode berichteten, andererseits sind aber auch zahlreiche Mißerfolge bekanntgeworden, die zum Teil letal verliefen, so daß man vor einer breiteren Anwendung bald warnte. Trotzdem ein Teil der Mißerfolge auf eine fehlerhafte Technik zurückzuführen war, so ist die Indikation zur Marknagelung wesentlich eingeengt worden.

Es ist nicht so, wie man anfangs glaubte, daß fast alle Brüche genagelt werden sollen, sondern daß man heute nur nageln wird bei geeigneter Indikation.

Außer der geschlossenen Marknagelung, die bei frischen Frakturen Anwendung findet, kennen wir die offene Nagelung, die bei Pseudarthrosen und Osteotomien nach schlecht geheilten Knochenbrüchen zur Anwendung kommt.

Als **geschlossene Marknagelung** bezeichnen wir diejenige, bei der es gelingt, ohne Freilegung des Bruches die Fragmente aufeinander zu stellen und von einer entfernten Stelle zu nageln. **Offen ist** dagegen dann **die Nagelung,** wenn wir die Fragmente freilegen und in offener Wunde nageln.

Die **offene Marknagelung** ist ebenso gefährlich wie jede andere Osteosynthese, die mit Freilegung des Bruchspaltes einhergeht, ja, die Gefahren der Infektion sind bei der offenen Nagelung noch größer, denn es kommt nicht nur zu einer lokalen **Ostitis,** sondern die Entzündung kann sich im ganzen Markraum ausbreiten.

B. Die Fettembolie

Durch das Einschlagen eines Nagels in die Markhöhle werden zahlreiche Gefäße verletzt, und es muß mit der Gefahr der **Fettembolie** gerechnet werden. Man könnte sich theoretisch vorstellen, daß beim Einschlagen eines so mächtigen Nagels die Fettembolie den Patienten stark gefährdet. Tatsächlich tritt die Fettembolie in der Praxis nicht viel häufiger auf als bei anderen Frakturen.

KÜNTSCHER führt dies darauf zurück, daß die Markhöhle durch den Nagel nicht unter Druck gesetzt wird, weil Knochenmark abfließen kann. Außerdem ist ja bekannt, daß die Fettembolie nur dann tödlich verläuft, wenn gleichzeitig der Kreislauf gestört ist. Es darf also erst einige Tage nach dem Unfall genagelt werden, wenn der Kreislauf wieder normal ist, da sonst die Gefahr der Fettembolie den Patienten gefährdet.

C. Wie verhält sich die Marknagelung auf die Kallusbildung?

Man müßte annehmen, daß der Marknagel auf die Kallusbildung schädlich wirkt, insbesondere durch Schädigung des Endostes. Man hat zum Vergleich die schlechten Erfahrungen herangezogen, die man mit der Bolzung und den Metallplatten machte. KÜNTSCHER konnte nachweisen, daß solche Schädigungen nicht eintraten. Im Gegenteil, der Nagel schafft günstige mechanische Bedingungen, so daß alle schädigenden Scher- und Biegungskräfte ausgeschaltet werden, und er läßt für die Kallusbildung nur günstige Druckkräfte zur Wirkung kommen. Auch die Schädigung des Endostes fällt nicht besonders ins Gewicht, denn der Marknagel zerstört ja nicht das ganze Endost, sondern er füllt nur infolge seines U-förmigen Querschnittes einen Teil dessen aus.

Diese für die Kallusbildung günstigen Druckkräfte können sich besonders bei Bewegung und Belastung auswirken, indem sich die Bruchenden gegeneinander stauchen. Diese Bedingungen sind am günstigsten bei der Oberschenkelnagelung, wo der Nagel fest und formschlüssig sitzt.

3. Welche Brüche eignen sich am besten zur Marknagelung?

Am günstigsten eignen sich zur Nagelung Frakturen solcher Knochen, wo der Markhöhlendurchmesser möglichst gleichbleibend ist.

Bei Frakturen solcher Knochen, wo der Markhöhlendurchmesser stärkeren Schwankungen unterliegt, kann eine Nagelung auch vorgenommen werden, jedoch nur dann, wenn die Fraktur an der engsten Stelle der Markhöhle liegt. Ist das nicht der Fall so daß der Nagel locker an der Frakturstelle sitzt, so können sich die Fragmente trotz Nagelung in allen Richtungen verschieben.

A. Oberschenkel

Dieser eignet sich am besten zur Nagelung, weil deren Markhöhle einen ziemlich gleichbleibenden Durchmesser hat. Am günstigsten gestaltet sich die Nagelung bei Frakturen **im mittleren Drittel des Oberschenkels,** d. h. sowohl bei Querbrüchen wie auch Schrägbrüchen, wenn die Fraktur mindestens 8 cm vom Trochanter oder Kniegelenk entfernt ist.

B. Unterschenkel

Hier liegen die Verhältnisse zur Marknagelung schon ungünstiger als beim Oberschenkel, weil

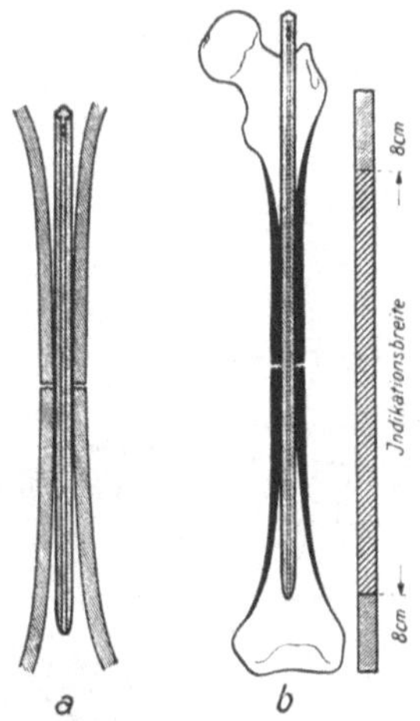

Abb. 48. Günstige mechanische Verhältnisse bei Oberschenkelnagelung: In dem weitgehend gleichbleibendem Markhöhlendurchschnitt findet der Nagel genügenden Halt und fixiert den Knochen absolut fest.
a Nagelung bei Oberschenkelfraktur.
b Nagelung bei einer Oberschenkelfraktur mit Angabe der „Indikationsbreite" (*a*).

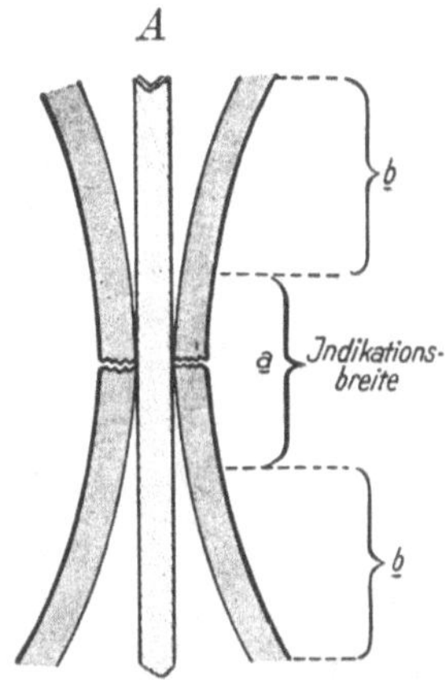

Abb. 49. Markhöhlenverhältnisse bei Unterschenkelnagelung. Aus der stark übertriebenen schematischen Zeichnung ist ersichtlich, daß die Bedingungen zur Nagelung wesentlich schlechtere sind, als bei Oberschenkelbrüchen. Der Marknagel findet infolge der sich stark verjüngenden Markhöhle nur wenig Halt, und zwar nur in der Mitte des Unterschenkels. Die „Indikationsbreite" (*a*) ist also sehr klein. Bei Frakturen im Bereich außerhalb der Indikationsbreite (*a*), d. h. in der mit „*b*" bezeichneten Zone, darf nicht genagelt werden.

1. die Markhöhle wesentliche Unterschiede in ihrem Durchmesser zeigt. Sie ist in der Mitte taillenförmig verjüngt, während sie beim Oberschenkel ziemlich gleichbleibend ist;
2. der Nagel beim Unterschenkel gebogen sein muß, während er beim Oberschenkel gerade ist. Außerdem muß er biegsamer sein, weil er von einem seitlichen Loch eingeführt wird. Damit ist die Gefahr der Achsenknickung nicht ganz behoben.

Am besten eignen sich deshalb zur Nagelung nur Brüche im **mittleren Drittel.** Die Fraktur muß mindestens 10 cm vom oberen und unteren Ende der Tibia entfernt sein. Nicht nur Querfrakturen, sondern auch Schräg- und Spiralbrüche eignen sich noch zur Nagelung.

C. Oberarm

Am besten eignen sich zur Nagelung Querbrüche im mittleren Drittel. Aber auch Dreh- und Querfrakturen im oberen und unteren Drittel lassen sich gut nageln, da der Nagel genügend Halt in der Spongiosa des Oberarms findet. Die Indikation wird also beim Oberarm sehr weit gestellt.

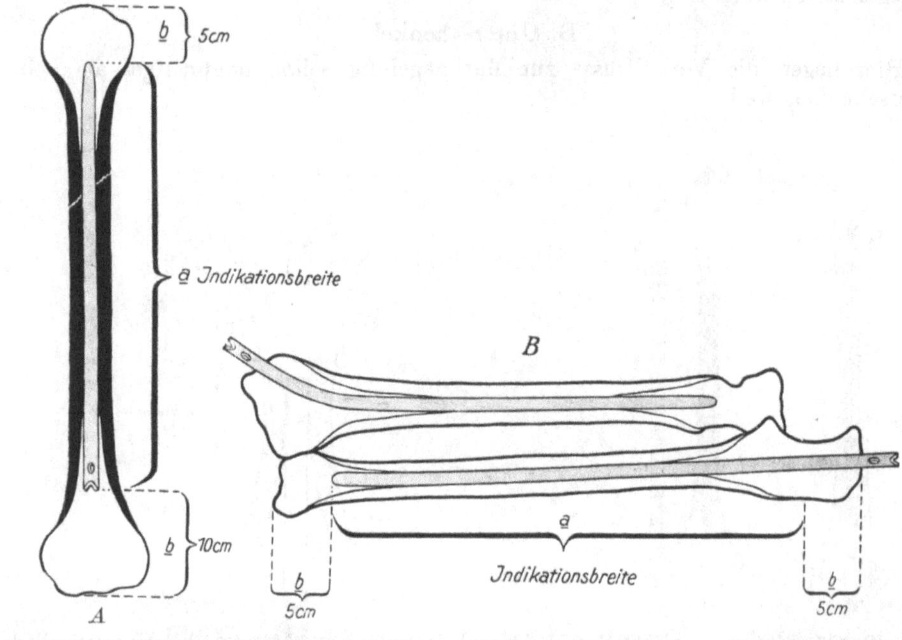

Abb. 50. Markhöhlenverhältnisse bei Ober- und Unterarmnagelungen. *A* Oberarmfrakturen haben infolge des gleichbleibenden Markhöhlendurchschnittes eine große „Indikationsbreite". Sie sind im allgemeinen für die KÜNTSCHER-Nagelung sehr geeignet. *B* große „Indikationsbreite" bei Unterarmfrakturen.

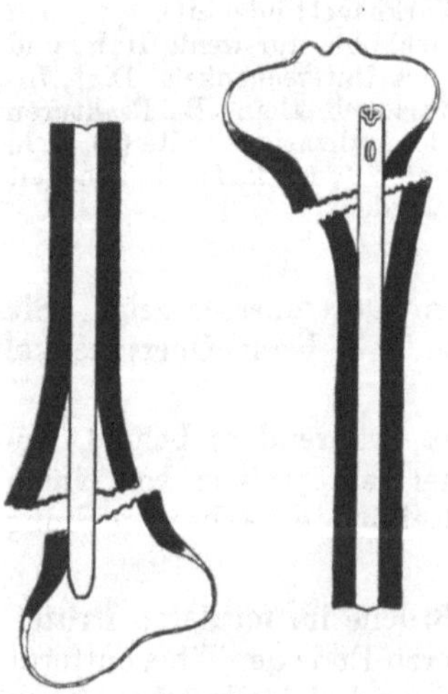

Abb. 51.

D. Unterarm

Auch hier kann die Indikation sehr weit gestellt werden. Es eignen sich alle Brüche zur Nagelung, deren kurzes Fragment noch über eine Markhöhle verfügt, so daß der Nagel sich in ihr festklemmen kann. Die Fraktur muß also mindestens 5 cm vom Gelenkende entfernt sein. Am häufigsten wird man bei Querfrakturen im mittleren Drittel des Unterarms von der Nagelung Gebrauch machen, da diese bekanntlich am meisten zu Pseudarthrosen neigen.

Abb. 51. Bei Frakturen außerhalb der „Indikationsbreite", z. B. am oberen oder unteren Tibiaende, bietet der Nagel keinen genügenden Halt für die Fraktur. Diese Frakturen sind für die Nagelung ungeeignet, da sie die Fragmente nicht „stabil" zu verbinden mögen.

Zusammengefaßt sind also für eine Nagelung dann günstige Bedingungen vorhanden, wenn

1. die Markhöhle einen möglichst gleichbleibenden Durchmesser hat (Oberarm, Oberschenkel), weil der Nagel an der Innenfläche der Kompakta möglichst in weitem Umfang festklemmen muß;
2. beide Fragmente ausreichend lang sind;
3. es sich um Querfrakturen handelt.

Findet der Nagel nicht den genügenden Halt, so wird er nur als Bolzen wirken, d. h., er verhindert nur die Achsenknickung, während eine Verschiebung adperipheriam möglich ist.

4. Instrumentarium

A. Marknägel nach Küntscher

Der **Marknagel** muß eine große Festigkeit und Querschnittselastizität besitzen. Am besten eignet sich dazu **V 2 A-Stahl.** Für den Oberschenkel sind die Nägel im Querschnitt V-förmig und 30—54 cm lang, bei einem Durchmesser von 6—10 mm. Für das Schienbein kommen Doppelnägel und Drehspreiznägel in Betracht. Länge: 24—39 cm. Der Doppelnagel besteht aus 2 Nägeln und besitzt eine schiefe Ebene: „Doppelnagel mit schiefer Ebene". Er findet überall dort Verwendung, wo der Bruch distal der engsten Stelle der Markhöhle sitzt. Der Spreiznagel besteht ebenfalls aus 2 Nägeln, d. h. aus einem **Außennagel** mit schiefer Ebene, und einem **Innennagel,** der nach Einschlagen um 180° gedreht wird. Am Oberarm verwendet man gewöhnlich Unterschenkelnägel, nur von kürzerer Länge (15—27 cm). Am Unterarm finden gerade V-förmige Nägel Anwendung bei einer Länge von 10—24 cm, die je nach Bedarf gebogen werden.

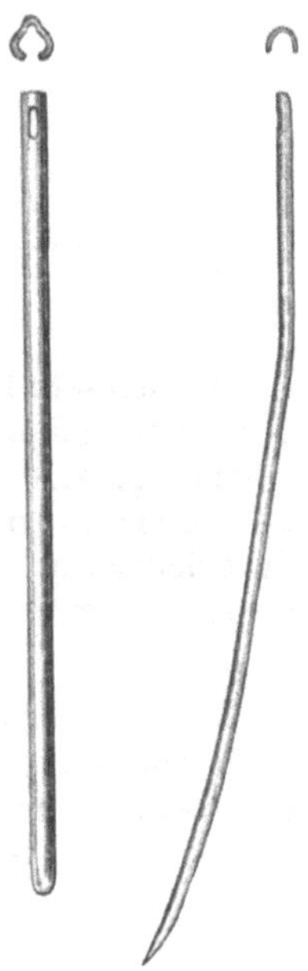

Abb. 52. Marknägel nach Küntscher.

B. Weitere notwendige Instrumente

Außer den Marknägeln benötigen wir zur Nagelung: Führungsspieße, 1 Pfriem, 1 Hammer, 1 Ausschlaghammer, Ausziehhaken, 1 Röntgenapparat mit Kryptoskop, Repositionsgeräte (nach Linsmayer, Böhler, Wittmoser, Maatz).

5. Zeitpunkt der Nagelung

Am leichtesten gelingt bekanntlich die Reposition in den ersten Stunden nach dem Unfall. Die Nagelung gelingt dann auch ohne Schwierigkeiten.

Es darf auf keinen Fall im Schock genagelt werden!

Die Marknagelung ist keine Notoperation! Wir können 8—10 Tage warten. Um einer Verkürzung der Muskulatur entgegenzutreten, können wir eine Drahtextension anlegen.

6. Betäubung

Für das Bein (Oberschenkel, Unterschenkel) eignet sich gut die Lumbalanästhesie. Am Arm ist die Plexusbetäubung das schonendste Verfahren. Eine Allgemeinnarkose ist wegen der Dauer der Operation nicht geeignet.

7. Lagerung und Reposition

Eine gute Lagerung des Patienten mit wirksamer Extension ist Vorbedingung zum Gelingen der Reposition. Nachdem die Verkürzung durch genügende Extension ausgeglichen ist, kann die Verschiebung ad latus am einfachsten mit 2 Zügeln, die in entgegengesetzter Richtung wirken, beseitigt werden. Fehlt ein Repositionsgerät, so können Flaschenzüge den Zweck erfüllen. Es ist vorteilhaft, wenn man die exakte Reposition erst dann vornimmt, wenn der Nagel schon im proximalen Fragment eingeschlagen ist. Der obere Teil des Nagels leistet dann als Handgriff und Hilfsmittel zur Reposition gute Dienste.

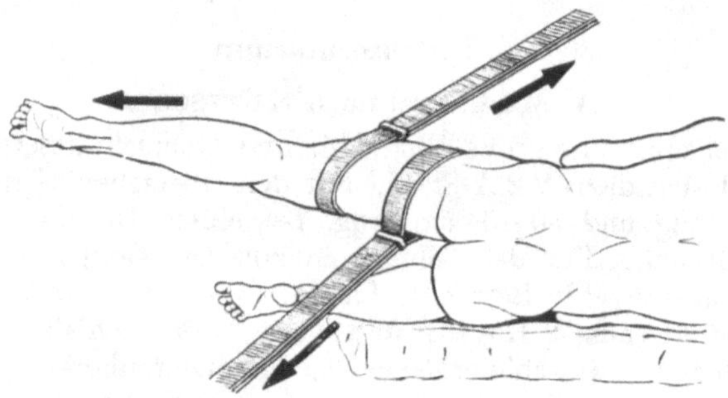

Abb. 53. Lagerung, Extension und Reposition bei Oberschenkelnagelung.

8. Durchleuchtung

Bei den sehr häufigen Durchleuchtungen während der Nagelung ist es notwendig, besondere **Schutzmaßnahmen** zu treffen, damit Operateur und Verletzter nicht geschädigt werden. Die einzelnen Durchleuchtungen dürfen deshalb nicht länger als 1 Sekunde dauern. Der Operateur darf nur in Bleihandschuhen und Bleischürze durchleuchten. Die Röntgenröhre darf nicht zu nahe an den Patienten herangebracht werden.

9. Wie stark soll der Nagel sein?

Der Nagel darf weder zu dick noch zu dünn sein. Wir müssen an Hand von Röntgenaufnahmen die Weite des Markraumes an der engsten Stelle genau bestimmen. Wenn der Fokusabstand 75—80 cm beträgt, so müssen wir von der abgemessenen Weite der engsten Stelle des Markraumes 1—2 mm abziehen, da das Röntgenbild eine Vergrößerung ergibt. Die Länge des Nagels spielt eine untergeordnete Rolle. Er muß nur genügend fest auch das distale Fragment fassen.

10. Die Nagelung

Nach gelungener Reposition wird durch einen kleinen Schnitt (etwa 3 cm lang) an der Einführungsstelle des Nagels zunächst der Führungsspieß eingebohrt und bis in das distale Fragment vorgetrieben. Man kann sich vorher noch mit dem Pfriem ein kleines Loch im Knochen vorbohren. Hat der Führungsspieß auch das periphere Fragment erreicht, so wird der Nagel auf diesen Spieß, der als Leitung für den Nagel dient, mit kräftigen Schlägen in die Markhöhle vorgetrieben. Wenn der Marknagel das periphere Fragment erreicht hat, so wird der Führungsspieß herausgezogen und der Nagel vollständig eingeschlagen. Bei der Oberschenkelnagelung wird der Nagel von der Trochanterspitze, bei Unterschenkelnagelung von der Tuberositas tibiae, am Oberarm vom oberen und unteren Ende des Humerus, an der

Ulna, vom Olecranon und am Radius vom unteren Speichenende eingeführt. Am Unterschenkel wird der innere und äußere Nagel (Doppelnagel) gleichzeitig eingeschlagen.

11. Nachbehandlung

Ist die Nagelung gelungen, so kann der Patient bald mit Bewegungen anfangen, d. h. wenn der Bluterguß und die starke Schwellung zurückgegangen sind. Nach 14 Tagen wird der Patient oft schon aufstehen können. Der behandelnde Arzt muß aber auch dann noch auf eventuelle Komplikationen achten, wie z. B. sekundäre Verschiebungen, Nagellockerungen und ähnliche Komplikationen. Wirkt der Nagel nur als Bolzen, d. h., wenn sekundäre Verschiebungen nach der Nagelung noch möglich sind, so muß anschließend noch ein Gipsverband angelegt werden.

12. Nagelung bei komplizierten (offenen) Frakturen

Bei der offenen Fraktur ist die Gefahr der Infektion größer als bei der geschlossenen, denn die Infektion kann durch die Nagelung auf das Knochenmark übergreifen und zu schwersten Markphlegmonen führen, die durch den großen Fremdkörper noch begünstigt werden. Nicht selten wird dann das Gelenk mit ergriffen werden und eine Amputation die Folge sein. Ist das nicht der Fall, so kann es an den Knochenenden zu Kronensequester kommen mit langdauernder Fistelung.

Demgegenüber betonen die Verfechter der Marknagelung (KÜNTSCHER, A. W. FISCHER, MAATZ), daß die Marknagelung *auch bei offenen Frakturen* ohne größere Gefahren möglich ist. Im Gegenteil, die absolute Ruhigstellung durch den Marknagel ist von größtem Nutzen für die primäre Heilung. Selbst wenn eine Entzündung auftritt, ist auch dann die Ruhigstellung sehr vorteilhaft.

Die Wunde selbst wird so behandelt wie bei den komplizierten Frakturen, d. h., es wird die primäre Wundausschneidung durchgeführt mit anschließender Naht. Läßt sich die Wunde wegen der Verschmutzung nicht schließen, so wird nur das geschädigte Gewebe entfernt, und die Wunde wird offengelassen.

Der Nagel darf bei eingetretener Infektion nicht entfernt werden!

Die Vorteile der absoluten Ruhigstellung sind so gewaltig, daß sie die Nachteile des Fremdkörpers übertreffen.

13. Nagelung bei verzögerter Kallusbildung und Pseudarthrosen

Die Ursachen der verzögerten Kallusbildung sind in den meisten Fällen in **statisch-mechanisch schädlich wirkenden Kräften** zu suchen. Schub-, Dreh-, Scher- und Biegungskräfte wirken kallushemmend. Durch die Marknagelung kann man alle diese schädlichen Kräfte ausschalten und die günstigen Druckkräfte zur Geltung bringen. Es ist deshalb auch nicht erforderlich, daß die Fragmente bei verzögerter Kallusbildung angefrischt werden. Es genügt hier das Einschlagen des Marknagels ohne Freilegung der Fraktur. Dagegen werden wir bei ausgebildeter Pseudarthrose mit der einfachen und geschlossenen Nagelung nicht zum Ziele kommen. Hier muß die Pseudarthrose freigelegt und die Bruchenden reseziert werden.

14. Nagelung aus anderen Indikationen

A. Nagelung nach schlecht geheilten Knochenbrüchen

Die Nagelung wird heute bei schlecht verheilten Knochenbrüchen allen anderen Methoden vorgezogen. Weder die LANEschen Platten und Schrauben noch der Fixateur von LAMBOTTE noch die Spanverpflanzung mit Drahtfixation sind in der Lage, den starkwirkenden Muskelkräften entgegenzuwirken. Außerdem sind es komplizierte Verfahren mit großer Infektionsgefahr, und bedingen somit eine Verzögerung der Kallusbildung. Demgegenüber ist die Nagelung das einfachere Verfahren, und bewirkt eine gute Stabilität und Ruhigstellung. Auch die Infektionsgefahr ist geringer als bei allen anderen Verfahren.

B. Nagelung bei sonstiger Indikation

Die Nagelung wird auch aus anderen Gründen nach Osteotomien vorgenommen, so z. B.

1. nach Resektion von Knochentumoren,
2. nach Verlängerungs- oder Verkürzungsosteotomien,
3. nach Osteotomien bei angeborenen Knochenfehldeformitäten,
4. nach Spontanfrakturen,
5. prophylaktisch zur Verhütung einer Spontanfraktur.

XXIII. Sulfonamide und Penicillin in der Knochenbruchbehandlung

A. Allgemeines

Die Einführung der **Sulfonamide** und des **Penicillins** zur Prophylaxe und Behandlung komplizierter Frakturen, Gelenkverletzungen und Schußfrakturen bedeutet einen wesentlichen Fortschritt.

Es muß aber gleich vorweg betont werden:

das chirurgische Vorgehen bei komplizierten Frakturen, besonders in der Wundbehandlung, ist durch die Einführung der Sulfonamide und Penicilline in keiner Weise beeinflußt worden.

Die **chemische Prophylaxe** mit diesen Präparaten hat die **mechanische Wundreinigung** bisher nicht ersetzen können. Die Erwartungen, die man zunächst in diese Präparate setzte, und zwar, daß das chirurgische Vorgehen entbehrlich sein wird, haben sich nicht erfüllt. Diese Tatsache wurde durch die Erfahrungen des letzten Krieges bestätigt.

Vielmehr sind diese Präparate als wertvolle Unterstützung in der Vorbeuge und Bekämpfung der Wundinfektion zu werten.

B. Spezielles

1. Penicillinprophylaxe bei komplizierten (offenen) Frakturen und Knochenoperationen

Entsprechend den guten Erfahrungen, die man bei komplizierten (offenen) Frakturen und Schußbrüchen während des 2. Weltkrieges machte, wurde die örtliche und allgemeine Penicillinprophylaxe auch bei Friedensverletzungen angewandt. Auch hier hat sich gezeigt, daß die alleinige Penicillinprophylaxe ohne chirurgische Maßnahme wesentlich schlechtere Ergebnisse aufwies, als die chirurgische Versorgung ohne Penicillin. Dafür wurde von allen übereinstimmend berichtet, daß bei komplizierten Frakturen nach exakter chirurgischer Versorgung (Wundausschneidung), Entfernung allen verschmutzten Gewebes, Knochenreinigung, eventuell Hautnaht) die Penicillinprophylaxe bessere Ergebnisse aufwies, als wenn nur chirurgisch vorgegangen wurde. Gerade bei schweren Verletzungen, wo immer einmal totes Material, Blutergüsse zurückbleiben, kann die sekundäre Infektion mit Penicillin erfolgreich bekämpft werden. Besonders BRUNNER hat darauf hingewiesen, daß durch die Penicillinbehandlung nach frischen komplizierten Frakturen die sekundären Korrekturen an Knochen, Sehnen dadurch viel eher möglich werden, als bislang.

Die ersten größeren Erfahrungen bezüglich der Anwendung des Penicillins wurden während des letzten Krieges in Nordwest-Europa und am Mittelmeerschauplatz gemacht. Es war auffällig, daß Weichteilverletzungen, komplizierte Frakturen, offene Gelenkverletzungen und komplizierte Schädelbrüche nach der ersten Wundversorgung sowie mit örtlicher wie auch parenteraler Penicillinbehandlung in sehr gutem Zustand im rückwärtigen Lazarett ankamen. Fast die Hälfte der Verletzten war völlig frei von Infektionen und bei einem großen Teil konnte sogar noch die aufgeschobenen Primärnaht durchgeführt werden.

Besonders wertvoll erwies sich die Penicillinprophylaxe vor und sofort im Anschluß an Knochenoperationen wie Osteotomien, Pseudarthrosenoperationen und der Marknagelung. Durch diese Prophylaxe wurde es sogar möglich, solche Operationen (besonders die KÜNTSCHER-Nagelung bei offenen Frakturen) in einem **latent infizierten Gebiet** durchzuführen, was vor der Penicillinaera als Kunstfehler betrachtet worden wäre. Diese Penicillinprophylaxe hat auch bei allen übrigen Operationen am Knochen bessere primäre Heilungsergebnisse aufzuweisen als ohne diese.

2. Empfindlichkeit des Erregers

Der Erfolg hängt wesentlich von der **Art des Erregers ab.** Die besten Ergebnisse sind bei Vorhandensein grampositiver Erreger hauptsächlich **Staphylokokken** zu erwarten. Pyozyaneus- und Proteusbakterien reagieren kaum auf Penicillin, ebensowenig wie Colibakterien, im Gegenteil, diese Produkte hemmen das Penicillin in seiner Wirkung, und sie müssen, wenn sie vorhanden sind, durch Parachlorphenol in isotonischer Kochsalzlösung 1:400 vernichtet werden. Auch bei Vorhandensein von **Streptokokken** ist das Penicillin wirksam, obwohl sich die **neuartigen Sulfonamide** hier besser bewährt haben.

Kommt es zur **Infektion** einer verschlossenen Wunde bei einem komplizierten Knochenbruch, so darf auch unter Penicillinschutz mit der Öffnung derselben durch Entfernung der Fäden nicht gezögert werden. Grundfalsch wäre es, die Bekämpfung der Infektion dem Penicillin allein zu überlassen.

3. Allgemeine und örtliche Anwendung

In der Behandlung komplizierter Knochenbrüche verwenden wir das Penicillin sowohl zur Allgemein- wie auch örtlichen Behandlung.

Allgemeinbehandlung. (Nähere Einzelheiten der Allgemeinbehandlung werden in der allgemeinen Chirurgie dargestellt.)

Das Penicillin ist in der gelieferten Trockenampulle mit steriler physiologischer Kochsalzlösung, Aqua destillata oder 5%iger Traubenzuckerlösung zu lösen. Die 500000-O.E.-Ampullen werden mit 20 ccm Flüssigkeit gelöst. Die 20000- und 100000-Ampullen mit 10 ccm. Beim Lösen des Pinicillins ist darauf zu achten, daß zwei Nadeln durch den Gummipfropf gestochen werden, eine Nadel dient zum Abziehen des Penicillins, die zweite zum Druckausgleich. Die Nadeln sind sofort wieder nach Gebrauch zu entfernen. Das gelöste Penicillin muß im Eisschrank gehalten werden und darf nur 48 Stunden für parenterale Injektionen verwendet werden. Das Auflösen und die Injektion des Penicillins muß mit der Glasspritze erfolgen, die trocken sterilisiert und in Glasschalen trocken nur für diesen Zweck aufbewahrt wird. Eine Desinfektion der Haut soll vermieden werden. Die intramuskulären Penicillininjektionen erfolgen in den Oberschenkel. Dazu wird der Oberschenkel auf eine Schiene festgewickelt und die Nadel bleibt nach der ersten Injektion für 24 Stunden liegen. Bei der zweiten Injektion wird dementsprechend die Spritze nur auf die liegende Nadel angesetzt. Nach 24 Stunden wird die Injektionsstelle gewechselt. Die Nadel selbst wird durch einen sterilen Tupfer und einen Drahtkorb geschützt. Bei der intravenösen Dauertropfinfusion wird ein Glasirrigator verwendet (auch leere Tutofusin, Periston oder Homoseranampullen eignen sich dazu). Die Tropfenfolge: 40 je Minute, so daß in 8 Stunden ein Liter Flüssigkeit einfließt. Die Dosierung des Penicillins ist auf Grund der Penicillinempfindlichkeit der Erreger zu errechnen, deshalb muß vor jeder Penicillinanwendung der Erreger bestimmt und seine Empfindlichkeit geprüft werden. Bei der prophylaktischen Anwendung ist das natürlich nicht möglich und wir müssen möglichst hoch dosieren, um einen genügenden hohen Spiegel im Blut zu erzeugen.

Ungefähre Dosierung: **Empfindlichkeit des Erregers**			
	0,008—0,03,	3stündlich	20000 I.E.
	0,06 —0,10,	3stündlich	40000 I.E.
	0,12 —0,5,	2stündlich	100000 I.E.

Während der Penicillinanwendung erhält der Patient Trockenkost, um die Ausschwemmung des Penicillins mit dem Urin einzuschränken. Alle 3 Tage werden die Leukozythenzahlen und die Blutsenkung kontrolliert. Das Ansteigen der Leukozythenzahl wird uns auf einen Eiterprozeß einen Hinweis geben. Nach Abklingen des Fiebers wird der Patient mit halber Dosierung noch 4—6 Tage weiterbehandelt, da sonst noch ein Rezidiv auftreten kann. Die täglich verabreichten Mengen müssen auf der Fieberkurve aufgezeichnet werden.

Mit der allgemeinen Penicillinbehandlung übt man auch einen günstigen Einfluß auf die eventuell eintretenden Lungenkomplikationen, besonders bei älteren Patienten aus.

4. Lokale Anwendung

Für die lokale Anwendung eignet sich besser das **Kalziumsalz** als das Natriumsalz des Penicillins. Es wird in Pulver oder als Lösung angewandt. Bei der Pulverform kommt sowohl reines Penicillin-Talkumpuder oder Penicillinsulfonamidmischpuder zur Anwendung. Es enthält etwa 1000—5000 O.E./g.

5. Intraartikuläre Injektionen

Neuerdings wird empfohlen, nach frischen Gelenksverletzungen **örtlich**, d. h. **intraarticulär** Penicillin zu verabfolgen. Man geht dabei so vor, daß man nach der üblichen Wundversorgung täglich 20000 I.E. Penicillin in 10 ccm physiologischer Kochsalzlösung ins Gelenk durch Punktion installiert.

6. Sulfonamidanwendung in der Knochenbruchbehandlung

Auch für die Sulfonamidprophylaxe gelten dieselben Grundsätze wie für die Anwendung des Penicillins.

Die alleinige chemische Prophylaxe bei komplizierten Frakturen ohne mechanische Wundreinigung ist nicht statthaft.

Vielmehr werden die Sulfonamide nach Entfernung allen geschädigten, gequetschten und zertrümmerten Gewebes örtlich und parenteral eingegeben.

Welche Präparate sollen verwendet werden?

a) Bei der örtlichen Anwendung wird **Marfanil-Prontalbin** oder M.B.M.-Puder (Marfanil 50%, Badional 25%, Marfanil B 25%) nach Exzision 5—20 g in die Wunde eingestreut. Bei ausgedehnten Frakturen mit großen Weichteilzerreißungen geben wir dann zusätzlich noch Marfanil-Prontalbin innerlich, und zwar per os als erste Dosis 2 g, dann alle 4—6 Stunden 1 g mehrere Tage lang Marfanil = anaerob } wirksam.
Prontalbin = aerob }

b) Noch wirksamer als das Marfanil gegenüber Anaerobier ist das **Marbadal.** Es zeigt außerdem noch eine gute Staphylokokkenwirkung.

c) Um die Aeroben wie auch Anaerobier zugleich zu beeinflussen, kombinieren wir einen aerob mit einem anaerob wirksamen Sulfonamid zusammen.

Aerob wirksame Sulfonamide	**Anaerob wirksame Sulfonamide**
Prontalbin	Marfanil
Eleudron	Marbadal
Debenal	
Debenal M	

Die wirksamste Kombination stellt heute das **Supronal** dar, das eine Kombination von Debenal M und Marbadal (De-Ma) darstellt. Wir werden es bei allen gröberen Verletzungen, besonders komplizierten Frakturen und offenen Gelenkverletzungen anwenden.

Dosierung:	
	1. Tag 10 g
	2. ,, 8 ,,
	3. ,, 8 ,,
	4. ,, 6 ,,
	5. ,, 6 ,,

Länger als 4—5 Tage sollen Sulfonamide nicht gegeben werden. Sie müssen auch des Nachts genommen werden. Am besten ist, wenn sie alle 4 Stunden eingenommen werden, um einen wirksamen Sulfonamidspiegel im Blut aufrechtzuerhalten. Ebenso wie das Penicillin können die Sulfonamide auch **intraartikulär nach Gelenkverletzungen** direkt nach der Wundversorgung installiert werden.

Für den Erfolg einer Penicillin- und Sulfonamidtherapie ist Voraussetzung, daß die Behandlung frühzeitig und mit hohen Dosen durchgeführt wird.

Spezieller Teil

I. Commotio, Contusio, Compressio cerebri

Die Untersuchungen und die Forscherarbeit vieler Jahrzehnte konnten bis heute noch nicht eindeutig klären, wo sich der Sitz des Commotiosyndroms befindet. Für die Begriffsbestimmung hat man sich heute insofern geeinigt, als die **Commotio** einen **klinischen Begriff** darstellt, der eine mehr oder weniger flüchtige, schnelle und reversible Schädigung des Hirnstammes ohne sichere anatomische Grundlage darstellt. Im Gegensatz dazu stellt die **Contusio** einen **anatomischen Begriff** dar. Man kann bei der Sektion jederzeit die Contusio cerebri am Läsionssitz klar erkennen (TÖNNIS), indem diese sich durch neurologische Ausfälle manifestiert.

Nach KOCHER beziehen sich die klinischen Erscheinungen der Commotio auf eine plötzliche, kurz andauernde Zusammenpressung des Gehirns. Das Gehirn wird auf die entgegen gesetzte Innenfläche der Schädelkapsel geschleudert. Die Erhöhung des intrakraniellen Druckes kann zu mikro- oder makroskopischen Läsionen der Ventrikelwände führen. Durch diese Druckschwankungen kommt es in einigen Gebieten zu Gefäßabsperrungen, während in anderen Blutungen entstehen.

v. BERGMANN glaubte, daß bei Gewalteinwirkungen auf den Schädel das Gehirn im ganzen verschoben wird. Er sieht also in der **„Hirnpressung“**, wie er die Commotio nannte, die akuteste Form des Hirndruckes, während die Contusio durch eine örtliche Quetschung bedingt wird. Andere Autoren (ESSER, STRASSMANN, MEIXNER u. a.) fanden regelmäßig in ihrem Untersuchungsmaterial anatomische, wenn auch kleinste Läsionen. Diese glaubten, daß die Commotio nur ein Symptom der Contusio sei.

Die Commotio ist ein Symptom, während die Contusio einen pathologisch-anatomischen Begriff darstellt (KARITZKY).

Neuere Untersuchungen von C. FRANZ schreiben der Verschiebung bzw. Ortsveränderungen des Gehirns durch die Gewalt große Bedeutung zu. Dadurch wird eine Druckschwankung im Blut-Liquorsystem hervorgerufen, die sich wiederum auf die Mittelhirn-Zwischenhirngegend auswirkt. Nach CAMPER und FRANZ ist also das Commotiosyndrom als eine Hirnstammreaktion anzusehen. Andere Autoren halten wiederum die Commotio für eine traumatische Hirnstammschädigung, die keinerlei faßbare anatomische Veränderungen macht und als Folge funktioneller Durchblutungsschäden am Hirnstamm aufgefaßt werden muß.

Wichtig ist es vom klinischen Standpunkt aus, eine Unterscheidung zwischen Commotio und Contusio zu treffen. Damit müssen wir aber bei der Commotio cerebri pathologische Veränderungen ablehnen und solche bei der Contusio cerebri annehmen.

Klinische Erscheinungen der Commotio cerebri

Die Hirnerschütterung kann mannigfaltige Symptome aufweisen, je nach der Schwere des Traumas.

Das wichtigste Symptom der Gehirnerschütterung ist die Bewußtseinsstörung.

Die **Diagnose** Commotio wird nach jedem Trauma gestellt, das mit Bewußtlosigkeit einhergeht. Im Anschluß an ein den Schädel treffendes Trauma tritt bei dem Verletzten die Bewußtlosigkeit auf. Ohne Bewußtseinsverlust darf man die Diagnose „Commotio cerebri" nicht stellen. Die Bewußtlosigkeit kann verschieden tief sein, von der kurzen Benommenheit bis zum tiefen Koma und verschieden lang dauern, wenige Augenblicke bis Stunden.

Die Dauer der Bewußtlosigkeit wurde auch als differentialdiagnostisches Hilfsmittel zwischen der Commotio und Contusio herangezogen. KNOFFLACH und SCHOLL rechnen alle Fälle, die mehr als 6 Stunden bewußtlos sind, zur Contusio, während C. FRANZ nur die Fälle zur Commotio rechnet, die einige Augenblicke oder wenige Minuten bewußtlos sind und bei denen gleich oder später keine Ausfallserscheinungen auftreten. Auch BOSTROEM zählt zur Gehirnerschütterung diejenigen Traumen, die nur Sekunden oder wenige Minuten lang Bewußtseinsstörungen verursachen. Bei stundenlanger Bewußtlosigkeit spricht er von „schwerer Commotio".

Das zweite Symptom der Commotio, die rückläufige Gedächtnisschwäche **(retrograde Amnesie)** tritt nicht so regelmäßig in Erscheinung wie die Bewußtlosigkeit. Nur etwa 60% der Verletzten mit Bewußtlosigkeit weisen dieses Zeichen auf. Diese Gedächtnisstörung beruht darauf, daß die Verletzten sich nicht an den Zeitabschnitt unmittelbar vor dem Unfall erinnern können. Die Verletzten können sich nicht an Vorgänge erinnern, die Minuten oder Stunden vor dem Unfall geschehen sind.

Häufig begleitet den Bewußtseinsverlust **Erbrechen,** das zerebral bedingt ist, und besonders leicht eruptiv und mehrmals hintereinander erfolgt.

Der **Puls** ist meist langsam, seltener tritt Tachykardie auf. **Temperatursteigerungen, Störung der Atmung, Schweißausbruch, kalte** und **feuchte Gliedmaßen, Hypotonie** und **herabgesetzte Reflexe** finden wir fast regelmäßig bei schweren Commotionen.

Alle diese Erscheinungen sind auf Störungen des vegetativen Nervensystems zurückzuführen. So ist die **Blässe,** die initial fast immer besteht, ein Zeichen des Versagens der Vasomotoren.

Auch die Pulsverhältnisse sind charakteristisch bei der Commotio. In der Mehrzahl besteht eine **Pulsverlangsamung** mit etwas gesteigertem Druck bei etwa 50 Schlägen in der Minute. Schon kurz nach dem Trauma kann man eine gewisse Irregularität beobachten. Diese Pulsverlangsamung kann sich über längere Zeit hinaus ausdehnen.

Der **Blutdruck** ist meist erniedrigt, was dafür spricht, daß die Schockwirkung initial eine Rolle spielt. Trotz der Erniedrigung des Blutdruckes geht die Pulsfrequenz aber nicht in die Höhe.

Nicht selten finden wir auch Störungen der Wärmeregulation, wobei besonders **Temperaturerniedrigungen** beobachtet werden (wenig über 35°). Daneben sind **Schwankungen der Temperatur** charakteristisch.

Von Bedeutung sind **Veränderungen der Pupillen.** Schon KOCHER und v. BERGMANN haben darauf hingewiesen, daß die Pupillen anfangs verengt sind, später auf den Höhepunkt des Druckes sich erweitern.

Was den **Liquordruck** betrifft, so finden die meisten Autoren einen gesteigerten Druck (250—300 mm Hg.). In der Mehrzahl der Fälle findet man eine **Eiweiß-, sowie Zuckervermehrung,** die sich auch im Blut und Harn bemerkbar machten. Diese Glykosurie ist nur ganz kurz andauernd. Das morphologische Blutbild erleidet gewisse Veränderungen. Es findet sich meist eine absolute **Lymphopoenie,** die mit einer **Leukozytose** verbunden ist.

Von den subjektiven Zeichen sind Kopfschmerzen, Schwindelgefühl und Übelsein die häufigsten Erscheinungen.

Zum Erscheinungsbild der Commotio gehört die **Flüchtigkeit** der Commotiofolgen und das **vollständige Verschwinden** der Symptome im Gegensatz zu den dauernden Contusionsfolgen.

Demgegenüber ist die **Contusio cerebri** (Hirnquetschung) eine traumatische Schädigung des Gehirns. Während die Commotionsfolgen rasch verschwinden, bleiben die Contusionsfolgen bestehen oder sie nehmen infolge eines hinzutretenden Hirnödems zu. Die Contusio kann mit einer Commotio einhergehen, sie braucht das aber nicht. Die klinischen Erscheinungen der Contusio hängen von der Größe und dem Sitz des Quetschungsherdes ab. Man kann diese Herde anatomisch erfassen. Es kann sich hierbei entweder um sehr kleine, feine Veränderungen mit Blutungen und Zerfallsherden der Hirnsubstanz handeln oder auch um gröbere Schädigungen. Charakteristisch sind die **Rindenprellungsherde** an den Polgebieten des Groß- und Kleinhirns. Die Gegenstoßherde sind dabei häufig stärker entwickelt als die Herde an den Stoßstellen. Sie zeigen eine typische Lokalisation am Stirn- und Schläfenpol und deren Unterflächen, seltener am Hinterhaupt und Kleinhirn (R. WANKE). Es handelt sich hierbei um Zerfallsherde durch Gewalteinwirkung, um Blutungen in die Gehirnsubstanz durch Gefäßzerreißung oder Erweichungen. Außer diesen typischen Rindenprellungsherden können die Quetschungsherde im ganzen Hirn verteilt sein, wodurch auch die Symptomathik der Contusio reichhaltig sein kann. Es kommen sowohl kortikale, wie auch zwischenhirnbedingte Ausfallserscheinungen und Sensibilitätsstörungen zustande. Außerdem können Riechstörungen, motorische Aphasien und Gesichtsfeldausfälle in Erscheinung treten. Aber auch die Hirnnerven können betroffen sein, sowohl im Kerngebiet wie Hirnstamm, und auch im Verlauf innerhalb des Schädels. Weiterhin werden beobachtet: Störungen der Augenmuskelbewegungen, Fazialisverletzungen, Kochlearis und Vestibularisschäden (Hörstörungen), Nystagmus. Bei Fall auf den Hinterkopf können die Gegenstoßherde (Contre-coup-Schäden) an dem Stirnhirn zur psychischen Veränderung führen, und zwar zur Interessenlosigkeit, Gleichgültigkeit, Stimmungsschwankungen, die dann zu Persönlichkeits- und Charakterveränderungen Anlaß geben.

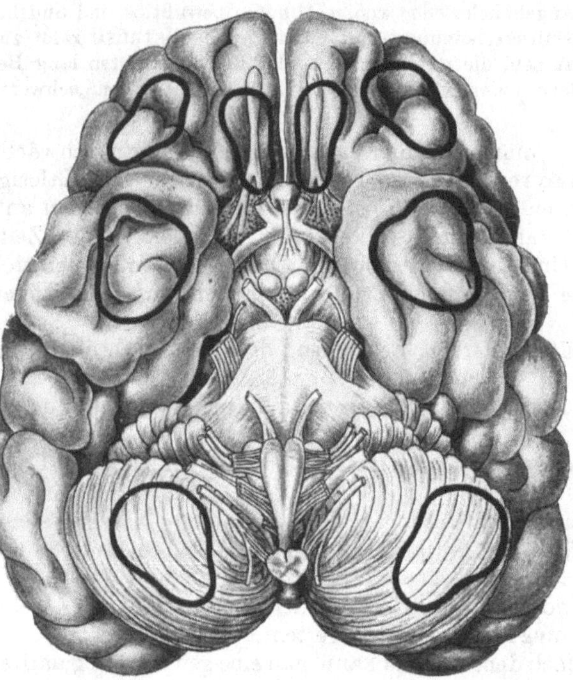

Abb. 54. Lage der Rindenprellungsherde bei der Contusio cerebri

Die Bewußtlosigkeit dauert bei der Contusio oft tagelang, ebenso wie das Erbrechen. Als weitere Symptome sieht man Schlafstörungen, psychomotorische Unruhe, KORSOKOFF-Psychosen und Muskelschwächen auftreten. Der Liquor wird bei der Lumbalpunktion meist blutig sein, da neben dem eigentlichen Quetschungsherd zusätzlich Blutungen auftreten können. Die gequetschten und erweichten Gehirnteile hinterlassen später Defekte, die dann in Blut- oder Liquorzysten übergehen oder sich zu Spätabszessen entwickeln. Die Mehrzahl der klinisch einwandfreien Contusionen sind mit Schädelfrakturen kombiniert, so daß hier noch die Symptome der Schädelfraktur hinzukommen.

Compression cerebri = Hirndruck = Zusammendrücken des Gehirns

Die Drucksteigerung im Gehirn wird meist durch eine **intrakranielle Blutung** in Verbindung mit einem Hirnödem und einer Hirnschwellung, sowie einer meningealen Reaktion auf das Trauma verursacht. Die Compressio cerebri ist eigentlich eine Komplikation eines Schädeltraumas. Während der Commotio eine plötzliche Drucksteigerung zugrunde liegt, ist die Drucksteigerung bei der Compressio eine allmähliche. Das Gehirn befindet sich in einer eng umschlossenen Kapsel. Wird der Inhalt eingeengt, so findet eine Kompression dieses Inhalts statt. Man findet dabei pathologisch-anatomisch eine Abflachung der Hirnwindungen und auf dem Querschnitt eine Blutleere. Die Liquorproduktion ist gestört und außerdem findet eine weitere Hirndrucksteigerung durch Verschluß des Foramen occipitale magnum und des Duralsinus statt. Die rechtzeitige Erkennung der intrakraniellen Drucksteigerung bereitet in der Praxis erhebliche Schwierigkeiten, da das Leitsymptom, das freie Intervall durch die primäre Bewußtlosigkeit überdeckt wird und nicht zur Geltung kommt. Trotzdem muß mit Recht auf die rechtzeitige Erkennung der Compressio gedrungen werden, da oft nur die zielbewußte Operation dem Verletzten das Leben retten kann. Am häufigsten wird ein epidurales Hämatom durch die Arteria meningea media verursacht. Dieses breitet sich zwischen Dura und Knochen aus. Ist die Dura unverletzt, so wird bei der Lumbalpunktion kein Blut dem Liquor beigemengt sein. Ebenfalls beim subduralen Hämatom finden wir keine Blutbeimengungen im Liquor. Durch das Haften der Dura am Knochen wird die Ausbreitung in seitlicher Richtung behindert, wodurch die Druckwirkung örtlich begrenzt bleibt. Die arteriellen epiduralen Hämatome breiten sich schneller aus als die subduralen (venösen).

Erkennung der epiduralen Blutung

Das markanteste Zeichen der epiduralen Blutung ist:

1. **Die Bewußtlosigkeit,** unterbrochen durch das **freie Intervall.** Dieses charakteristische Zeichen, d. h. das freie Intervall, wird oft fehlen, denn vielmals wird der Verletzte aus der ersten und langandauernden Bewußtlosigkeit noch nicht erwacht sein, indem er in das Stadium der Kompression gerät.

Die Art. meningea media entspringt aus der Art. maxillaris interna und tritt durch das Foramen spinosum in die Schädelhöhle ein, verläuft an der Schläfenbeinschuppe, um sich dann in einen vorderen und hinteren Ast aufzuteilen. Bei Zerreißung der Art. meningea media ergießt sich das Blut zwischen Knochen und Dura.

Die Zeitspanne, in welcher sich das epidurale Hämatom ausbreitet, beträgt zwischen 2 und 24 Stunden. In dieser Zeit besteht aber noch die primäre Bewußtlosigkeit. Wenn die anfängliche Bewußtlosigkeit nur kürzere Zeit dauerte, so kann die zunehmende Bewußtseinstrübung aus der Compressio sehr markant sein. Nach einer anfänglichen Bewußtseinsaufhellung tritt allmählich wieder Vertiefung der

Bewußtlosigkeit ein. Bei der Bewertung der Bewußtlosigkeit von seiten des Hirndruckes unterscheiden wir also zwei Phasen. Im Beginn des Gehirndruckes sind die Verletzten aufgeregt und unruhig (erste Phase). In der zweiten Phase, im Lähmungsstadium verfallen sie einer tiefen Bewußtlosigkeit bis zum tiefen Coma mit Aufhebung der Reflexe.

2. Ein fast noch wichtigeres Zeichen ist die **Erweiterung der Pupille durch die okulomotorische Lähmung** auf seiten der Blutung. Zunächst wird die Pupille enger, dann allmählich weiter und schließlich lichtstarr und sehr weit. Die einseitig weite und reaktionslose Pupille ist für die Erkennung der Compressio von größtem Wert und zeigt immer die Herdseite des Hämatoms an.
3. Demgegenüber tritt die **Stauungspapille** meist doppelseitig auf und ist auf der einen Seite stärker entwickelt, was für die Lokalisation der Blutung nicht ohne Bedeutung ist.
4. Gelegentlich findet man eine **einseitige Lähmung** auf der kontralateralen Seite der Blutung. Zunächst ist die Lähmung spastisch mit erhöhtem Klonus und gesteigerten Reflexen. Später geht diese in schlaffe Lähmung über.
5. Im Anfangsstadium der Gehirnpressung tritt eine reflektorische **Pulsbeschleunigung** auf, später wird der Puls in seiner Schlagfolge langsamer und in der Füllung stärker (Druckpuls, etwa 40—50 Schläge in der Minute). Er wechselt stark in der Frequenz und kann ante finem wieder schneller werden.
6. Aufmerksam muß die Atmung beobachtet werden. Diese ist im Anfangsstadium beschleunigt **(Tachypnoe)**, später tritt eine Verlangsamung der Atmung auf und geht schließlich in das typische, bedrohliche CHEYNE-STOCKEsche Atmen über.
7. Gelegentlich wird eine **Röntgenaufnahme** einen Hinweis auf die Lokalisation der Blutung geben (Frakturlinie im Verlauf der Art. meningea media).
8. Die von LÖHR empfohlene **Arteriographie** kann bei Beherrschung der Technik die Diagnose ermöglichen.
9. Wenn Zweifel in der Seitendiagnose bestehen, so wird eine **Probebohrung** einer Trepanation vorausgehen müssen. Das Bohrloch wird temporal angelegt, und zwar von einem Längsschnitt im Verlaufe der Fasern des Schläfenmuskels.

Weniger typisch ist das Bild des subakuten Hirndrucks. Es wird nicht sehr häufig beobachtet. Es entsteht meist durch eine venöse subdurale Blutung. Kopfschmerzen, Druckgefühl, kontralaterale Fazialisparese sind die einzigen Vorboten solch einer Blutung.

Behandlung der Commotio, Contusio und Compressio cerebri

Die exakte Diagnose ist die Grundlage und Vorbedingung einer zweck- und zielstrebigen Behandlung. Schon die erste allgemeine und flüchtige Untersuchung wird uns ein Bild geben über die Schwere des Unfalles und die daraus folgenden Störungen des Allgemeinzustandes in Verbindung mit den Störungen der Hirnfunktionen. Diese können nur ganz kurz (einige Sekunden) bis zu mehreren Tagen andauern. In manchen Fällen tritt der Tod sofort ein.

Kurz nach der Verletzung finden wir den Verletzten oft völlig bewußtlos mit kleinem beschleunigtem und unregelmäßigen Puls. Die Haut ist kalt, klebrig, die Pupillen eng ohne Reaktion auf Licht. In diesem Zustand des zentralen Schockes ist das erste Gebot, diesen Schock zu bekämpfen. Auf keinen Fall dürfen weitere

Belastungen dem Verletzten zugemutet werden. Es darf z. B. keine Reposition anderer Frakturen erfolgen, auch soll keine Röntgenaufnahme angefertigt werden. Der Verletzte benötigt unbedingt Ruhe, Wärme und Auffällung des Kreislaufes mit Traubenzucker und Bluttransfusionen.

Ist der Verletzte noch bewußtlos, so muß eine strenge Überwachung erfolgen. Prinzipiell gehört jeder Gehirnverletzte ins Krankenhaus. Es muß sofort eine Puls-, Temperatur- und Blutdruckkurve angelegt werden bei einer viertelstündigen Kontrolle über die ersten 24—48 Stunden. Flache Lagerung und Bettruhe sollen bei einer einfachen Commotio nicht vor 3 Wochen, bei Contusionen nicht vor 6 bis 8 Wochen unterbrochen werden. Bei Unruhezuständen muß eine Dauerwache durch eine Pflegeperson gestellt werden, wobei gelegentlich auch eine überfüllte Blase diesen Zustand herbeiführen wird. Medikamentös geben wir zur Beruhigung Luminal, Luminaletten, dagegen darf man vom Morphium keinen Gebrauch machen, da dieses erstens kein Beruhigungsmittel ist, zweitens das Atemzentrum schädigt und drittens den Hirndruck steigert.

Es muß also auf die Bewußtseinstrübung, auf die Atmung, Puls, Pupillenbefunde, Pupillenreaktion, Nystagmus, Temperatur, auf neurologische Ausfallserscheinungen, sowie Meningismus geachtet werden.

Besser wirksam ist das reine Scopolamin (Scopolamin hydrobrom. 0,0005 subcutan), nicht ratsam ist das SEE.

In gleicher Weise gehen wir bei der **Contusio cerebri** konservativ vor. Während bei der Commotio cerebri die Rückbildung der akuten Verletzungsfolgen bald einsetzt, kann bei der Contusio am zweiten oder dritten Tage eine Verschlechterung infolge des einsetzenden Ödems und der Hirnschwellung einsetzen. Der Weit der therapeutischen Lumbalpunktion ist umstritten. Als diagnostisches Verfahren sollte diese nicht vor Ablauf von ein bis zwei Tagen ausgeführt werden und sich dann auf die Druckmessung und Entleerung von wenigen Kubikzentimetern Liquor beschränken. Eine ausgedehnte Lumbalpunktion kann zu Kleinhirneinklemmung in das Hinterhauptloch, zur Hirnstammeinklemmung in das Hinterhauptsloch oder Hirnstammeinklemmung in den Tentoriumschlitz mit tödlichen Ausgang führen. Vom vierten bis fünften Tage an wird die Lumbalpunktion therapeutisch ausgeführt, besonders, wenn die Bewußtseinsstörung sich nicht spontan zurückbildet.

Die Gegner der Lumbalpunktion betonen, daß diese zwar momentan zur Besserung der akuten Erscheinung führt, daß aber durch den Anreiz auf die Liquorneubildung das Gegenteil erreicht wird. Besonders FUCHS hat sich gegen die therapeutische Lumbalpunktion ausgesprochen, da dadurch der Liquorzerebralkomplex gestört wird.

Allgemeine Anwendung findet die **Osmotherapie** im Sinne der Dehydration durch hypertonische Lösungen. Besonders wird von der Traubenzuckerlösung Gebrauch gemacht, und zwar in einer Menge von 40 bis 50 ccm einer 40—50%igen Lösung.

Auch Magnesiumsulfat rektal oder oral dient demselben Zwecke (rektal 100 ccm einer 25%igen Magnesiumsulfatlösung). Wenn keine intrakranielle Blutung vorhanden ist, so kann man von Beruhigungsmitteln Gebrauch machen. Mit Morphium werden wir auch hier zurückhaltend sein. Luminal mehrmals eine Tablette täglich zu 0,1 oder Chloralhydrat 4,0 als Klysma führen eine genügende Beruhigung herbei. Auch Skopolamin kann in schweren Fällen gegeben werden.

PENFIELD und BAYD behandeln die zerebralen Beschwerden durch lumbale Lufteinblasung.

Behandlung der Compressio cerebri

Die **Indikation** zur operativen Behandlung des extraduralen Hämatoms wird dann gegeben sein, wenn das sog. freie Intervall auftritt oder wenn eine zunehmende Vertiefung des Komas mit Druckpuls, Atem- und Kreislaufstörungen Hämiparese und einseitiger Mydriasis in Erscheinung treten. Maßgebend wird dabei nicht das Einzelsymptom, sondern der Gesamtzustand sein.

Wenn der Hirndruck mal aufgetreten ist, dann geht der Prozeß sehr rasch vorwärts. Beim nicht rechtzeitigen Eingreifen tritt gewöhnlich der Exitus letalis ein.

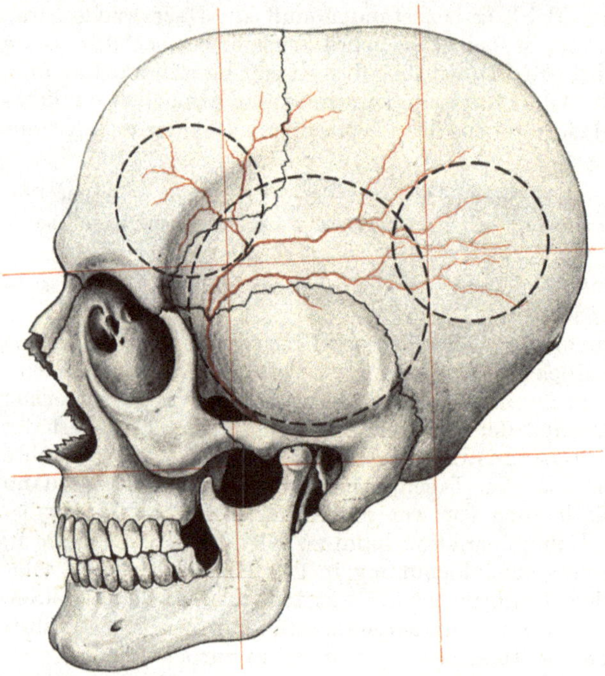

Abb. 55. Lokalisation der Hämatome aus der Art. meningea media nach KRÖNLEIN: Vorderes, frontotemporales Hämatom; mittleres, temporoparietales Hämatom; hinteres, parietookzipitales Hämatom

Im allgemeinen ist die Prognose eines extraduralen Hämatoms ohne Operation eine sehr schlechte. Die Raumbeengung führt zu 90% innerhalb der ersten 24 Stunden zum Exitus.

Die Behandlung dieser Blutung besteht in der Trepanation und Unterbindung der Arterie, wobei wichtig ist, daß das Stammgefäß unterbunden werden muß, weil man nie weiß, ob nicht aus einem anderen Ästchen die Blutung erfolgen kann. Die Erfolge der Operation sind nicht schlecht, vorausgesetzt, daß der Eingriff nicht so spät erfolgt. Je schwerer der Bewußtseinsverlust und je länger der Hirndruck andauert, desto geringer die Aussicht auf Heilung.

Die osteoplastische Trepanation wird allgemein über der motorischen Region ausgeführt. Gestützt auf seine Untersuchungen über die Lokalisation der Meningea haematome gab KROENLEIN zwei Trepanationspunkte an, die für die Ausräumung des vorderen, mittleren und occipitalen Blutergusses dient.

Durch das austretende Blut wird die Dura vom Knochen abgehoben und nach dem Gehirn zu vorgebuchtet. Die Blutung kommt erst dann zum Stehen, wenn die intrakranielle Drucksteigerung den Blutdruck übertrifft.

Das Volumen der Blutung schwankt zwischen 60 und 250 g. KROENLEIN hat die Hämatome der Art. meningea media in diffuse und lokalisierte eingeteilt. Das umschriebene Hämatom sitzt am häufigsten in der mittleren Schädelgrube. Man bezeichnet es als Temporoparietales. Bei Ruptur des hinteren Astes entsteht das Parietto-occipital-Hämatom. Am seltensten kommt das vordere oder frontotemporale Hämatom zur Beobachtung.

Das KOCHERsche Verfahren (kraniometrische Feststellung der Trepanationszentren) geht auf Bestimmung der Linea praecentralis aus, da der Verlauf des vorderen Astes der Art. meningea media etwa mit der Linea praecentralis zusammenfällt. Nach Freilegung des Hämatoms werden die Blutgerinnsel und -koagula entfernt. Die Blutungsquelle wird umstochen oder durch Einpressen eines Knochenstückchens zum Stehen gebracht. Die Unterbindung der Art. carotis externa genügt nicht.

Bei den **subduralen Hämatomen** liegen die Verhältnisse schwieriger. Hier überzieht eine dünne Lage von Blut die ganze Hämisphäre, wobei das Blut meist aus Kontusionsherden stammt. Meist liegt noch eine Zerreißung der Arachnoidea vor. Nach Untersuchungen von LINK zeigen diese subduralen Blutungen keinerlei Neigung zur Progredienz und sie können sich, wie auch andere Blutungen, resorbieren und organisieren. Im allgemeinen kann man behaupten, daß subdurale Hämatome weniger gefährlich sind. Sie werden auch nicht frühzeitig erkannt, weil sie wenig prägnante Symptome machen. Man bezeichnet sie daher auch als chronisch subdurale Hämatome, die sich klinisch von der Pachymeningitis haemorrhagica interna kaum unterscheiden. Sie werden therapeutisch von einem erweiterten Bohrloch aus ausgeräumt.

II. Schädelbrüche

Man unterscheidet:

1. Brüche der Schädelbasis
2. Brüche des Schädeldaches
3. Brüche des Gesichtsschädels.

1. Schädelbasisbrüche

Man teilt die Schädelbasisfrakturen in **Längs-** und **Querbrüche** ein, wobei es sich in der Mehrzahl der Fälle um Berstungsfrakturen handelt. Während die Längsfrakturen oft die Nasennebenhöhlen betreffen, ziehen die Querbrüche häufiger die Ohren in Mitleidenschaft. Die Schädelbasis ist infolge ihrer anatomischen Lage geschützt, so daß direkte Gewalten diese weniger betreffen als indirekte. Der Angriffspunkt ist entweder der Gesichtsschädel, die Schädelkalotte oder die Wirbelsäule. Die Basisfrakturen verlaufen mit einer gewissen Gesetzmäßigkeit, indem die Verlaufsrichtung der Kompressionsachse entspricht. Man kann also aus der Kenntnis des Angriffspunktes der Gewalt den Verlauf der Bruchlinien bestimmen. Nach Angaben der meisten Autoren betreffen mehr als die Hälfte der Basisfrakturen die mittlere Schädelgrube. Hier kennen wir bestimmte Prädilektionsstellen. Die eine verläuft quer durch den vorderen Keilbeinflügel zum Foramen ovale durch die Sella zur gegenüberliegenden Seite. Die zweite erstreckt sich an der Vorderseite der Pyramide in der Längsrichtung derselben, meist durch das Dach der Paukenhöhle, bis zur Lamina cribrosa oder Augenhöhle. Verläuft die Bruchlinie an der Hinterwand der Pyramide, so kann es zu einer Verletzung des Sinus sigmoideus kommen. Die Querfraktur durchsetzt die Pyramide und betrifft meist den inneren Gehörgang (Innenohrschwerhörigkeit, Spontannystagmus). Ist beim Längsbruch die Paukenhöhle mit Zerreißung des Trommelfells betroffen, so wird Blut aus dem Gehörgang ausfließen. Bei Mitverletzung der Dura tritt auch Liquor aus. Eine Mittelohrschwerhörigkeit ohne Schädigung des Vestibularapparates ist die Folge (kein Nystagmus und keine Innenohrschwerhörigkeit). Frakturen der vorderen und hinteren Schädelgrube treten demgegenüber in den Hintergrund. Bei Betroffensein der Nase und Nasennebenhöhlen mit den Ossia nasalia, der Lamina cribrosa und Siebbeindaches kommt es zu Blutungen aus dem Rachen und Ohr. Häufig werden auch die Orbitae in Mitleidenschaft gezogen, wodurch ein Brillenhämatom entsteht. Kommt es zur Blutung mit Verschwellung des oberen Teiles der Nase, so wird die Riechfähigkeit aufgehoben sein. Bei Fall auf den Hinterkopf entstehen meist schräg in das Foramen occipitale verlaufende Bruchlinien. Charakteristisch sind die Ringbrüche der Basis, die das Foramen occipitale magnum umkreisen. Sie entstehen beim Fall aus größerer Höhe, wenn die Wirbelsäule in den Schädel hineingetrieben wird.

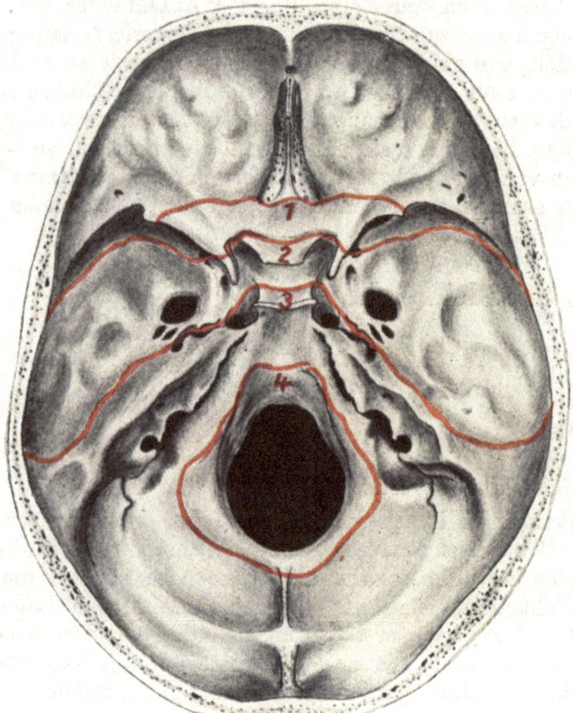

Abb. 56. Lage und Verlauf der häufigsten Bruchlinien im Bereich der Schädelbasis. *1* Bruchlinie in der vorderen Schädelbasis zwischen Stirn- und Keilbein. *2* und *3* Verlauf der Bruchlinien in der mittleren Schädelgrube. *4* Ringbruch in der hinteren Basis

Erkennung und Behandlung der Schädelbasisfrakturen

Die **Diagnose** Schädelbasisbruch, stützt sich auf die klinischen Symptome, da der röntgenologische Nachweis nur selten gelingen wird. Schon BRUNS behauptete: „Die Diagnose Schädelbasisbruch muß bei negativem Röntgenbefund auch allein aus den klinischen Symptomen gestellt werden". **Wichtig** ist die Verwertung der **Anamnese,** und zwar der Nachweis einer erheblichen Gewalteinwirkung, die eine Fraktur der Schädelbasis wahrscheinlich macht. Weiterhin von Bedeutung ist der **fortgeleitete Bluterguß,** der zum **Brillenhämatom** führt. Erwähnt wurden schon Blutungen, Ausfluß von Liquor, sowie Gehirnsubstanz aus Nase, Ohr und Mund. Ein weiteres Zeichen kann die Ansammlung von Luft im Schädelinnern sein, und zwar durch Kommunikation mit einem pneumatisierten Knochenabschnitt, z. B. der Stirnhöhle oder der Mastoidzellen.

Bei der **Behandlung** der Schädelbasisfrakturen werden wir uns in erster Linie danach richten, in welchem Maße das Gehirn beteiligt ist. Die meisten Schädelbasisbrüche gehen mit einer Commotio oder Contusio einher. Wir werden also die Behandlung nach diesen Grundsätzen richten, ebenso wie beim Vorliegen einer epiduralen Blutung aus der Art. meningea media.

Die Frage der operativen Behandlung der Schädelbasisfrakturen steht heute im Mittelpunkt der Unfallchirurgie. Es hat sich in den letzten Jahren in der Behandlung dieser ein radikal-operativer Standpunkt geltend gemacht, besonders von seiten der Otologen, der allerdings chirurgischerseits nicht unbedingte Anerkennung gefunden hat. Besonders HESSE und VOSS forderten, daß Schädelgrundbrüche, bei denen sich die Bruchlinien auf das Gebiet der Nase oder Ohren erstrecken, operativ anzugehen sind, da man solche Brüche als infektionsgefährdete, offene Frakturen ansehen muß. Der operative Eingriff besteht in der sog. Radikaloperation des Ohres oder der Nase und Nebenhöhlen. Dieser radikale Standpunkt wird damit begründet, daß pathogene Keime immer in Nase, Ohr oder Nebenhöhlen vorhanden sind und damit eine Infektion des Gehirns ermöglichen. Es handelt sich also um die sog. **prophylaktische Operation,** die erst dann vorgenommen werden soll, wenn ein zwingender Grund (Infektion) vorhanden ist, sondern, wenn schon die Gefahr der Entstehung einer posttraumatischen Meningitis droht. Nach Angaben von P. Brun soll sich eine Meningitis bei etwa 8,5%, nach Kroenlein 10% und nach Gulecke 2—10% nach diesen Frakturen entwickeln. Zange erlebte bei 232 Schädelbasisfrakturen 4 otogene und 6 rinogene Meningitiden. In seinem Buch tritt Voss sehr energisch für den aktiven Standpunkt ein. Hesse will besonders bei Splitterfrakturen im Bereich des Ohres prophylaktisch die Bruchstelle freilegen. Er fordert auch bei Liquorabfluß aus der Paukenhöhle, die prophylaktische Öffnung des Ohres, Freilegung der Dura und der Bruchstelle, weil man nie weiß, ob nicht ein Infekt von der Paukenhöhle seinen Ausgang nehmen kann. Bei Felsenbeinfrakturen soll dann operiert werden, wenn diese mit Brüchen des Warzenfortsatzes kombiniert sind.

Die Erfahrung der Chirurgen decken sich auf diesem Gebiete nicht mit denen der Otologen. Die Gefahren der fortschreitenden Infektion sind geringer, denn im allgemeinen sind die lufthaltigen Mittelohrräume frei von pathogenen Mikroben, wie das Preysing und Körner nachgewiesen haben. Dagegen sind die Möglichkeiten einer Infektion bei akuter oder chronischer Ohreneiterung wesentlich größer. Hier muß von Fall zu Fall entschieden werden, in welchem Zeitpunkt ein aktives Vorgehen berechtigt erscheint.

Im allgemeinen wird man bei Schädelbasisfrakturen mit Beteiligung des Ohres eine konservative und abwartende Behandlung einschlagen und die Indikation zur Operation dann stellen, wenn

1. die Fraktur ein eiterndes Ohr betrifft;
2. wenn an einem traumatisch geschädigten Ohr eine Eiterung auftritt, besonders, wenn der zunächst klare Liquor eitrig wird;
3. wenn sich Zeichen einer Meningitis einstellen.

Aber auch diese enge Indikationsstellung wird durch die Möglichkeiten der neuartigen Sulfonamide, des Penicillins und Streptomycins weiterhin eingeschränkt.

Grundsätzlich ist auch die Frage entschieden, daß Schädelbasisfrakturen nicht primär auf die Ohrenabteilung zu verlegen sind, sondern daß diese in die Hand des Chirurgen gehören, der dann den Otologen, Ophthalmologen und Neurologen zur Mitarbeit heranzieht.

Die Verhütung der Infektion darf nicht auf diese Weise erstrebt werden, daß die Nase und das Ohr durch Spülungen, Tupfen oder Tamponaden keimfrei gehalten werden, da man damit das Gegenteil erreicht. Die Stauung des Sekretabflusses begünstigt die Infektion.

Brüche der vorderen Schädelbasis werden dann gefährlich, wenn die Dura mit den Nebenhöhlen eröffnet wird, besonders bei Stückbrüchen. Nach Kilian beträgt die Meningitishäufigkeit für Frakturen der vorderen Basis 28,8%, nach Voss 33% und einer Sterblichkeit von etwa 40%. Tönnis konnte beweisen, daß Brüche der vorderen Schädelbasis mit Verletzungen der Dura nicht nur primär, sondern noch jahrelang infektionsgefährdet sind. Wir werden die Indikation zur Operation bei diesen Brüchen dann stellen, wenn

1. eine Stückfraktur vorhanden ist,
2. eine Pneumatozoele (Luftansammlung im Schädelinnern) sich bildet und
3. wenn eine Liquorrhöe zustande kommt.

Technik der Operation: Frontale osteoplastische Trepanation unter Schonung der Stirnhöhle. Nach Eröffnung der Dura und Ausräumung des Hämatoms wird der Duralappen nach innen umgeschlagen und mit einigen Nähten über dem Durariß befestigt.

2. Brüche des Schädeldaches

Bei den Konvexitätsfrakturen interessiert uns besonders die Mitbeteiligung des Gehirns. Die Prognose wird im großen Maße von der Gehirnkomplikation abhängen und dementsprechend werden sich die therapeutischen Maßnahmen danach richten müssen.

Bei den **geschlossenen Brüchen** des Schädeldaches werden hauptsächlich Fissuren beobachtet, die durch stumpfe Gewalteinwirkung entstehen. Eine Röntgenaufnahme werden wir erst nach Abklingen der Gehirnkomplikation anfertigen lassen.

Geschlossene Konvexitätsfrakturen mit Impression eines Knochenfragmentes entstehen durch umschriebene Gewalt und erfordern öfters operative Behandlung. Wenn keine Lähmung vorhanden ist und die Impression sich über motorischen Regionen befindet, so wird eine operative Aufrichtung angezeigt sein, im Gegenteil zu Impressionen, die sich in stummen Bezirken befinden. Aber auch bei den letzteren kann eine Aufrichtung der Fragmente erfolgen. Durch einen bogenförmigen Schnitt wird die Fraktur freigelegt und das Fragment wird angehoben. Wenn es stark verkeilt ist, muß es mit einem Elevatorium angehoben werden, nachdem man sich mit einer Kugelfräse oder Luer ein Loch gebohrt hat. Danach muß eine gründliche Revision des Operationsgebietes Klarheit schaffen, ob die Dura mitverletzt ist, ob Splitter der Tabula interna gehirnwärts eingedrungen sind. Besteht ein subduraler Bluterguß, so wird dieser durch Inzision der Dura entleert. Nach Entfernung der kleinen, sich im Schädelinnern befindlichen Splitter, wird das imprimierte Knochenfragment wieder fest eingekeilt. Anschließend Verschluß der Haut.

Bei den **offenen Konvexitätsbrüchen** wird die Verhütung der Infektion im Vordergrund der Behandlung stehen. Deshalb muß die Wunde sehr exakt ausgeschnitten werden. Auch wenn keine Impression vorhanden ist, muß man die Fraktur bzw. Fissur vom eingedrungenen Schmutz säubern. Erst dann darf der primäre Verschluß erfolgen.

Bei offenen Schädelbrüchen **mit Impression eines Fragmentes,** muß gleichfalls die Wunde in örtlicher Betäubung vom Schmutz und zerquetschten Gewebe sorgfältigst ausgeschnitten und die Frakturstelle gut freigelegt werden. Anschließend wird die Impression angehoben und die darunter liegenden Verhältnisse überprüft. Ist die Dura und das Gehirn mitverletzt, so müssen auch diese von eingedrungenen Fremdkörpern und zerquetschter Gehirnmasse gereinigt und kleinere Knochensplitter beseitigt werden. Anschließend wird 2—3 g Marbadalpuder eingestreut. Wenn der Duraverschluß technisch nicht möglich ist, so wird das imprimierte Knochenstück wieder eingesetzt und eingekeilt und nur die Haut darüber primär verschlossen. In der Nachbehandlung wird eine kombinierte Behandlung mit Sulfonamiden (Supornal) und Penicillin eine Infektion zu verhüten trachten.

Bei der primären Versorgung offener Schädelbrüche braucht die 6—8-Stundengrenze nicht eingehalten zu werden und wir können auch noch nach 24—48 Stunden die Wunde

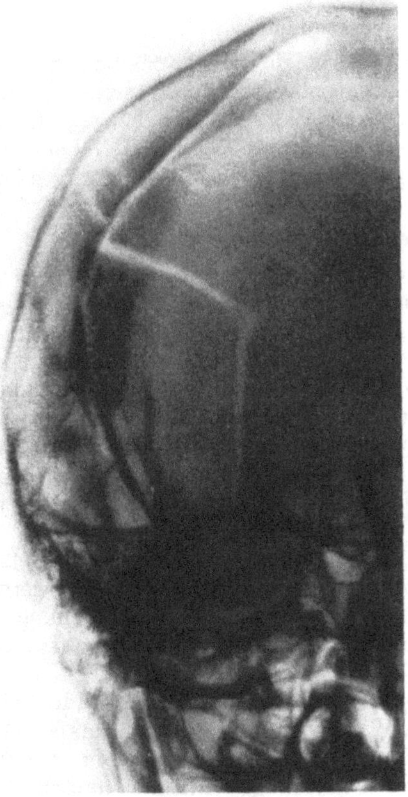

Abb. 57. Schädelkalottenfraktur

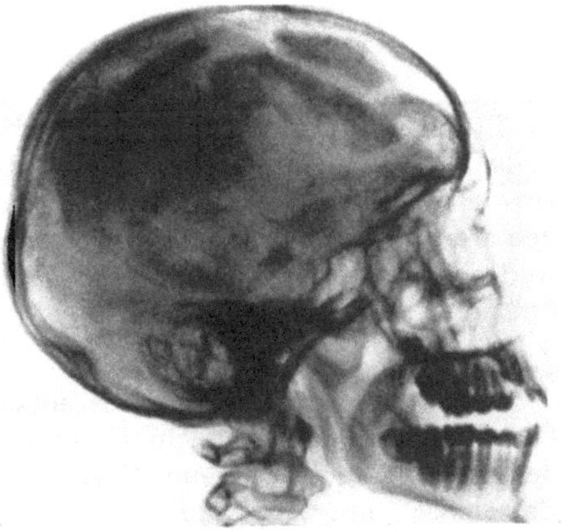

Abb. 59. Schwere Zertrümmerungsfraktur der Schädelkalotte mit Impression mehrerer Fragmente

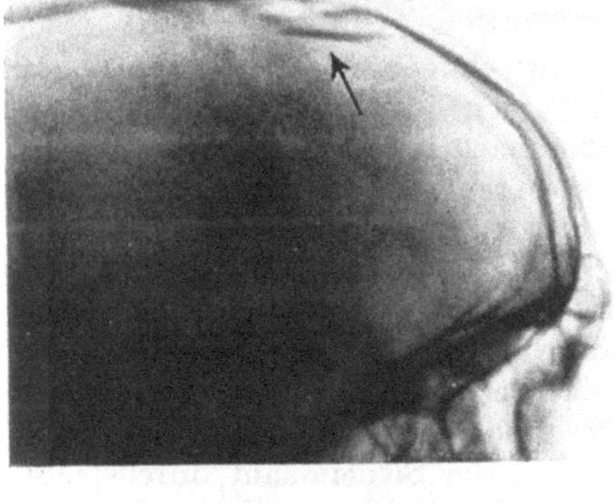

Abb. 58. Schädelimpressionsfraktur mit Impression der Tabula interna

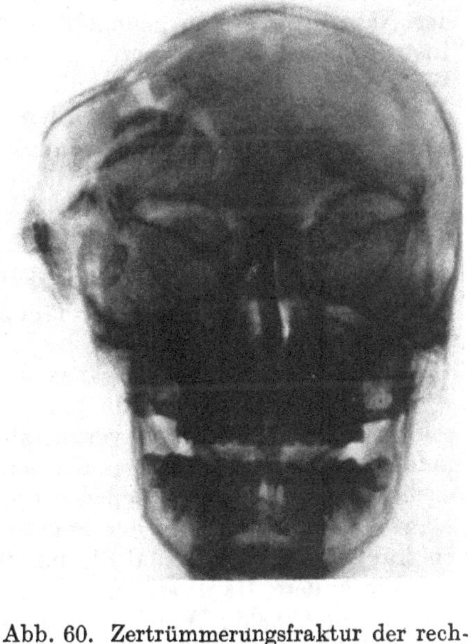

Abb. 60. Zertrümmerungsfraktur der rechten Schädelkalotte

ausschneiden und vernähen. Dies gilt besonders unter dem Schutz der neuartigen Sulfonamide und des Penicillins.

3. Brüche des Gesichtsschädels

Brüche der Gesichtsknochen sind im allgemeinen sehr selten. Sie betragen nicht mehr als 3% aller Knochenbrüche. Die meisten entstehen durch direkte Gewalteinwirkungen und sind sehr häufig mit äußeren Wunden kompliziert. Gefährlich werden diese Brüche durch Mitverletzung von Mund, Nase und Nebenhöhlen, wodurch es zu Phlegmonen, Nebenhöhleneiterungen und Meningitiden kommen kann.

a) Brüche des Nasengerüstes

Die meisten Brüche der Nase entstehen durch direkte Gewalteinwirkungen und betreffen die Nasenbeine in Form von Quer- und Längsbrüchen mit Impression der Fragmente nach dem Naseninnern. Hierdurch entsteht die „traumatische Sattelnase“ mit Abplattung, Einknickung und Verbreiterung des Nasenrückens. Wenn die Gewalt in schräger Richtung einwirkt, so wird die Nase schief geschlagen und es entsteht die „traumatische Schiefnase“. Auch der Septumknorpel wird hierbei betroffen (Septumknorpelfrakturen, Septumdeviationen), wodurch Luftbehinderung als spätere Komplikation eintreten kann. Mitverletzung des Tränensackes und Ductus lacrimalis führt zu Tränenträufeln mit Infektion der Tränenwege und Perichondritis.

Die **Diagnose** ist nicht schwer und wird schon klinisch gestellt. Die Sattelnase ist charakteristisch, allerdings kann diese durch einen Bluterguß verwischt werden. Regelmäßig finden wir Blutungen aus der Nase. Es darf eine Untersuchung des Naseninnern nicht unterbleiben! Die angefertigte Röntgenaufnahme bestätigt dann die klinische Diagnose.

Die Behandlung der „traumatischen Sattelnase“ bezweckt eine baldmögliche Reposition der imprimierten Fragmente und Wiederherstellung der normalen Form der Nase. Am besten gelingt dies durch Druck von innen mit einem stumpfen Instrument, z. B. Elevatorium. Bei offenen Verletzungen müssen zunächst die Wunden sorgfältigst ausgeschnitten und vernäht werden und erst anschließend darf die Fraktur angehoben werden. Man kann die angehobenen Fragmente durch einen Tampon stützen, jedoch muß man diesen nach 6 bis spätesten 12 Stunden wegen der Infektionsgefahr entfernen.

b) Brüche des Jochbeins

Auch diese entstehen durch direkte Gewalteinwirkungen, wie Schlag, Stoß oder Hufschlag. Sie werden weniger häufig beobachtet und meistens wird neben den Jochbeinfortsätzen der Jochbogen betroffen, welcher nach einwärts geschlagen wird. Gelegentlich kann mal das ganze Jochbein ausgesprengt werden.

Die **Diagnose** kann schon klinisch gestellt werden. Das Gesicht erscheint geschwollen, deformiert und verunstaltet. Durch eine kombinierte Palpation, d. h. indem man mit einem Finger von außen, mit dem anderen vom Munde her untersucht, kann man nach Wegpressen des Hämatoms das Fehlen der normalen Jochbeinwölbung tasten. Da der Jochbogen erst nach erheblichen direkten Gewalten zu frakturieren pflegt, sind die meisten Brüche offen, und zwar findet man nicht nur die äußere Haut verletzt, sondern meist auch die Schleimhaut durchspießt. Hier ist eine exakte Wundexcision mit Naht wegen der drohenden Komplikationen (Orbitalphlegmone, Thrombophlebitis der Vena ophthalmica, Meningitis) von größter Bedeutung. Trotz einwandfreier klinischer Diagnose soll die Röntgenaufnahme nicht unterlassen werden.

Behandlung: Geschlossene Brüche ohne Dislokation bedürfen keiner Behandlung. Sie heilen ohne Komplikationen aus. Dagegen müssen Impressionen des Jochbogens angehoben werden, da sonst eine entstellende Abflachung zurückbleibt. Die Reposition kann man erreichen:

1. durch Druck vom Munde her;
2. perkutan mit einem scharfen Haken nach STROMEYER;
3. operativ das Fragment freilegen und an seine Stelle bringen.

Diese letzte Methode ist die empfehlenswerteste, da sie am wenigsten Gefahren mit sich bringt. Unter Berücksichtigung des Fazialisverlaufes wird die Haut inzidiert (in örtlicher Betäubung) und die Reposition unter Sicht des Auges vorgenommen.

c) Brüche des Oberkiefers

Man unterscheidet Brüche des Oberkieferkörpers und Brüche der Oberkieferfortsätze. Zustande kommen diese Brüche durch erhebliche direkte Gewalten (Hufschlag, Fall).

Bei Brüchen des Oberkieferkörpers wird in der Mehrzahl der Fälle dessen Wandung eingedellt bzw. durchbrochen (ANTRUM HIGHMORI). Typische Bruchformen des Oberkieferkörpers sind von GUERIN und LE FORT beschrieben worden.

Häufiger kommen Brüche an den Alveolarfortsätzen vor, und zwar nicht nur Fissuren, sondern auch dislozierte Frakturen. Brüche am Processus frontalis sieht man meist in Verbindung mit Nasenbeinbrüchen auftreten.

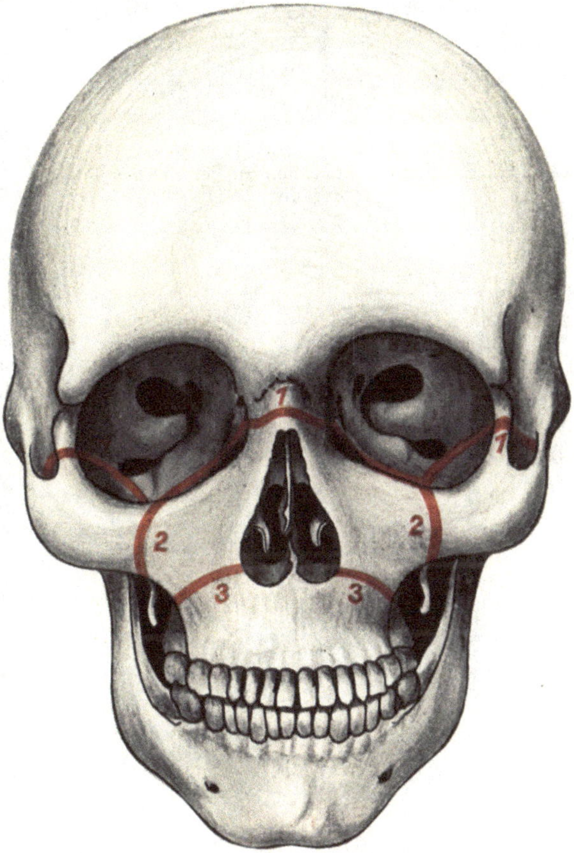

Abb. 61. Verlauf der Bruchlinien im Bereich des Oberkiefers. *1* und *2* Bruchlinien durch die Oberkiefer und Jochbeine. *3* Quere Oberkieferfraktur

Erkennung: Die klinische Orientierung gelingt am besten, indem man vom Munde her mit einem Finger den Oberkiefer bzw. die Alveolarfortsätze abtastet. Häufig findet man eine Blutung aus dem Munde und der Nase. Die Lidhaut ist blutunterlaufen.

Bei Brüchen des Processus alveolaris kann man die Oberkieferzähne reihenweise verschieben. Eine Eröffnung des Sinus maxillaris führt zu Hautemphysem mit

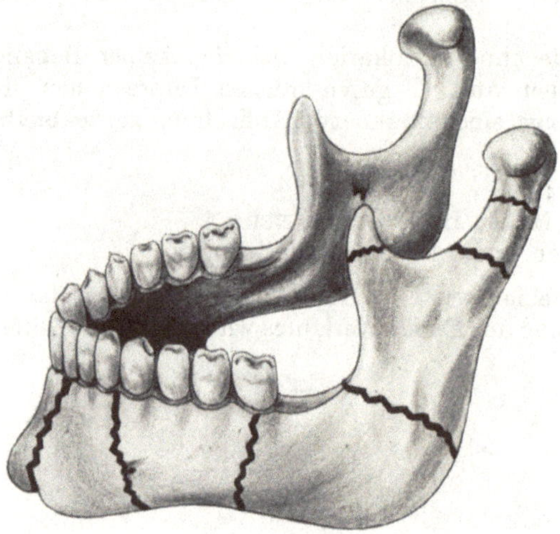

Abb. 62. Häufigste Bruchlinien im Bereich des Unterkiefers

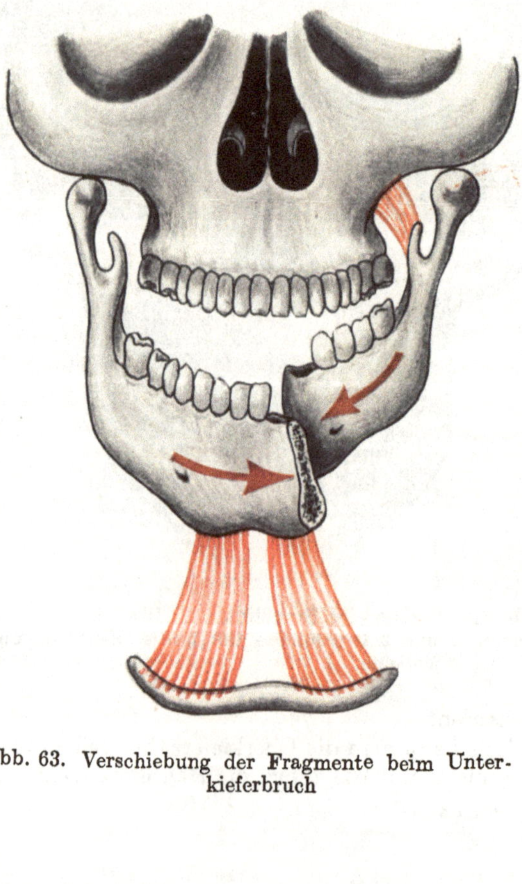

Abb. 63. Verschiebung der Fragmente beim Unterkieferbruch

Schädigung des Nervus infraorbitalis. Auch hier darf die Röntgenaufnahme nicht unterlassen werden. Die Behandlung erstrebt die Wiederherstellung der anatomischen Form, was verhältnismäßig leicht in örtlicher Betäubung gelingt. Schwieriger ist die Retention, die eine zahnärztliche Angelegenheit ist (durch Zahnumschlingung werden die Fragmente an ihren Stellen fixiert). Es ist wichtig, daß man die Reposition möglichst bald vornimmt oder vornehmen läßt, da diese später erhebliche Schwierigkeiten bereitet. Es müssen weiterhin Vorkehrungen getroffen werden, um eine Infektion im Frakturgebiet zu vermeiden.

d) Brüche des Unterkiefers

Sie kommen ziemlich häufig vor und betragen etwa 1% aller Skelettfrakturen. Auch in bezug auf die Gesichtsknochenfrakturen ist der Unterkieferbruch bei weitestem die häufigste Fraktur. Sie entsteht nach Autounfällen, Fliegerabstürzen und Eisenbahnunfällen. Typisch ist die Verletzung durch Hufschlag. Es sind also meist direkte Frakturen, die mit Verletzungen der äußeren Haut und Schleimhaut kompliziert sind. Es kommen auch indirekte Entstehungsformen zustande, und zwar dann, wenn der Unterkiefer in seitlicher Richtung komprimiert wird.

Beim Stoß auf das Kinn wird meist der Gelenkfortsatz des Unterkiefers frakturiert. Durch plötzlichen Zug des Musc. temporalis entsteht die Abrißfraktur des Proc. coronoideus. Am Körper des Unterkiefers werden am häufigsten Brüche direkt in der Mitte (Medianlinie), wie auch im Eckzahngebiet, d. h. im Bereich des Foramen mentale beobachtet. Bekannt ist die Doppelfraktur des Kinns. In der molaren Gegend verlaufen die Brüche meist schräg, ebenso wie die Brüche im Kieferwinkel. Es sind also Brüche, die an Schwächepunkten des Unterkiefers vorkommen. Charakteristisch ist die Verschiebung der Fragmente durch die wirkenden Muskelkräfte. Das vordere Fragment wird durch den Musc. biventer, geniohyoideus, sowie durch die Schwere nach abwärts gezogen, während das hintere durch die Kaumuskeln nach oben und innen verschoben wird. Bei den Doppelfrakturen folgt das zentrale ausgesprengte Fragment dem Zuge der Zungenbeinmuskeln nach unten und hinten.

Erkennung: Schon äußerlich lassen sich diese Dislokationen durch Besichtigung von außen und innen vielmals feststellen. Besser werden wir mit der kombinierten Betastung (von außen und innen) die abnorme Stufenbildung, Verschiebung und falsche Beweglichkeit beurteilen können. Der Bluterguß, sowie die Functio laesa sind meist hochgradig: Sprachstörungen, Kauunmöglichkeit und Lockerung der Zähne sind auffällige Zeichen. Oft finden wir eine Mitverletzung der äußeren Haut, des Zahnfleisches sowie der Schleimhaut. Als Komplikationen treten Blutungen aus der A. mandibularis oder maxillaris externa auf und führen zu schweren Blutverlusten, so daß die Unterbindung der A. carotis notwendig werden kann. Durch ein Glottisödem, Bluterguß, oder durch das Herabsinken der Zunge, können schwere Atemstörungen verursacht werden. Besonders gefährliche Zustände können sich durch Infektion des Frakturgebietes herausbilden: Mundphlegmone mit Senkung zum Halse und nachfolgender Mediastinitis, sind prognostisch sehr ungünstig zu beurteilen.

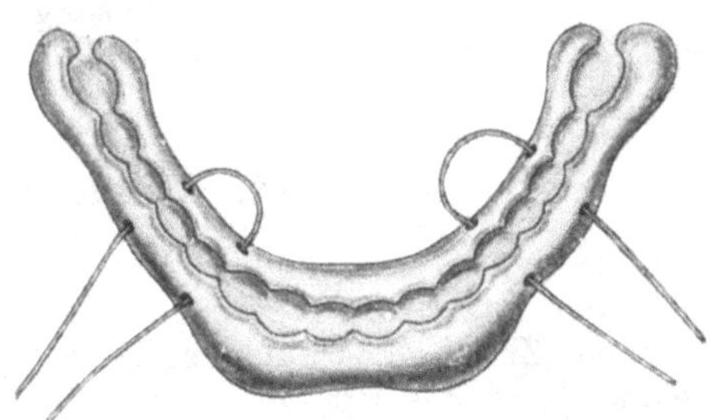

Abb. 64. Zahnschiene nach HAUPTMEYER

Die unkomplizierte Unterkieferfraktur heilt innerhalb von 4 bis 6 Wochen glatt ab, vorausgesetzt, daß keine komplizierende Entzündung hinzukommt.

Behandlung: Die Versorgung der Unterkieferfrakturen ist heute immer mehr zu einer zahnärztlichen Angelegenheit geworden. Trotzdem wird es manchmal erforderlich sein, einen Notschienenverband anzulegen, die sog. intraorale Dentalschiene. Der SAUERsche Notverband besteht in einem starken Eisen- oder Messingdraht, der nach Reposition der Fragmente angebogen wird und mit feinen Bindedrahtligaturen an den einzelnen Zähnen befestigt wird. Für die eigentliche Behandlung der Retention der Unterkieferfrakturen sind solidere Schienen erforderlich. Solch eine wurde von HAUPTMAYER angegeben und besteht aus zwei Zinnschienen.

Gewarnt muß vor einer primären blutigen Reposition werden und sofortiger Fixation mit einer Drahtnaht. Hierdurch kommt es meist zu einer Infektion im Bruchgebiet, die dann zur Sequestierung und Defektpseudarthrosen führt. Besonders bei komplizierten Brüchen wird dieses Verfahren zum Mißerfolg führen. Bei den Unterkieferpseudarthrosen handelt es sich hauptsächlich um Defektpseudarthrosen, die infolge Splitterung und Infektion entstehen. Ebenso führt die mangelnde Ruhigstellung zur Pseudarthrosenbildung.

e) Unterkieferverrenkungen

Sie kommen nicht so selten vor und treten häufiger doppelseitig als einseitig auf.

1. Die Verrenkung nach vorn ist die häufigste und entsteht durch zu weites Öffnen des Mundes.
2. Die Verrenkung nach hinten, außen oder innen ist sehr selten.

Die am häufigsten beobachtete vordere Verrenkung, wird durch zu weites öffnen des Mundes verursacht, z. B. Gähnen, Schreien, Erbrechen, Zahnziehen, Narkose.

Erkennung: Der Mund ist leicht geöffnet und kann nicht geschlossen werden. Es besteht eine Kiefersperre mit vorstehendem Kinn und vorstehender Zahnreihe. Der Gelenkfortsatz läßt sich unter dem Jochbein abnorm weit vorn tasten. Bei einseitiger Luxation ist das Kinn schief und nach der gesunden Seite verschoben. Die Röntgenaufnahme ist wichtig!

Die Reposition erfolgt entweder in örtlicher Betäubung durch Einspritzen von je 5 ccm einer 2%igen Novocainlösung oder in Allgemeinbetäubung durch Druck nach unten und hinten bei geöffnetem Mund.

III. Brüche der Wirbelsäule

Einleitung: Während früher Wirbelsäulenbrüche als selten und gefährlich galten, ist in den letzten 50 Jahren eine tatsächliche Zunahme der Wirbelbrüche festzustellen. Zum Teil beruht diese Vermehrung auf einer verbesserten Untersuchungstechnik durch das Röntgenverfahren.

Nach Angaben von RUGES machten diese Brüche bis zum Jahre 1877 nur 0,33% aus. Bis zum Jahre 1929 war schon eine Häufigkeit von 3,8% errechnet. Diese absolute Zunahme wird bedingt durch die Industrialisierung, durch die Steigerung des Verkehrstempos, sowie durch die sportliche Betätigung. Das Röntgenverfahren brachte in der Behandlung der Wirbelbrüche weitere Fortschritte insofern, als man erkannte, daß Wirbelfrakturen auch ohne Beteiligung des Nervensystems vorkommen können.

Anatomische Vorbemerkungen: An jedem Wirbel unterscheiden wir den Wirbelkörper, der nach unten zum Wirbelbogen ausläuft. Weiterhin den Wirbeldornfortsatz, der verschiedene Formen je nach Lage des Wirbels aufweisen kann. Auch die Dornfortsätze sind verschieden aufgebaut: Während diese im Bereich der Halswirbelsäule mehr horizontal mit leichter Abwärtsneigung verlaufen, zeigen die Dornfortsätze der Brustwirbel stärkeren Schrägverlauf und decken sich dachziegelförmig. Für die Behandlung der Wirbelbrüche ist es wichtig zu wissen, daß die Brustwirbelkörper durch die Rippen abgestützt werden. Die Lendenwirbel sind infolge der statischen Beanspruchung massiver gebaut.

Die Wirbelsäule im ganzen besizt ein großes Maß an Festigkeit. Besonders die Wirbelbögen mit den Wirbelgelenken bilden eine starke Hülle für das zentrale Nervensystem. Ein starkes Band- und Muskelsystem verstärkt noch diesen Aufbau. Sie ist nicht ein starres Rohr, sondern hat ein großes Maß an Beweglichkeit. Hierzu dient das Bandscheibensystem, das nicht nur Bewegungen zwischen den Wirbelkörpern ermöglicht, sondern auch der Dämpfung von Stoßwirkungen dient. Die einzelne Bandscheibe besteht aus einem peripheren straffen Bindegewebe (Anulus fibrosus) und einem zentralen, weicheren Kern, den sog. Nucleus pulposus. Durch die zahlreichen und sehr kräftigen Bandverbindungen genügt die Wirbelsäule sowohl den statischen und auch dynamischen Anforderungen.

1. Brüche der Wirbelkörper

Die am häufigsten vorkommenden Kompressionsfrakturen entstehen durch Stauchung beim Fall auf den Kopf oder das Gesäß, sowie auch bei Hyperflexion und Hyperextension. So kann z. B. beim Tragen einer schweren Last ein Wirbelkompressionsbruch entstehen, wenn unter der Last der Oberkörper im Sinne einer Flexion zusammenbricht, insbesondere wenn die muskuläre Fixation versagt. Durch die übermäßige Beugung werden die Belastungen der Wirbelsäule stark nach vorn verschoben und der Nucleus pulposus weicht nach hinten aus, so daß der Wirbelkörper keilförmig zusammengepreßt wird mit Zusammensinterung der Spongiosa. Der Wirbelkörper kann aber auch in zwei oder mehrere Teile zerfallen, insbesondere wenn die einwirkende Gewalt mehr im Sinne der Längskompression wirkt. Eine häufig beobachtete Fraktur ist der vordere Kantenbruch, der durch Hyperflexion entsteht. Wird bei einer Flexionsbewegung die Rumpfmuskulatur angespannt, so werden die Wirbelkörper mitsamt den Bandscheiben einem vermehrten axillaren Druck ausgesetzt, so daß es zum Einbruch in die Deckplatten kommt. Demgegenüber werden Brüche durch übermäßige Streckung viel seltener beobachtet, denn dieser setzen sich anatomische Hindernisse entgegen. So lassen das vordere Längsband, die Gelenkfortsätze sowie die Dornfortsätze eine stärkere Hyperextension nicht zu. Diese Extensionsbrüche können insofern gefährlich werden, als bei ihnen meist eine Aussprengung eines hinteren Teiles des Wirbelkörpers mit Ver-

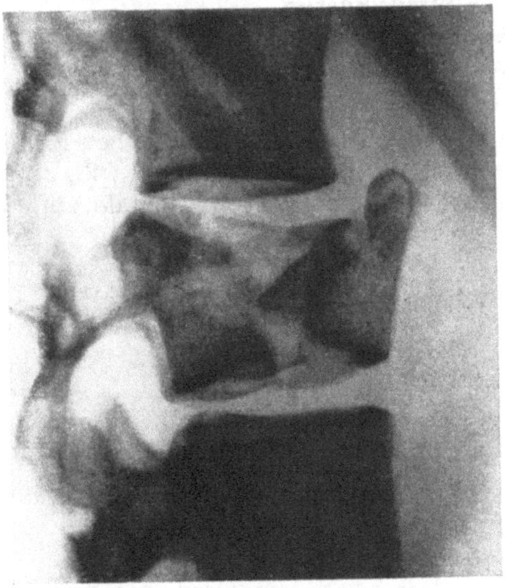

Abb. 65. Kompressionsbruch eines Wirbelkörpers, entstanden durch Längsstauchung

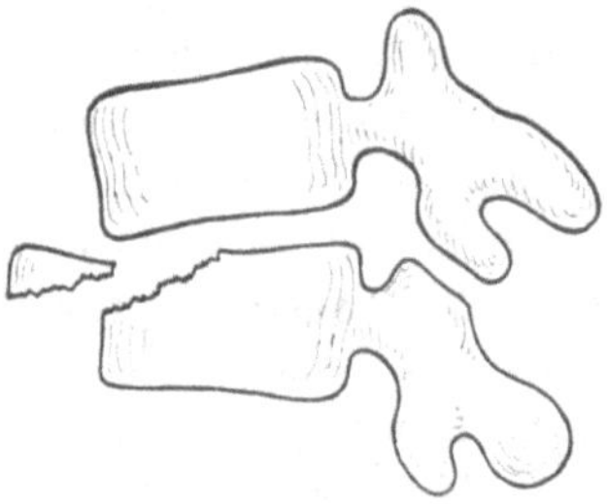

Abb. 66. Vorderer Wirbelkantenbruch

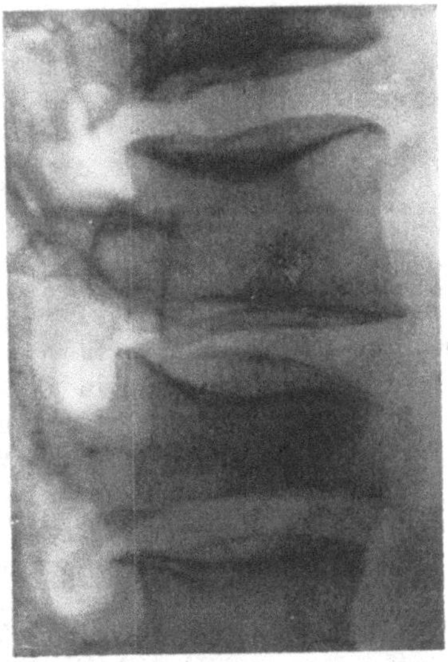

Abb. 67. Stauchungsbruch eines Wirbelkörpers mit Eindellung beider Deckplatten und leichter Verschiebung nach hinten des Wirbelkörpers

lagerung in den Wirbelkanal zustande kommen kann mit direkter Schädigung des Rückenmarkes. Man unterscheidet also nach GLORIEUX 3 Unfallmechanismen, die durch indirekte Gewalteinwirkung zustande kommen:

1. Durch Hyperflexion,
2. durch Flexion bei angespannter Rumpfmuskulatur,
3. durch Hyperextension bei angespannter Rumpfmuskulatur.

Viel seltener sind direkte Brüche, die durch Schlag oder Stoß an den Dornfortsätzen und Wirbelbögen entstehen.

Am häufigsten frakturieren die Wirbel der Wirbelsäule, die im beweglichen Teil sitzen, d. h. zwischen 4. und 7. Halswirbel, 12. Brustwirbel und 1., 2., 3. und 4. Lendenwirbel. KOCHER teilt die Wirbelbrüche in partielle und totale auf. Zu den **partiellen** zählt er:

a) Die isolierten Brüche des Körpers (Kompressionsbrüche),
b) die isolierten Brüche des hinteren Wirbelabschnittes.

Zu den **totalen** rechnet er:

a) Die Luxations-Kompressionsbrüche,
b) die Totalluxationsbrüche.

Klinische Symptome: Die drei wichtigsten Zeichen einer Wirbelfraktur sind:

1. Die Kyphose,
2. der lokale Druckschmerz,
3. die reflektorische Steifhaltung der Wirbelsäule.

Zu 1. Die Stärke der Gibbusbildung wird je nach dem Grad der Knickung des frakturierten Wirbels verschieden ausgeprägt sein. Es ist wichtig zu wissen, daß der Gibbus besonders in der Brustgegend auftritt, da hier bereits schon eine physiologische Krümmung vorhanden ist. Demgegenüber wird in der Lendengegend kaum eine traumatische Kyphose auftreten, sondern es kommt lediglich zur Aufhebung der physiologischen Lordose.

Zu 2. Ein wichtiges Zeichen ist der lokale Druckschmerz. Beim Beklopfen der Dornfortsätze der Wirbelsäule wird die maximale Druckschmerzhaftigkeit am Dorn des gebrochenen Wirbels vorhanden sein. Subjektiv wird der Spontanschmerz in der betroffenen Gegend angegeben, gelegentlich mit gürtelförmiger Ausstrahlung, verursacht durch Kompression der betreffenden Spinalnerven.

Zu 3. Die Fraktur führt zu einer erheblichen Funktionsstörung, die sich am auffälligsten in der Steifhaltung kenntlich macht. Das Aufrichten, Sitzen und Stehen macht erhebliche Beschwerden. Bei all diesen Bewegungen wird die Wirbelsäule steif gehalten.

Bei den meisten Kompressionsfrakturen ist das Rückenmark nicht mitbeteiligt. Wir kennen aber auch partielle Brüche, bei welchen es durch Kontusion des Markes zur seitlichen Lähmung kommen kann. Am häufigsten sind es Blutungen, die Kompressionserscheinungen hervorrufen.

Anders ist es bei den sog. **Totalluxationsfrakturen.** Diese treten hauptsächlich in der unteren Halswirbelsäule auf, in Form von Schrägbrüchen. Fast ausnahmslos ist das Rückenmark bei diesen Brüchen mitbeteiligt. Der Gibbus ist hier stärker ausgeprägt, als bei den partiellen Frakturen.

Bei den Markverletzungen unterscheiden wir partielle oder totale Läsionen. Diese werden verursacht durch verlagerte Knochenfragmente oder durch die scharfe

Kante des luxierten Wirbels. Die partielle Läsion des Markes kommt entweder durch eine Quetschung oder durch eine intra- oder extramedulläre Blutung zustande. Die von KOCHER benannte „Traumatische Hämatomyelie" führt mehr zu reinen Lähmungserscheinungen, während die extramedulläre Schädigung außerdem noch Reizerscheinungen aufweist in Form von Schmerzen, sowie Par- und Hypästhesie. Partielle Lähmungen sind meist unsymmetrisch und weisen eine gute Prognose auf, auch Blasen- und Mastdarmstörung gehen nach diesen bald zurück. Bekannt sind auch partielle Lähmungen, die unter dem Bilde des BROWN-SÉPUARDschen Symptomenbild verlaufen. Hier werden auf der Seite der Markschädigung motorische und vasomotorische Lähmung, Hyperästhesie, Abschwächung bis Aufhebung der Tiefensensibilität auftreten, während auf der gekreuzten Seite Oberflächensensibilitätsstörungen für Schmerz und Temperatur in Erscheinung treten. Wenn das Rückenmark vollständig durchtrennt ist, so wird sofort das Bild der totalen Querschnittslähmung auftreten mit vollständiger schlaffer motorischer und sensibler Lähmung, Atonie, Areflexie, sowie Blasen- und Mastdarmstörung. Wenn auch partielle Lähmungen einen günstigen Verlauf nehmen, so hängt doch oft das Schicksal des Verletzten von den Gefahren ab, die durch den entstehenden Dekubitus oder den Folgen der Blasenlähmung mit aszendierender Zystopyelitis und Urosepsis ausgehen. Auch die Höhe der Markläsion spielt für die Prognose eine entscheidende Rolle: Je höher die Läsion, desto ungünstiger die Vorhersage.

Röntgenuntersuchung der Wirbelbrüche

Bei jedem Verdacht auf eine Wirbelsäulenverletzung muß eine exakte Röntgenuntersuchung vorgenommen werden. Die Wirbelsäule, d. h. der betreffende auf eine Fraktur verdächtige Abschnitt, wird in zwei zueinander senkrechten Ebenen geröntgt. Verschiedentlich findet man in der Praxis, daß aus Sparsamkeit nur ein Vorderbild angefertigt wird. Dabei ist das Seitenbild von entscheidender Bedeutung. Es muß auch ein genügend großer Abschnitt geröntgt werden, da nicht selten mehrere Wirbel mitverletzt sind. Die seitliche Aufnahme soll möglichst in aufrechter Stellung erfolgen, da so die Knickung besser zu beurteilen ist. Bei Brüchen der Hals- und Brustwirbelsäule lassen sich gute seitliche Bilder am besten im Sitzen anfertigen, während die Lendenwirbelsäule meist erst nach guter Abführung und im Stehen ein einwandfreies Seitenbild ergibt. Die A.P.-Aufnahmen werden im Liegen angefertigt.

Behandlung der Wirbelbrüche

Trotz der verbesserten Diagnostik durch das Röntgenverfahren werden auch heute noch zahlreiche Wirbelfrakturen verkannt. Nach Angaben der Statistiken werden bis zu 50% dieser Brüche nicht sofort nach dem Unfall erkannt und die Verletzten laufen mit der Diagnose: „Contusion", „Lumbago" oder „Distorsion" herum. Selbst wenn man später die Diagnose auf einen Wirbelbruch stellt, so hilft diese Feststellung dem Verunfallten nicht viel, denn die sorgfältigste Spätbehandlung kann eine Frühbehandlung nicht ersetzen. So kann z. B. ein leichter, unkomplizierter und nicht behandelter Wirbelbruch zu einem schlechten Ergebnis mit Dauerrente führen. Die zielbewußte Behandlung kann nur auf Grund einer genauen Diagnose vorgenommen werden. Die erste Untersuchung soll uns nicht nur über die Tatsache einer Fraktur Aufschluß geben, sondern auch eine gleichzeitige Mit- oder Nichtbeteiligung des Rückenmarkes feststellen. Es muß also sofort ein genauer neurologischer Status aufgenommen werden. Während man früher, vor etwa 100 Jahren annahm, daß jeder Wirbelbruch mit Lähmung einherging, wissen wir heute, daß nur etwa 10% aller Wirbelbrüche Lähmungen aufweisen. Man verordnete dem Verunfallten ein Gipsbett und später ein Stützkorsett für mehrere Monate und Jahre, so daß durch die Atrophie der Knochen und Muskulatur, sowie den Nichtgebrauch der Wirbelsäule zum Tragen unfähig wurde. Andere richteten den Bruch durch einen Dauerzug mittels GLISSON-Schlinge auf und ordneten danach dem Verletzten ein Gipsmieder und anschließend ein Stützmieder an. Diese langwierige Behandlung veranlaßte MAGNUS 1929, daß Stützkorsett völlig zu verwerfen. Ein weiterer Grund, die immobilisierende Behandlung zu verlassen, wurde durch die Gefahr des nachträglichen Zusammensinterns eines oder mehrerer Wirbel bestärkt, was bei seiner Methode nie vorkam. MAGNUS verwarf daher das Gipsbett völlig und machte kaum Gebrauch von der Extension und Recklinationsmethode. Es ist seiner Meinung nach nicht ratsam, die Einkeilung der Wirbel

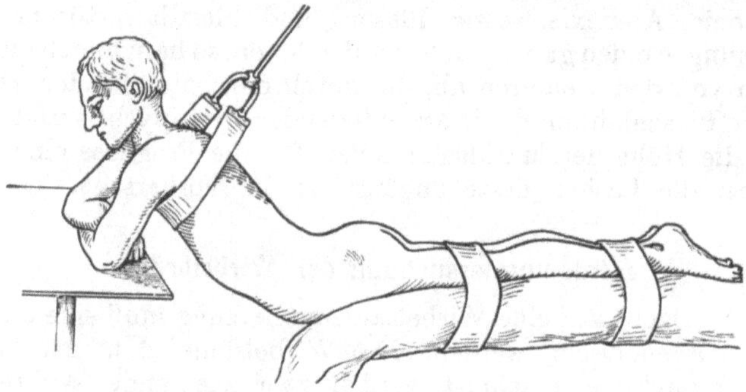

Abb. 68. Ventraler Durchhang zur Aufrichtung eines komprimierten Wirbels bei der Behandlung nach BÖHLER

wieder zu lösen. Die einfache Wirbelfraktur legt MAGNUS auf eine flache, glatte und dünne Matratze in Rückenlage. Unter der Matratze befindet sich ein Brett. Wenn stärkere Gibbusbildung vorhanden ist, dann werden Sandsäcke untergelegt. Nach Abklingen der unmittelbaren Unfallfolgen, d. h. wenn der Verletzte sich aus dem Schock erholt hat, und der intensive Druckschmerz abgeklungen ist, wird mit Massage der Rippenmuskulatur und lokaler Wärmeapplikation begonnen. Mit dem Beginn der vierten Woche darf sich der Verletzte im Bett aufrichten und nach 6 Wochen aufstehen. Dieses Schema gilt für Brüche der Lenden- und der unteren Brustwirbelsäule. Bei höher liegenden Brüchen ist die Behandlung kürzer, etwa 5 Wochen oder weniger. Bei schwerer Keilbildung dauert die Behandlung länger, etwa 7 bis 8, bis 10 Wochen. Im Durchschnitt dauerte die gesamte Behandlung 4 Monate, wobei ein großer Teil der Verletzten nach dieser Zeit voll arbeitsfähig wurde.

In der gleichen Zeit berichteten WATSON-JONES und DAVIES, daß man auch Wirbelbrüche durch Reposition und anschließender Retention behandeln kann und BÖHLER berichtete 1932 über ausgezeichnete Erfolge mit dieser Behandlung. Auch beim Wirbelbruch gelten die 3 Grundsätze der Knochenbruchbehandlung, und zwar: Die Reposition, Retention und funktionelle Nachbehandlung. Aufgerichtet werden nur Brüche der Hals- und Lendenwirbelsäule, sowie Brüche der zwei untersten Brustwirbel, dagegen nicht Frakturen der oberen Brustwirbelsäule, da diese durch die Rippen abgestützt werden. Am besten gelingt die Einrichtung am ersten Tag, gelegentlich aber auch noch später. In örtlicher Betäubung werden 20 ccm einer ½%igen Novocainlösung in den Bluterguß zwischen den auseinandergewichenen Wirbel eingespritzt und anschließend erfolgt die Aufrichtung im **ventralen Durchhang**. Dann wird eine Röntgenaufnahme angefertigt und wenn diese zeigt, daß sich der komprimierte Wirbel aufgerichtet hat, wird ein Gipsmieder angelegt. Gelingt die Aufrichtung mit dieser Technik nicht, so muß die Reposition im **dorsalen Durchhang** erfolgen, damit durch eine bessere Lordose erzielt werden kann. Die Dauer der Ruhigstellung beträgt 8 Wochen bis 4 Monate, je nach dem Grade der Achsenknickung. In der Nachbehandlung muß darauf geachtet werden, daß die Verletzten nicht mit dem angefertigten Gips für die Zeit der Heilung liegen bleiben, sondern vom ersten Tage an aufstehen und entsprechende Übung machen. Es müssen Arm- und Beinübungen sowie Übungen, die die Rücken- und Bauchmuskulatur stärken, erfolgen.

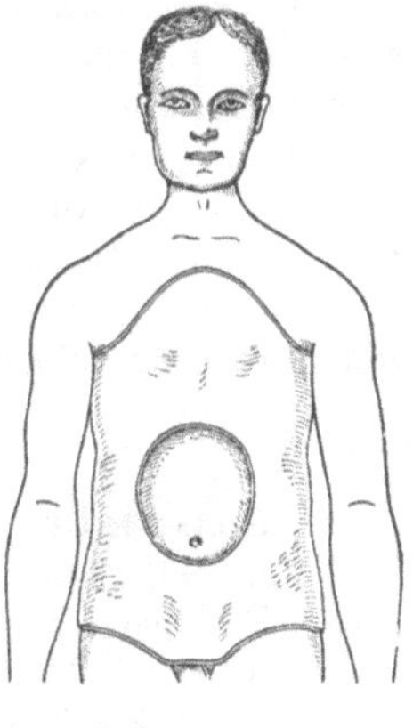

Abb. 69. Gipskorsett zur Aufrechterhaltung der Reposition bei der Behandlung nach BÖHLER

Bei denjenigen Verletzungen, bei denen durch eine Luxation eine Verschiebung des oberen Teils der Wirbelsäule erfolgte, hat eine Aufrichtung keinen Zweck, da das Rückenmark hier vollständig zerquetscht ist, dagegen werden wir bei Luxationsfrakturen nur mit teilweiser Schädigung des Rückenmarkes immer eine Reposition erstreben. Das gleiche gilt für Brüche und Verrenkungen der Halswirbelsäule, d. h. aufgerichtet werden nur diejenigen Brüche, die eine partielle Lähmung aufweisen.

Sowohl BÖHLER wie auch MAGNUS können über gute Erfolge bei ihrer Behandlungsmethode berichten. Es erweist sich jedoch als zweckmäßig, nach folgenden Grundsätzen zu verfahren:

1. Wirbelbrüche mit geringer Verschiebung oder geringem Zusammensintern, aber ohne Lähmung werden im allgemeinen „nach MAGNUS“ behandelt.
2. Wirbelbrüche in starker Verschiebung und keilförmigem Zusammensintern eines Wirbels mit Gibbusbildung, aber ohne Lähmungserscheinung werden „nach BÖHLER“ aufgerichtet.
3. Frakturen und Luxationsfrakturen mit Lähmungserscheinung werden immer „nach BÖHLER“ aufgerichtet, soweit das Rückenmark nicht total zerquetscht ist.

2. Brüche der Wirbeldornfortsätze

Wir unterscheiden direkte und indirekte Dornfortsatzbrüche. Häufiger sind die indirekten Brüche. Die durch direkte Gewalt entstehenden Brüche kommen durch Fall auf den Rücken, gegen eine Kante, durch Schlag oder Stoß zustande. Es sind meist mehrere Dornfortsätze betroffen und nicht selten sind diese Brüche offen, d. h. mit äußeren Wunden vergesellschaftet. Die indirekten Brüche der Dornfortsätze entstehen durch plötzlichen Muskelzug, z. B. beim ruckartigen Anheben von schweren Lasten. Sie können auch durch starke Überstreckung der Wirbelsäule zustande kommen. Klinisch treten lokalisierte Schmerzen über dem betreffenden Dorn auf, sowie Krepitation, Dislokation und abnorme Beweglichkeit, die allerdings nur im Anfang vorhanden sind. Besonders häufig wird der Dornfortsatz des ersten Brustwirbels betroffen (in etwa 40%), an zweiter Stelle der Dornfortsatz des 7. Halswirbels (etwa 25%) und an dritter Stelle der Dorn des 2. Brustwirbels. Dornfortsatzbrüche werden anfangs sehr häufig verkannt und erst später diagnostiziert.

Die Diagnose: Wirbeldornbruch läßt sich immer klinisch stellen, wenn man an die Verletzung denkt!

Durch Röntgenaufnahmen in zwei Ebenen wird die Diagnose bestätigt. Während die Darstellung der Fraktur im seitlichen Bild der Halswirbelsäule keine Schwierigkeiten bereitet, gelingt der röntgenologische Nachweis im Brustwirbelabschnitt nur sehr schwer wegen der störenden Überlagerungen.

Im Gegensatz zu diesen Brüchen, die durch eine einmalige Gewalteinwirkung zustande kommen, kennen wir Dornfortsatzbrüche, die durch chronische Überbeanspruchung ohne ein eigentliches Trauma, ähnlich wie an anderen Stellen des Knochensystems entstehen. Man kennt dieses Krankheitsbild als „Schipperkrankheit" und nach den Untersuchungen von BAETZNER handelt es sich hierbei um eine funktionelle Überlastung des nichtangepaßten Knochens. BAETZNER spricht von einem Arbeitsschaden. Die Fraktur erfolgt nicht plötzlich, sondern im Verlaufe von mehreren Wochen.

Behandlung der Dornfortsatzbrüche

1. **Konservative Behandlung:** Nach BÖHLER heilen Dornfortsaztbrüche um so schneller, je weniger man sich um sie kümmert. Die Diagnose soll man dem Patienten nicht mitteilen. Die Anwendung eines Stützapparates wird nie erforderlich sein. MAGNUS hält die konservative Behandlung mit Bettruhe von 2 bis 3 Wochen für ausreichend. Er war zur operativen Entfernung des abgebrochenen Dornfortsatzes nie gezwungen.
2. **Operative Behandlung:** METHGE, KASPAR und ROSTOCK entfernen das abgebrochene Stück des Dornfortsatzes und erreichen damit schlagartige Besserung.

3. Brüche der Wirbelquerfortsätze

Analog den Dornfortsatzbrüchen unterscheidet man direkte und indirekte Brüche der Querfortsätze. Sie kommen fast ausschließlich an der Lendenwirbelsäule vor. Die Direkten entstehen am häufigsten durch Fall auf einen harten Gegenstand, während die Indirekten durch plötzliche Anspannung der Lendenmuskulatur verursacht werden. Neben den Brüchen einzelner Querfortsätze beobachtet man bei den indirekten Brüchen sog. Serienfrakturen.

Klinisch machen sich Querfortsatzbrüche durch Schmerzen bei Beugung, lokalisiertem Druckschmerz, positives TRENDELENBURGsches Symptom, Abflachung des sakrolumbalen Muskelwulstes der betroffenen Seite, sowie gelegentlich auch peritonealen Reizerscheinungen bemerkbar.

Die sichere Diagnose: Querfortsatzbruch kann einwandfrei nur röntgenologisch gestellt werden.

Die Behandlung besteht in Bettruhe für einige Tage (10—12 Tage nach OSTERMANN) sowie Heißluftbestrahlung. Man soll die Diagnose dem Patienten nicht mitteilen, da diese von Laien überschätzt wird und die Behandlung sich dementsprechend verlängert. Die operative Entfernung wird im allgemeinen selten erforderlich sein. Sie wird lediglich dann in Frage kommen, wenn das Fragment stark verschoben ist.

4. Laminektomie

Die **Laminektomie** = Entfernung der Laminae, d. h. der Wirbelbögen mit den Wirbeldornfortsätzen bezweckt bei Wirbelbrüchen mit Lähmungserscheinungen das komprimierte Rückenmark vom Druck des Wirbelbogens zu befreien.

Die Erfolge der Laminektomie sind nicht besonders ermutigend, daher muß man die Indikation mit großer Sorgfalt treffen. Die Frühoperation mit ihren großen Gefahren und spärlichen Erfolgen hat sich nach allgemeiner Auffassung nicht durchsetzen können. Eine vergleichende Statistik über die Erfolge der Früh- und Spätoperation lieferte uns LLOYD:

	Frühoperationen:	Spätoperationen:
Heilung	6%	19%
Besserung	15%	27%
Unverändert	7%	22%
Tod	72%	32%

Die Mehrzahl der Chirurgen steht deshalb im Gegensatz zu den Empfehlungen einiger amerikanischer Autoren auf dem Standpunkt, daß die Frühoperation abzulehnen ist und erst nach Abwarten einiger Wochen (Mindestfrist 3 Wochen) in Frage kommt. Erst wenn die anfängliche Besserung plötzlich zum Stillstand kommt, werden wir die Indikation zur Operation stellen, die dann auch Aussicht auf Erfolg hat. Mit Hilfe des Neurologen müssen wir die aussichtsreichen Fälle von den prognostisch ungünstigen mit völliger Markzerstörung, herausfinden. Geeignet für die Laminektomie erscheinen diejenigen Lähmungen, bei denen irgendwelche Schwankungen in der Nervenleitung und Inkongruenz der motorischen und sensiblen Lähmungssphäre zu beobachten sind. Im allgemeinen wird aber auch die Spätoperation ein sehr begrenztes Indikationsfeld haben. Im großen und ganzen kann man den Lehrsatz aufstellen, daß *je später die Operation ausgeführt wird, um so erfolgreicher ist sie* und um so mehr gelingt es, die prognostisch ungünstigen Fälle auszuschalten.

IV. Der Bandscheibenvorfall Nucleus-pulposus-Hernie

Die Wirbelsäule hat nicht nur statische Aufgaben zu erfüllen, sondern sie muß auch beweglich sein. Ihre Beweglichkeit hängt vorwiegend von dem Verhalten der Bandscheibe ab. In morphologischer Hinsicht lassen sich drei eng miteinander verbundene Bandscheibenanteile unterscheiden: Der periphere, sehr straffe **Annulus fibrosus,** der zentrale **Nucleus pulposus** und die hyaline Knorpelplatte. Der Nucleus pulposus hat die Aufgabe, die Druck- und Stoßkräfte gleichmäßig zu verteilen: Pufferwirkung. Er schützt als Stoßdämpfer die Wirbelsäule und das Rückenmark vor Erschütterungen. Vom 25. Lebensjahr ab hört die regelmäßige Blutversorgung der Bandscheibe auf. Sie ist dann auf die Diffusion von Nährstoffen vom Wirbelkörper her angewiesen und unterliegt daher sehr frühzeitig degenerativen Prozessen.

Nach den Untersuchungen von UEBERMUTH beginnen die Degenerationserscheinungen bereits mit dem Aufhören der Wachstumsperiode. Man findet daher nach SCHMORL am Ende des 5. Jahrzehntes kaum eine Wirbelsäule mit vollkommen normalen Bandscheiben. Bei den schlechten Ernährungsverhältnissen und bei der starken Inanspruchnahme sind daher Degenerationserscheinungen an der Bandscheibe verständlich.

Während Unfälle schwerer Natur in den meisten Fällen zum Wirbelbruch führen, entstehen Bandscheibenvorfälle oft aus geringfügigen Anlässen. Wie aus zahlreichen Arbeiten SCHMORLS bekannt ist, handelt es sich bei den sog. „Knorpelknötchen" der Wirbelsäule um eine Verlagerung von Bandscheibengewebe in die Spongiosa des Wirbelkörpers. Dieser Weg ist nur dann möglich, wenn Lücken in der hyalinen Knorpelplatte vorhanden sind, die entweder durch ein Trauma oder eine Degeneration entstanden sind. Der Vorfall von Bandscheibenbestandteilen, kann aber auch nach anderen Richtungen erfolgen, z. B. nach vorn, nach den Seiten oder nach hinten. Bei dem am häufigsten beobachteten Austritt nach hinten wird das hintere Längsband durch das austretende Zwischenwirbelscheibengewebe vorgewölbt.

Schon vor etwa 100 Jahren wurden Berichte über eigenartige Vorwölbungen des Zwischenwirbelscheibengewebes in den Rückenmarkskanal bekannt (HENLE, VIRCHOW). Erst später hat man diesen Beobachtungen Bedeutung beigemessen. 1909 hat erstmalig der Neurochirurg KRAUSE einen Bandscheibenvorfall mit Erfolg ope-

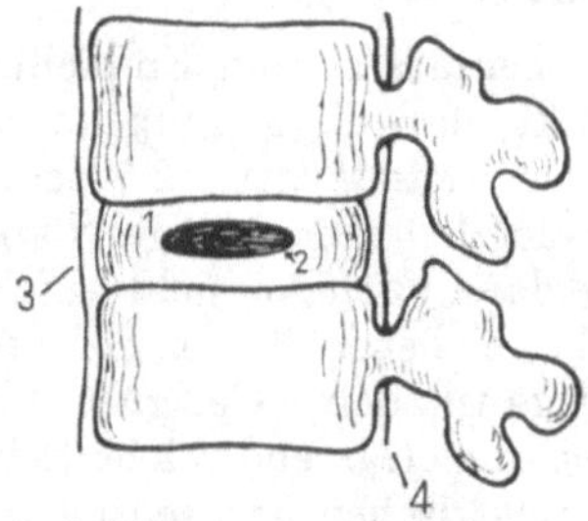

Abb. 70. Bandscheibe zwischen 2 Wirbeln. *1* Annulus fibrosus. *2* Nucleus pulposus. *3* Vorderes Längsband. *4* Hinteres Längsband

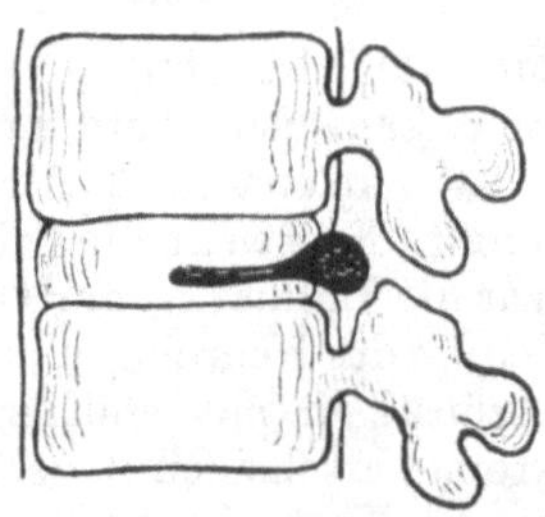

Abb. 71. Vorfall des Nucleus pulposus in den Rückenmarkskanal

riert, wenn er auch das Wesen der Erkrankung damals nicht erkannte. Mit Erfolg hat ADSON in Amerika im Jahre 1922 den ersten Bandscheibenvorfall operativ behandelt und MIXTER und BARR haben auf die Zusammenhänge, die zwischen dem Nucleus pulposus und Ischias bestehen, hingewiesen.

Man erkannte, daß ein großer Teil der Ischiasbeschwerden auf einen Bandscheibenvorfall zurückzuführen ist. Im Jahre 1941 behauptete DANDY, Amerika, daß Ischiasbeschwerden außer durch Kaudatumoren und Erkrankungen der Wirbelsäule überhaupt nur durch Vorfälle der Zwischenwirbelscheibe verursacht werden können. Dieser Standpunkt wurde von Neurologen abgelehnt, da es unzweifelhaft Fälle von rheumatischer Ischias gibt. Für die praktische Differenzierung ist es von Wichtigkeit, daß bei neurologischen Ausfallserscheinungen motorischer oder sensorischer Art und bestehenden Blasen- und Mastdarmstörungen die Diagnose: Neuritis lumbo sacralis in Frage gestellt werden muß. Hier wird der dringende Verdacht auf Kompression der Cauda equina auftauchen.

Diese Kompression kann nicht nur durch einen Bandscheibenvorfall verursacht werden, sondern es können destruierende Prozesse am Wirbelkanal, Metastasen der Beckenschaufel, Geschwulstbildungen innerhalb und außerhalb des Duralsackes (Dermoidzysten, Neurinome, Eppendymome, Teratome) ursächlich in Betracht dafür kommen.

Der Bandscheibenprolaps engt den Wirbelkanal ein, indem sich der Bandscheibenkern (Nucleus pulposus) aus seinem Zusammenhange löst und durch Verschiebung nach hinten entweder den Annulus fibrosus vorwölbt oder ihn sprengt und in den

Wirbelkanal hineingequetscht wird. Aus diesem Entstehungsmodus ergeben sich mehrere Möglichkeiten, je nachdem der Zustand ein vorübergehender oder dauernder ist. Im Prinzip kennen wir 3 Stadien dieser Vorwölbung:

1. der inkomplette Prolaps des Nucleus pulposus oder Annulus fibrosus.
2. Der komplette Prolaps des Nucleus pulposus oder der komplette Bandscheibenprolaps.
3. Der fixierte Prolaps.

Diagnostik:

1. Von größter Wichtigkeit ist die **Anamnese.** Ein großer Teil der Patienten führt den Beginn des Leidens auf einen Unfall zurück, und zwar auf einen Fall auf das Gesäß oder Stoß, Schlag in die Lendengegend. Meist wird ein plötzliches Anheben einer schweren Last ursächlich angeschuldigt. Der Patient spürt einen stechenden Kreuzschmerz, der später ins Gesäß ausstrahlt; am besten spiegelt der Begriff „Hexenschuß" das Krankheitsgeschehen. Die Schmerzen vermehren sich beim Husten, Niesen und Pressen, während sie bei Bettruhe zurückgehen, weil beim Liegen die Wirbelsäule entlastet ist und damit der Prolaps zurückgeht.
2. Objektiv finden wir einen **lokalen Druckschmerz** im Bereich der betreffenden Bandscheibe.

Am häufigsten finden sich Verletzungen der Bandscheibe in einem beweglichen Teil der Wirbelsäule, d. h. im Bereich der unteren Halsregion und unteren Lendenregion. Der Druckschmerz kann auch paravertebral liegen.

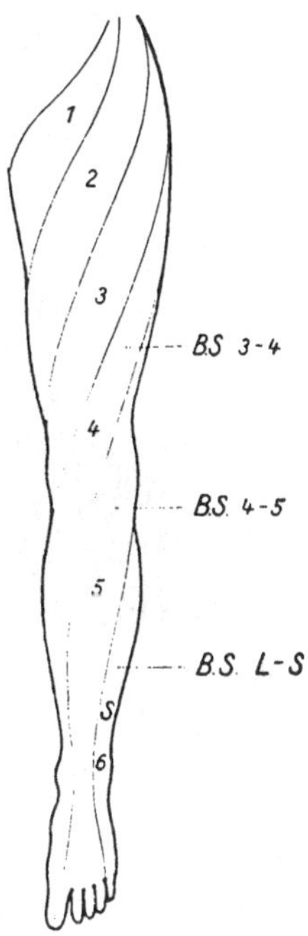

Abb. 72. Dermatomschema der unteren Extremität nach KEEGAN

3. Es kommt zur Ausbildung einer **Skoliose** der Lendenwirbelsäule. Der Patient schont und entlastet die schmerzhafte Seite. Es tritt ein **lumbaler Spasmus** auf, der sich auch in der Haltung und im Gang bemerkbar macht.
4. Wichtig ist der **neurologische Status**: Es finden sich teils Reiz-, teils Ausfallserscheinungen. Als weitere neurologische Zeichen wären Abschwächung oder Aufhebung der Patellar- und Achillessehnenreflexe von großem diagnostischen Wert. Mit großer Genauigkeit muß das Verhalten der Sensibilität geprüft werden, da die dermatommäßige Ausbreitung der Hyp- oder Anästhesie für die Lokalisation des Bandscheibenvorfalls äußerst wichtig ist. Die Hyp- oder Anästhesie im Reithosenbezirk wird für einen Nucleus-pulposus-Prolaps typisch sein.
5. In manchen Fällen werden uns **Blasen- und Mastdarmstörungen** einen wichtigen Hinweis geben.
6. Bei der **Liquoruntersuchung** kann man eine Erhöhung des Eiweißes feststellen, indem die Eiweißwerte bis auf das Dreifache des normalen Wertes vermehrt sind.
7. Die **Röntgenleeraufnahme** ergibt eine Verschmälerung der Zwischenwirbelscheibe, die aber nicht immer vorhanden sein muß. Bessere Anhaltspunkte

gibt uns die **Myelographie**. Charakteristisch sind die Füllungsdefekte in der Höhe des Prolapses. Wegen der gelegentlichen Nebenerscheinungen wird diese ungern angewandt, zumal auch hier Irrtümer möglich sind.

Aus diesen Symptomen geht hervor, daß die Diagnose: Neuclus-pulposus-Prolaps niemals durch ein Einzelsymptom gestellt werden kann, sondern auf eine Anzahl ausgeprägter Symptome beruht, die dann zusammengefaßt die Stellung der Diagnose ermöglichen. Ist die Diagnose gesichert, dann ist die operative Entfernung des Prolapses angezeigt, da es sich um einen raumbeengenden Prozeß im Wirbelkanal handelt, der das Rückenmark abquetscht. Dieses Hindernis muß, wenn nicht bleibende Störungen zurückbleiben sollen, beseitigt werden. Besonders angezeigt ist die Operation dann, wenn nach langwieriger konservativer Behandlung eine Besserung nicht erzielt wurde.

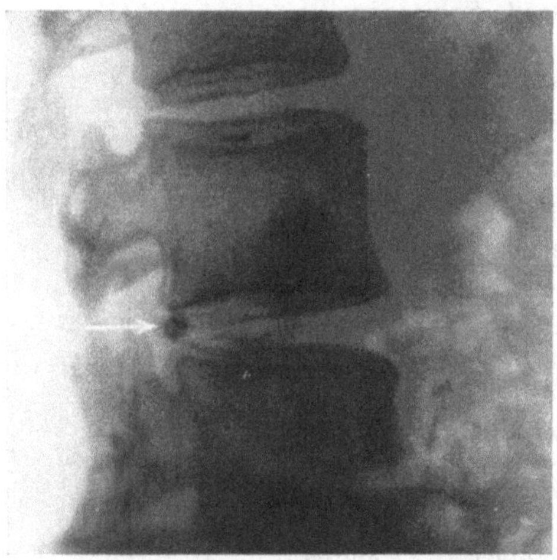

Abb. 73. Verkalkter Bandscheibenprolaps

Operation: Die Operation, die anfangs durch Entfernung mehrerer Wirbelbögen und Eröffnung der Dura als ein ausgedehnter und gefährlicher Eingriff nur selten ausgeführt wurde, gestaltete sich später durch das extradurale Vorgehen und die Hemilaminektomie und die interlaminäre Fensterung zu einem ungefährlichen Eingriff. Besonders wenig eingreifend ist die interlaminäre Fensterung, die 1939 LOWE angab. Diese besteht darin, daß man ohne Wegnahme der Laminae und ohne Duraeröffnung an den Prolaps herangeht. Die Operation wird in Lokalanästhesie oder Lumbalanästhesie ausgeführt. Die Lagerung erfolgt in kyphotischer Stellung der Wirbelsäule, d. h. in Bauchlage mit maximal gebeugter Wirbelsäule. Durch einen Hautschnitt wird der betreffende Wirbelbogen nach Beiseiteschieben der Muskulatur freigelegt. Danach wird das Lig. flavum freigelegt und unter Schonung des darunter liegenden Plexus abgetragen oder aufgeklappt. Oftmals ist dieses auffallend verdickt. Nach Entfernung des gelben Bandes liegen die epiduralen Venenplexus frei und unter diesen ist nach Beiseiteschieben der Nervenwurzel der Prolaps sichtbar. Dieser wird entfernt und ein Nachkürettieren des Kavum beendet den Eingriff.

V. Verletzungen des Brustkorbes

1. Rippenbrüche

Rippenbrüche gehören zu den häufigsten Frakturen des menschlichen Skeletts. Die Mehrzahl betrifft das mittlere Drittel der knöchernen Rippe, während das vordere und hintere Drittel seltener befallen werden. Bei Jugendlichen und Kindern werden Rippenbrüche seltener beobachtet, wegen der Elastizität des Brustkorbes, als bei alten Leuten.

Am häufigsten entstehen Rippenbrüche durch direkte Gewalteinwirkung, z. B. Fall auf einen kantigen Gegenstand, Schlag oder Stoß. Indirekte Brüche entstehen durch Kompression des Thoraxes im sagittalen oder frontalen Durchmesser. Seltener entstehen sie durch Muskelzug. Bei der Kompression des Thoraxes frakturieren die Rippen an der Stelle der größten Biegungsbeanspruchung. Nicht alle Rippen sind gleichmäßig exponiert. Am häufigsten brechen Rippen, die am meisten nach außen vorstehen, d. h. die 6.—9. Rippe, während die 1. Rippe z. B. durch den Schutz des Schlüsselbeins äußerst selten durch Gewalten betroffen wird. Schon PETIT hat die Regel aufgestellt, daß bei einer Einwirkung einer Gewalt auf die mittlere Partie des Rippenbogens ein direkter Bruch nach innen zustande kommt, während bei Kompression auf die beiden Enden des Bogens ein indirekter Bruch nach außen erfolgt. Brüche mehrerer Rippen in derselben Ebene, sog. Rippenserienfrakturen, entstehen sowohl durch direkte, wie auch indirekte Gewalteinwirkungen.

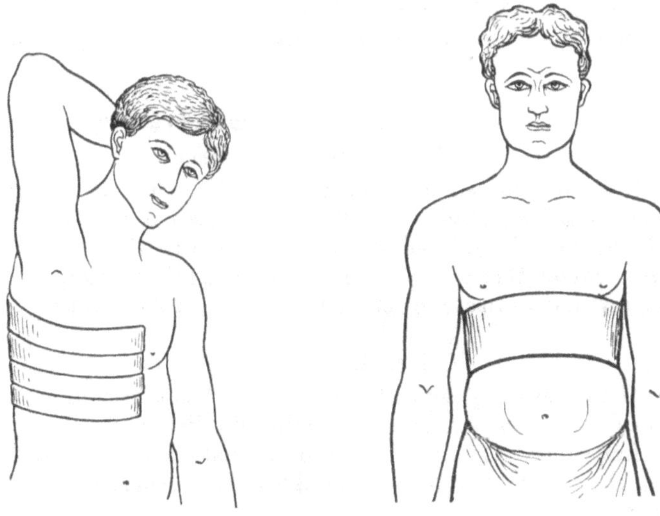

a *b*

Abb. 74. *a* Sog. „Dachziegelverband", zur Behandlung von Rippenfrakturen. *b* Sog. „Cingulum", ebenfalls zur Behandlung von Rippenfrakturen

Symptome: Die klinischen Erscheinungen bei Rippenbrüchen können mannigfaltig sein, je nach der Art und Schwere der Verletzung. Der einfache umkomplizierte Rippenbruch wird sich in folgenden Zeichen bemerkbar machen:

1. **Schmerzen an der Bruchstelle,** besonders beim Atmen und Husten. Die Schmerzen können so stark sein, daß die Atmung nur ganz oberflächlich wird.
2. Ein ausgesprochener gut **lokalisierter Druckschmerz** wird die Stelle der Fraktur kennzeichnen.
3. **Fernschmerz** bei Druck auf das Sternum und die Wirbelsäule.
4. Gut **fühlbare Stufe** an der Bruchstelle.

Die **Diagnose** wird also aus den klinischen Zeichen gestellt, auch wenn die Röntgenaufnahme keinen beweisenden Anhalt für eine Fraktur liefert.

Die Behandlung dieser unkomplizierten Rippenfraktur besteht in Ruhigstellung der befallenen Thoraxseite oder des ganzen Thoraxes. Die Ruhigstellung wird erreicht:

1. Durch den sog. **Dachziegelverband** aus Heftpflaster. Er besteht aus 5—6 Heftpflasterstreifen von 5 cm Breite, die in Exspirationsstellung angelegt werden, und zwar so, daß sie vorn das Sternum und hinten die Wirbelsäule etwas überragen. Die Streifen werden dachziegelförmig von unten nach oben angelegt.
2. Durch einen breiten Heftpflasterstreifen: **„Cingulum"**, der den ganzen Thorax umfaßt. Auch dieser wird in Exspirationsstellung am unteren Brustkorbumfang angelegt. Das Cingulum ist vorteilhafter als der Dachziegelverband, da die Ruhigstellung bei ihm besser ist und beide Thoraxhälften umfaßt.

Sowohl der Dachziegelverband als auch das Cingulum stellen den Brustkorb für 3—4 Wochen ruhig. Die Verletzten bekommen am ersten und zweiten Tag Morphium, später Codein. Bronchitisgefahr!

Bei alten Leuten darf ein fester Verband wegen der Gefahr der Pneumonie nicht angelegt werden!

2. Nebenverletzungen bei Rippenbrüchen

a) Das Hautemphysem

Wenn ein Fragment bei einem Rippenbruch die Pleura oder Lunge anspießt, so kann die Luft aus der Lunge unter die Haut entweichen. Das Hautemphysem ist weiter nicht bedrohlich und bedarf keiner besonderen Behandlung, es sei denn, daß es sich sehr schnell über den ganzen Körper ausbreitet. Man muß dann durch Punktion oder Inzision Entlastung schaffen, da es sonst zu Atemstörungen kommt.

b) Der Hämothorax

Er ist gleichfalls eine Folge einer Lungen- oder Pleuraverletzung. Solange keine Verdrängungserscheinungen auftreten, besteht die Behandlung in konservativen Maßnahmen. Erst wenn sich ein größerer Bluterguß ansammelt, wird dieser punktiert, jedoch nicht vor 14 Tagen. Die Punktion wird vorgenommen, um größere Verschwartungen zu vermeiden.

c) Der Spannungspneumothorax

Es ist die schwerste Komplikation die durch eine Rippenfraktur ausgelöst werden kann. Meist kommt er infolge einer Lungenverletzung zustande, die sowohl offen (Stich oder Schuß) oder auch geschlossen sein kann. Durch Einatmung strömt die Luft in die Pleurahöhle durch die Verletzungsstelle. Bei Ausatmung verschließt sich die Öffnung wie ein Ventil. Als Folge beobachten wir eine Verdrängung der Lunge, des Herzens und der Gefäße. Die gefährlichste Folge dieses Spannungspneumothorax ist das Mediastinalemphysem. Klinisch erkennen wir den Spannungspneumothorax

1. an der schweren Kreislaufstörung mit zunehmender Pulsverschlechterung,
2. an der Atemnot mit Preßatmung,
3. an der Zyanose,
4. an der Anschwellung der Halsvene mit fühlbarem Emphysem am Jugulum,
5. an der Tympanie mit Vorwölbung der Zwischenrippenräume,
6. röntgenologisch läßt sich eine Aufhellung der befallenen Seite mit Verdrängung von Herz und Zwerchfell erkennen.

Es handelt sich beim Spannungspneumothorax um einen lebensbedrohlichen Zustand, der schnell zum Handeln mahnt.

Die Behandlung erstrebt den Überdruck im Pleuraraum zu beseitigen. Als erste Maßnahme muß eine Erleichterung durch Gaben von Morphium und Kreislaufmittel sowie entsprechende Lagerung geschaffen werden. Anschließend wird Entlastung durch Pleurapunktion geschaffen. Die Punktion muß wiederholt werden und evtl. muß durch Troikart und BÜLOW-Dränage dauernd Entlastung geschaffen werden.

d) Komplizierte Rippenbrüche

Diese werden operativ versorgt durch Exzision der Wunde und enge Naht. Wenn es zur Infektion des Pleuraraumes mit Empyem gekommen ist, so wird das Pleuraempyem in üblicher Art und Weise behandelt.

3. Stumpfe und scharfe Thoraxverletzungen

A. Stumpfe Verletzungen

1. Die „Druckstauung“

Sie wird durch ein stumpfes Trauma verursacht. Es entsteht hierbei eine Drucksteigerung, die zu Stauungsblutungen im Bereich der oberen Hohlvene, d. h. am Hals und Kopf, besonders aber der Konjunktiven führt. Diese Erscheinungen sind flüchtig und vergehen nach einiger Zeit.

2. Die Commotio thoracis

Diese Verletzung, die durch einen heftigen Stoß oder Schlag gegen die Brustbeingegend zustande kommt, weist weder an der Thoraxwand, noch an den Binnenorganen anatomische Veränderung auf. Die klinischen Erscheinungen bestehen in Blutdrucksenkung, Atemnot, Pulsunregelmäßigkeiten, Schwindel und Bewußtlosigkeit, d. h. Zeichen, die dem Schock engverwandt sind. Diese kardio-vaskulären Störungen dauern nur geringe Zeit, können aber bei sehr heftigen Traumen zum Tode führen. Man bezeichnet sie auch als **Commotio cordis** und hat diese auf eine Reizung des Vagus zurückgeführt. Die Behandlung ist konservativ: Absolute Bettruhe, horizontale Lagerung, Morphium, Herz- und Kreislaufmittel.

3. Die Contusio thoracis

Während bei der Commotio thoracis keine pathologisch-anatomischen Veränderungen nachzuweisen sind, kommt es bei der Contusio thoracis meist zu erheblichen Schädigungen, sowohl der Brustwand, wie auch der Lunge, Pleura, Herz, Trachea und Zwerchfell. Wir finden außer Rippenfrakturen Zerreißungen an der Lunge, Blutung durch Gefäßschädigung, traumatische Lungeninfarkte, Schädigungen der Bronchen, Rupturen der Herzklappen u. ä. Die klinischen Zeichen der Thoraxkontusion hängen von dem Grad der anatomischen Schädigungen ab. Kleinere Lungenrisse führen zur Hämoptöe, Hämatothorax, geschlossenem Pneumothorax und Hautemphysem. Klinisch machen diese sich bemerkbar in: Zyanose, schlechten Puls und Atmung, bei Perkusion: Schachtelton, bei Auskultation: Abgeschwächte Atemgeräusche. Die Behandlung richtet sich nach der jeweiligen Verletzungsart. Zunächst wird man mit Morphium, Kreislaufmittel und geeigneter Lagerung dem Patienten Erleichterung schaffen.

4. Die Compressio thoracis

Sie wird dann auftreten, wenn der Thorax mit großer Gewalt gleichmäßig und allmählich komprimiert wird. Als erster hat PERTHES diese Verletzung klinisch beschrieben. Er fand hierbei Zyanose am Kopf und Hals mit zahlreichen Blutaustritten unter die Haut und Konjunktiven. Das Gesicht ist hierbei gedunsen. Die Erscheinungen werden auf die Drucksteigerung im Thorax, welche sich im Verlaufe der Venen, des Halses und Kopfes fortpflanzen, zurückgeführt.

B. Scharfe Thoraxverletzungen

In diese Gruppe gehören Verletzungen, die durch Stich, Hieb oder Schuß verursacht werden. Scharfe Thoraxverletzungen müssen als äußerst gefährliche Verletzungen angesehen werden, bis man sich evtl. vom Gegenteil überzeugt hat. Kleinere Verletzungen, wie Stichwunden, Thoraxschüsse können ohne Folgeerscheinungen und Komplikationen glatt ausheilen. Sie können aber auch durch Blutungen zu Komplikationen führen. Eine gefährliche Komplikation ist der **offene Pneumothorax.** Er führt, wenn nicht sofort eingegriffen wird, durch den Lungenkollaps und die Zirkulationsstörungen in kürzester Zeit ad exitum. Der praktische Chirurg muß wissen, daß jeder offene Pneumothorax sofort in einen geschlossenen verwandelt werden muß. Man kann dies erreichen durch einen festen Heftpflasterverband, wenn kein Nahtmaterial vorhanden ist, durch eine zweischichtige Muskelhautnaht oder durch eine perikostale Naht. Besteht ein größerer Defekt in der Thoraxwand, so wird die Lunge in das Thoraxfenster eingenäht. Bei offenen Verletzungen des unteren Brustkorbabschnittes ist auf begleitende Verletzungen des Zwerchfells und der Bauchorgane zu achten.

1. Brustbeinbrüche

Die meisten Brüche des Brustbeines kommen durch direkte Gewalteinwirkung zustande, wie Stoß, Hufschlag, Überfahrung und Verschüttung. Die selteneren indirekten Brüche sieht man als Begleiterscheinungen bei Wirbelfrakturen, und zwar bei Hyperextensionsbrüchen. Auch durch gewaltsame plötzliche Beugung kann es zur Fraktur des Brustbeines kommen. Am seltensten ist der quere Rißbruch durch Muskelzug.

Meist handelt es sich um quere Brüche am Übergang vom Manubrium zum Corpus sterni, sowie in der Gegend des 2. bis 3. Rippenknorpels. Splitter-, Längs- und Schrägbrüche werden gar nicht beobachtet.

Klinische Symptome: Die Bruchstelle läßt sich meist gut durchtasten, indem das distale Fragment nach vorn und oben verlagert ist. Auch der streng lokalisierte Druckschmerz wird die Frakturstelle kennzeichnen. Durch die Schmerzhaftigkeit wird die Atmung behindert, der Patient atmet flach und oberflächlich. Eine Verletzung der A. mammaria interna kann zur Ansammlung größerer Hämatome führen, die dann durch Druck auf das Herz bedrohlich werden können. Das Röntgenbild läßt die Frakturstelle eindeutig erkennen, insbesondere die seitliche Aufnahme.

Die **Prognose** der unkomplizierten Sternalfraktur ist eine günstige, der Bruch heilt ohne besondere Ruhigstellung in 4 Wochen glatt ab. Ist eine Verschiebung vorhanden, so bereitet die Reposition Schwierigkeiten. Gelegentlich gelingt die Reposition durch starke Hyperextension. Bleibt eine geringe Deformation nach Abheilung der Fraktur zurück, so ist diese für die Funktion des Brustkorbes ohne Bedeutung.

Therapeutisch wird man zur Linderung des Frakturschmerzes einen Dachziegelverband oder ein Zingulum aus Heftpflaster, wie bei Rippenfrakturen anlegen. Eine operative Versorgung wird kaum in Frage kommen.

VI. Beckenbrüche

Nach einer Statistik von P. BRUHNS betragen die Beckenbrüche nur etwa 0,3% aller Knochenbrüche. Heute im Zeitalter des Verkehrs und der Industrialisierung gehören die Beckenbrüche nicht mehr zu den seltenen Verletzungen.

Es kommen sowohl direkte wie auch indirekte Brüche vor. Während die direkten Gewalteinwirkungen insbesondere den vorderen Abschnitt des Beckens sowie die Beckenschaufel treffen, werden Gewalteinwirkungen, die das Becken in seiner Gesamtheit betreffen, zu indirekten Brüchen führen: „Beckenringbrüche". Zu den indirekten Brüchen rechnet man auch Abrißfrakturen durch Muskelzug, wie z. B. der Abriß der Spina iliaca ant. sup.

Bruchformen:

1. Beckenrandbrüche

entstehen durch direkte oder indirekte Gewalteinwirkungen. Der Beckenring wird hier in seiner Gesamtheit nicht gesprengt, sondern es werden nur einzelne Teile des Beckens betroffen, und zwar am häufigsten ein oder beide Schambeinäste. Bei diesen Verletzungen muß besonders auf Verletzungen der Harnröhre geachtet werden. Der Bluterguß, der hier entsteht, breitet sich am Damm und am Skrotum aus. Der lokalisierte Druckschmerz und Fernschmerz durch seitliche Kompression wird die Diagnose sichern. Im Bereich der Darmbeinschaufel beobachten wir Quer- oder Schrägbrüche derselben oder auch Absprengungen vom Darmbeinkamm. Eine besondere Bruchform stellt die DUVERNEYsche Fraktur dar.

Der Abriß der Spina iliaca ant. sup. kommt bei Jugendlichen vor und ist als Sportverletzung bekannt. Seltener findet man die Abrißfraktur der Spina iliaca ant. inf., die durch Zug des Lig. ileo femorale entsteht. Brüche des Sitzbeinknorrens entstehen durch Fall aufs Gesäß oder beim Sport als Abriß oder Absprengung des Tuber ischii, Brüche des Kreuz- und Sitzbeins dagegen durch direkte Gewalteinwirkung, meist durch Fall aufs Gesäß. In den meisten Fällen bricht das Kreuzbein in querer Richtung mit winkeliger Abknickung nach dem Beckeninnern. Durch rektale Untersuchung läßt sich der Bruchspalt gut abtasten. Auch Sitzbeinbrüche verlaufen in querer Richtung und sind nach einwärts verschoben.

2. Beckenringbrüche

Der Beckenring wird bei Beckenringbrüchen in seiner Kontinuität unterbrochen. Diese Brüche entstehen durch Kompression in seitlicher, sagitaler oder diagonaler Richtung, so z. B. durch Überfahrung, durch Stoß oder Verschüttung. Sie können einseitig oder auch symmetrisch verlaufen. Meist sind die absteigenden Schambeinäste unterbrochen, oder man findet die Frakturstelle zwischen dem auf- und absteigenden Schambeinast sowie am Übergang zwischen den horizontalen Ästen des Sitz- und Schambeins. Bekannt sind auch gleichzeitige Brüche des vorderen Beckenringes, die sich mit den Brüchen des hinteren Beckenringes kombinieren. Einen solchen Bruch stellt die **doppelte Vertikalfraktur nach** MALGAIGNE dar. In gleicher Weise findet man eine Symphysensprengung mit einer Vertikalfraktur des hinteren Beckenringes kombiniert.

Die Erkennung der Beckenringfraktur stützt sich auf die klinische Untersuchung und das Röntgenbild. Neben dem lokalen Druckschmerz, Fernschmerz bei seitlicher Kompression und dem lokalen Bluterguß, darf die rektale Untersuchung nicht unterbleiben. Nicht selten findet man bei Beckenringfrakturen komplizierende Nebenverletzungen der benachbarten Weichteile. Am häufigsten

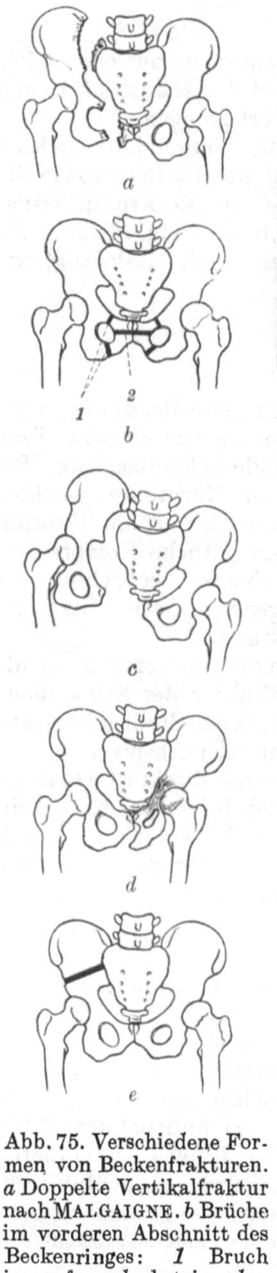

Abb. 75. Verschiedene Formen von Beckenfrakturen. *a* Doppelte Vertikalfraktur nach MALGAIGNE. *b* Brüche im vorderen Abschnitt des Beckenringes: *1* Bruch im auf- und absteigenden Schambeinast. *2* Quere Symphysenfraktur. *c* Symphysenruptur. *d* „Zentrale Luxation" der Hüftpfanne. *e* Querfraktur der Beckenschaufel

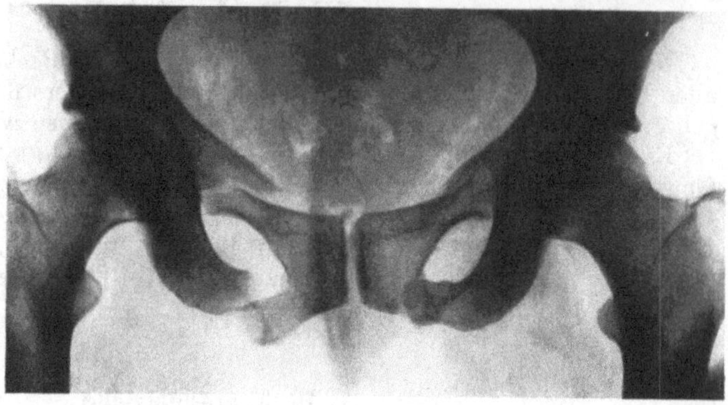

Abb. 76. Bruch des auf- und absteigenden Schambeinastes

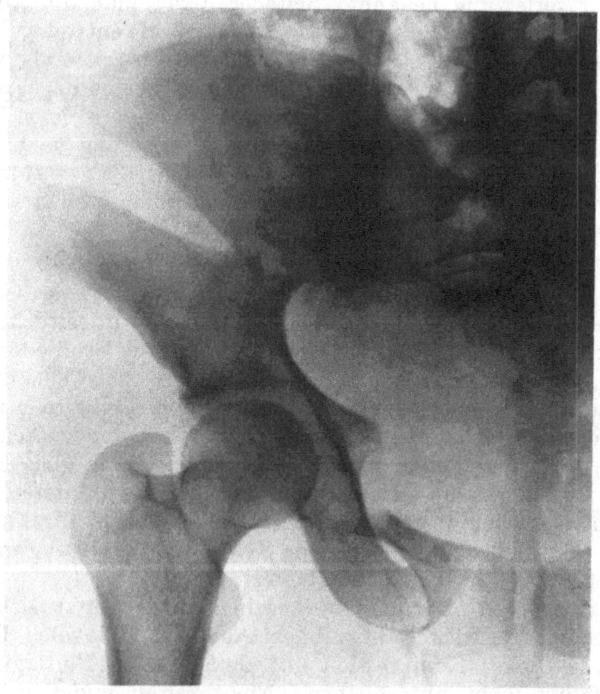

Abb. 77. Doppelte Vertikalfraktur nach MALGAIGNE

ist der Harnapparat betroffen. Nach einer Statistik von WESTERMANN in etwa 20% der Fälle.

Es muß bei jeder Beckenfraktur, insbesondere Beckenringfraktur, sofort auf Verletzungen des Harnapparates, insbesondere der Blase und der Harnröhre geachtet werden. Auch Mastdarm- und Bauchfellverletzungen darf man nicht übersehen!

3. Pfannenbrüche

An der Beckenpfanne kann entweder nur der Pfannenrand oder auch die Pfanne im ganzen frakturieren. Bei der zentralen Hüftgelenkspfannenfraktur kann der Oberschenkelkopf ins Beckeninnere verschoben werden. Man bezeichnet diese Verschiebung als **zentrale Luxation der Hüftpfanne.**

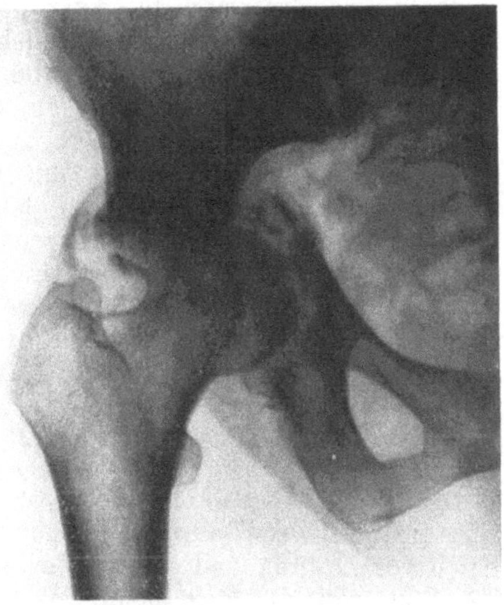

Abb. 78. „Zentrale Luxation"

4. Behandlung der Beckenbrüche

1. **Behandlung der Beckenrandbrüche:** Die erste Aufgabe des Arztes besteht in der Bekämpfung des Schockes bzw. der Fettembolie. Bei Brüchen der Darmbeinschaufel sowie eines Schambeinastes, genügt eine Bettruhe von 3 bis 4 Wochen. Eine Reposition wird sich meist erübrigen. Wenn durch den Muskelzug ein Fragment verschoben ist, so empfiehlt sich, das entsprechende Bein auf der BRAUNschen Schiene zu lagern, um eine Entspannung zu erzielen. Abrißfrakturen der Spina iliaca ant. sup. brauchen 8 Tage Ruhigstellung auf der BRAUNschen Schiene. Eine operative Behandlung wird sich meist erübrigen. Auch Brüche des Sitzbeines heilen auf konservativem Wege aus. Quere Kreuzbeinbrüche mit Verschiebung des distalen Anteils ins Beckeninnere lassen sich ebenso wie Steißbeinbrüche digital vom Rektum aus aufrichten. Bleiben trotzdem nach der Abheilung Beschwerden zurück, so empfiehlt sich die operative Entfernung des distalen Anteiles des Kreuz- oder Steißbeines.

2. **Behandlung der Beckenringbrüche:** Die Behandlung der Beckenringbrüche wird dann Schwierigkeiten bereiten, wenn diese durch Verletzungen der Nachbarorgane — Blase, Harnröhre und Mastdarm — kompliziert werden. Es besteht dann die Möglichkeit, daß sich der Bluterguß durch den ausfließenden Urin- oder Darminhalt infiziert und zu der gefürchteten Urinphlegmone mit Sepsis und Urämie führt.

Die vorderen Beckenringbrüche werden etwa 6 Wochen mit Hilfe eines Handtuchverbandes oder gekreuzten Zugverbandes ruhiggestellt. Bei den doppelten Vertikalbrüchen ist nicht so selten eine Beckenhälfte gegenüber der anderen verschoben. Bei diesen wird durch eine Extension in Abduktion, unter Belastung von 10 kg eine Reposition angestrebt, um den Beckenhochstand durch entsprechenden Zug zu beseitigen. Diese Brüche bedürfen einer Ruhigstellung von 8 bis 10 Wochen. Der Zug muß in leichter Flexionsstellung des Hüft- und Kniegelenkes angelegt werden, was am besten durch Lagerung auf der BRAUNschen Schiene gelingt. Durch die Flexion wird die Muskelentspannung erreicht, während die Abduktion eine Reposition erleichtert. Es muß außerdem durch bequeme Lagerung verhütet werden, daß ein Dekubitus entsteht.

3. **Hüftpfannenbrüche:** Gewöhnliche Pfannenbrüche ohne Dislokation werden im Streckverband 3—4 Wochen ruhiggestellt. Hierzu wird das Bein auf einer BRAUNschen Schiene in leichter Abduktion gelagert und mit einer Extension von 4 bis 5 kg belastet. Ist die Pfannenfraktur mit einer zentralen Luxation des Schenkelkopfes verbunden = zentrale Hüftgelenksverrenkung, so wird ebenfalls durch einen Dauerzugverband versucht werden, den Schenkelkopf an seine Stelle zu bringen. Hier ist eine Extension mit einer Belastung von 15 bis 20 kg und gleichzeitigem Hochstellen des Bettendes erforderlich. Die Drahtextension wird am Oberschenkelkondylus bei Semiflexion und Abduktion angelegt. Die starke Belastung von 20 kg wird nach 8 Tagen durch ein Gewicht von 6 kg ersetzt. Im ganzen bleibt der Zug 8—10 Wochen bestehen.

4. Bei **Beckenverrenkungen mit Symphysensprengung** kommt es meist zum Klaffen der Symphyse, wobei es gleichezeitig zu einer Verrenkung im Ileosakralgelenk kommt. Die Reposition gelingt, indem man einen manuellen Druck von beiden Seiten und anschließend einen Handtuchverband oder gekreuzten Zugverband wirken läßt. Eine operative Vereinigung der Symphyse darf nicht vor 14 Tagen, wegen der Infektionsgefahr des Blutergusses, vorgenommen werden.

VII. Harnröhrenverletzungen

Harnverletzungen kommen sowohl nach stumpfen Traumen, z. B. Quetschungen oder Fall auf den Damm, wie auch durch scharfe Verletzungen, wie Schuß und Stich vor. Häufig sind sie mit Beckenbrüchen vergesellschaftet. In der Mehrzahl der Fälle wird die Pars membranacea der Harnröhre verletzt, wesentlich seltener die Pars prostatica, bulosa oder pendula.

Bei Harnröhrenverletzungen muß immer auf Nebenverletzungen der Nachbarorgane, insbesondere Beckenverletzungen, Mastdarmverletzungen und Harnblasenverletzungen geachtet werden. Die Gefahren der Verletzungen sind:

1. die Harnverhaltung;
2. die Störung der Harnentleerung;
3. die Urininfiltration mit Urinphlegmone.

Die Diagnose auf Harnröhrenverletzung wird gestellt:

1. aus dem Blutaustritt aus der Harnröhre;
2. bei Unmöglichkeit aktiv Urin zu lassen;
3. beim schmerzhaften Urindrang und Harnverhaltung;
4. bei älteren Verletzungen aus der Urinphlegmone;
5. bei offenen Verletzungen aus dem Urinabfluß aus der Wunde.

Differentialdiagnose: Bei Harnröhrenverletzungen kommt Blut aus der Harnröhre, unabhängig von der Miktion, während bei Blasen- und Nierenverletzungen blutiger Urin vorhanden ist.

Die Behandlung der Harnröhrenverletzung bezweckt die Wiedervereinigung der zerrissenen Harnröhre und die Verhinderung der Urininfiltration. Dies kann nur operativ geschehen, möglichst bald nach der Verletzung. Bevor man sich zur operativen Freilegung der verletzten Harnröhre entscheidet, muß man sich auch ein ungefähres Bild über den Grad der Verletzung machen. Dazu ist folgendes zu beachten:

1. Wenn der Patient noch selbständig Urin lassen kann und keine Urininfiltration vorhanden ist, so ist ein operativer Eingriff zunächst nicht erforderlich.
2. Wenn der Patient keinen Urin mehr lassen kann und es gelingt uns, einen weichen Katheter einzuführen, so ist die Kontinuität der Harnröhre nicht unterbrochen und man braucht hier auch nicht zu operieren. Es genügt, wenn man den Katheter als Dauerkatheter beläßt.
3. Gelingt es nicht, den Katheter einzuführen — als Zeichen dafür, daß die Kontunuität der Harnröhre unterbrochen ist — so muß die Operation vorgenommen und die Verletzungsstelle freigelegt werden.

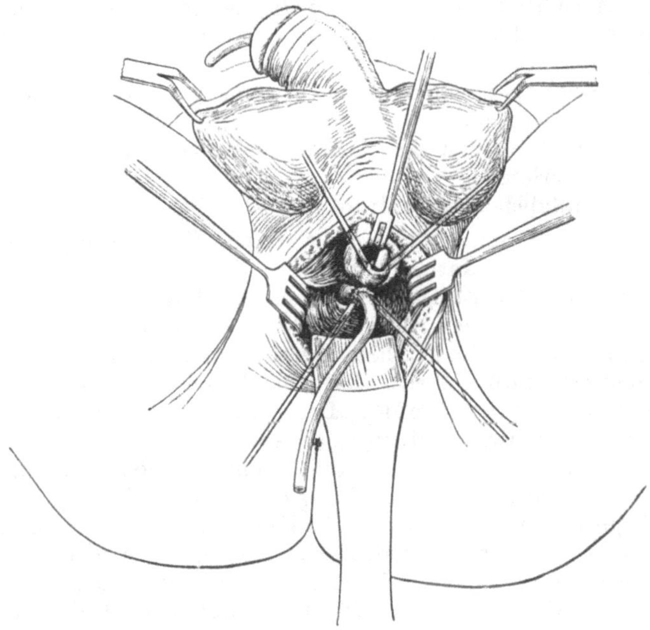

Abb. 79. Die Behandlung von Verletzungen der Harnröhre. Freilegung und retrograder Katheterismus der verletzten Harnröhre

Die Operation: In Lumbalanästhesie oder Periduralanästhesie und Steinschnittlage wird die Gegend hinter dem Hodenansatz mit einem Querschnitt freigelegt. Nach Spaltung der oberflächlichen Schichten gelangt man an die Verletzungsstelle. Anschließend wird ein Katheter eingeführt, um das periphere Ende der verletzten Stelle aufzufinden. Schwieriger kann sich das Auffinden des zentralen Endes der Harnröhre gestalten. Läßt es sich nicht auffinden, so muß nach vorheriger Sectio alta retrograd, d. h. von der Blase aus ein Katheter eingeführt werden. Anschließend folgt die Naht der Urethra mit Katgut auf dem Katheter. Verschluß der Wunde nach Einlegen eines Drains. Wenn der Verletzte erst 12 Stunden nach dem Unfall in die Behandlung kommt, so darf nur die Harnröhre genäht werden, die Wunde muß offen bleiben.

VIII. Blasenverletzungen

Blasenverletzungen entstehen entweder durch stumpfe Bauchverletzungen, wobei es zum Bersten der gefüllten Blase kommt, oder durch scharfe Verletzung, wie Stich, Schuß oder Einspießen von Knochensplittern bei Beckenfrakturen. Die Blase kann entweder intra- oder extraperitoneal einreißen. Bei starker Füllung platzt sie meist intraperitoneal, bei schwacher extraperitoneal. Die Diagnose auf eine Blasenverletzung wird gestellt:

1. Aus der **Anurie = „blutige Anurie“.** Der Patient kann trotz heftigen Urindrangs kein Wasser lassen. Es kommen lediglich einige Tropfen Blut aus der Harnröhre.
2. Aus dem **Fehlen der Blasendämpfung** trotz Harnverhaltung.
3. Aus der **Bauchdeckenspannung** mit peritonealen Reizerscheinungen, wie Erbrechen, Pulsbeschleunigung und Schockierung bei intraperitonealer Verletzung.
4. Aus der Druckempfindlichkeit und **Vorwölbung des Douglasraumes** bei intraperitonealer Verletzung.
5. Aus der Dämpfung und der **Resistenz oberhalb der Symphyse** bei extraperitonealer Verletzung.
6. Aus dem **Skrotalödem** bei extraperitonealer Verletzung.

Die **Diagnose** der Blasenverletzungen wird aus diesen Symptomen immer gut zu stellen sein, so daß der Katheterismus und die Zystoskopie sich erübrigen und sogar schädlich sind. Wichtig ist die Differentialdiagnose gegenüber Nierenverletzungen und Harnröhrenverletzungen. Bei Nierenverletzungen ist die Nierengegend schmerzhaft und beim Katheterisieren kommt blutiger Urin, während bei der Miktion blutiger Harn abfließt. Bei Harnröhrenverletzungen kommt aus der Harnröhre Blut ohne Harnentleerung. Der Katheterismus ist hier unmöglich.

Als **Gefahren** der Blasenverletzung sind zu nennen:

Bei extraperitonealer Verletzung die Urininfiltration, bei intraperitonealer Verletzung die Peritonitis. Die Behandlung der Blasenverletzung bezweckt, durch möglichst baldige Operation die Komplikationen der Peritonitis und Urininfiltration zu vermeiden. Bei der intraperitonealen Verletzung wird nach Eröffnung der Bauchhöhle die Blasenwunde doppelt übernäht und peritonealisiert. Anschließend wird ein Sicherheitsdrain eingelegt. Die Blasenwunde wird also von der Bauchhöhle aus angegangen. Bei der extraperitonealen Verletzung wird die Blase durch einen suprapubischen Schnitt freigelegt und anschließend wird durch eine Sectio alta von innen die Verletzungsstelle aufgesucht und versorgt. Drainage.

Nach jeder Blasennaht muß ein Dauerkatheter eingelegt werden. Alte, nicht versorgte Blasenverletzungen (älter als 24 Stunden), die typische Zeichen von Peritonitis oder Urininfiltration aufweisen, werden nicht operativ versorgt, sondern mit einem Dauerkatheter behandelt. Dagegen muß die Peritonitis sowie die Urininfiltration operativ angegangen werden.

IX. Nierenverletzungen

Man unterscheidet **stumpfe** und **scharfe** Nierenverletzungen.

Stumpfe Verletzungen

Die meisten Nierenverletzungen entstehen durch direkte Gewalteinwirkung, wie Schlag, Stoß, Überfahrung und Hufschlag. Seltener ist die indirekte Gewalteinwirkung durch Fall. Häufig sieht man diese Verletzungen als Berufs- und Sportverletzungen. Pathologisch-anatomisch handelt es sich um Risse in der Nierenkapsel, im Nierenparenchym, um Blutungs- und Kontusionsherde sowie Abrisse am Hilus.

Klinisch findet man hierbei:

a) Hämaturie;
b) Schmerzen sowie eine palpable Geschwulst in der Nierengegend;
c) Anämie und Schock;
d) gespannte Bauchdecken.

Die **Diagnose** kann aus diesen Zeichen gut gestellt werden. Selten wird es nötig sein, ein intravenöses oder retrogrades Urogramm anzufertigen, um die Diagnose zu sichern. Die **Prognose** der Nierenverletzung richtet sich nach dem Grad des Verletzungsgrades sowie den Nebenverletzungen und Komplikationen. Die **Behandlung** ist grundsätzlich konservativ. Durch Bettruhe, Eisblase, Morphium und Haemostyptica erreicht man in wenigen Tagen, daß das Blut aus dem Urin verschwindet. Nur selten wird man gezwungen sein, operativ vorzugehen. Die Indikation hierfür wird aus den klinischen Zeichen und nicht aus dem retrograden und intravenösen Pyelogramm gestellt. Die **Operation** wird dann angezeigt sein, wenn:

1. der Blutverlust bedrohliche Ausmaße annimmt;
2. eine Bauchverletzung nicht ausgeschlossen werden kann.

In den meisten Fällen wird eine Nephrektomie in Frage kommen.

Scharfe Verletzungen

Scharfe Nierenverletzungen entstehen meist durch Stich, Hieb, Schnitt oder Schuß. Klinisch ähneln sich die Symptome denen bei stumpfen Verletzungen. Die Prognose richtet sich nach dem Grade der Verletzung und wird durch die Gefahr der Infektion von außen getrübt. Häufig findet man hier Nebenverletzungen, besonders intraperitoneale Verletzungen vor.

X. Frakturen und Luxationen am Schultergürtel

1. Schulterblattbrüche

Die meisten Schulterblattbrüche entstehen durch direkte Gewalteinwirkungen, und zwar durch Überfahrung oder Fall auf die Schulter. Indirekt entstehen Brüche am oberen und unteren Schulterblattwinkel durch Muskelzug. Am Schulterblattkörper entstehen meist querverlaufende Brüche unterhalb der Spina scapulae. Seltener werden Längsbrüche beobachtet, die durch die ganze Scapula verlaufen. Bei den Brüchen am oberen und unteren Schulterblattwinkel können durch Muskelzug erhebliche Verschiebungen entstehen.

In den meisten Fällen wird die Diagnose auf einen Schulterblattkörperbruch schon klinisch zu stellen sein, aus dem Bluterguß sowie Quetschung und Hautabschürfungen. Ein weiteres Zeichen ist die erhebliche Funktionsstörung, die sich am meisten in der Bewegungshemmung im Schultergelenk bemerkbar macht. Häufiger sind Brüche des Schulterblatthalses, und zwar Brüche des Collum chirurgicum. Bei diesen wird der Processus coracoideus meist mitabgebrochen. Diese Brüche entstehen durch Fall auf die Schulter. Das periphere Fragment sinkt durch die Schwere des Armes nach unten ab und der Arm erscheint hierdurch verlängert, bei gleichzeitiger Abflachung der Schulterwölbung. Die klinischen Zeichen können gelegentlich Anlaß zur Verwechslung mit einer Schulterverrenkung geben. Achten muß man auf Nervenschädigungen, da gelegentlich der Nervus axillaris betroffen wird.

Acromionfrakturen entstehen durch direkte Gewalteinwirkung und wir beobachten hier meist quere Brüche. Bei Jugendlichen entstehen analog Epiphysenlösungen am Acromion.

Frakturen des Processus coracoideus treten fast nur in Verbindung mit einer Oberarmluxation auf. Auch Pfannenbrüche werden mit einer Schulterluxation häufiger kombiniert sein. Isoliert entstehen sie durch Fall auf den abduzierten Arm, durch Aufprallen des Humeruskopfes an die Pfanne. Wir unterscheiden hierbei Abscherungen vom Pfannenrand sowie Zertrümmerungsbrüche der Pfanne. Für die exakte Diagnose der Schulterblattbrüche sind Röntgenaufnahmen unbedingt anzufertigen.

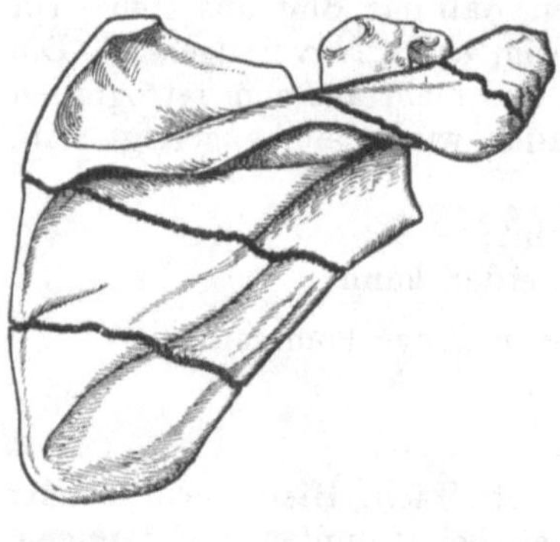

Abb. 80. Lage und Verlauf der häufigsten Bruchlinien am Schulterblatt.

Behandlung der Schulterblattbrüche: Brüche des Schulterblattkörpers, Acromions- und Corocoidfrakturen ohne wesentliche Verschiebung werden für 8 Tage in einem Armtragetuch ruhiggestellt. Nach 8 Tagen müssen aktive Übungen im Schultergelenk einsetzen, damit es nicht zur Versteifung in diesem Gelenk kommt. Da die Konsolidierung bei Schulterbrüchen fast nie ausbleibt, darf die Ruhigstellung nie solange andauern, daß es zur Versteifung des Armes kommt. Besonders bei Verletzten über 40 Jahre muß die Nachbehandlung streng überwacht werden, damit nicht ein versteiftes Schultergelenk als Behandlungsfolge zurückbleibt.

Pfannenbrüche werden für 4 Wochen auf einer Abduktionsschiene gelagert. Danach aktive Bewegungsübungen.

2. Schlüsselbeinbrüche

Schlüsselbeinbrüche gehören zu den häufigsten Brüchen und machen fast 5% aller Frakturen aus. Sehr häufig werden Kinder und Jugendliche betroffen. Die Brüche entstehen meist indirekt durch Fall auf die ausgestreckte Hand. Viel seltener ist die direkte Entstehung durch Schlag oder Stoß. Die häufigsten Brüche sitzen an der Grenze zwischen dem äußeren und mittleren und zwischen dem mittleren und inneren Drittel. Bei Kindern kommen fast nur unvollständige Frakturen vor (Grünholzfrakturen). Das mediale (sternale) Fragment wird durch den Zug des Sternocleidomastoideus nach oben und hinten, das laterale Fragment durch die Schwere des Armes nach unten und vorne verschoben. Außer einer Verkürzung, entsteht meist noch eine Achsenknickung mit einem Knick nach oben. Bei Kindern ist der Fraktursitz meist im mittleren Drittel. Verhältnismäßig selten sieht man Nervenstörungen von seiten des Plexus, sie kommen aber vor, so daß bei jeder Clavicularfraktur auf Nervenverletzung geachtet werden muß. Diese Nervenstörungen können sich auch im späteren Verlauf noch einstellen, wenn es zu stärkerer Kallusbildung kommt.

Die klinischen Zeichen bei einer Clavicularfraktur sind so eindeutig, daß man aus ihnen allein die Diagnose stellen kann. Die wichtigsten sind:

1. Verkürzung des Schüsselbeins;
2. Innenrotation des Armes;
3. scheinbare Verlängerung des Armes;
4. tastbare Deformierung des Schlüsselbeins.

Trotzdem soll die Röntgenaufnahme nicht unterbleiben. Es sei denn, daß es sich um eine unkomplizierte Grünholzfraktur bei Kindern handelt.

Behandlung der Schlüsselbeinbrüche: Wenn keine wesentliche Verschiebung vorhanden ist, so genügt die Ruhigstellung des Armes in einer Mitella für 8 Tage, anschließend wird mit aktiven Bewegungsübungen begonnen. Besteht eine größere Verschiebung mit Verkürzung, so kann versucht werden, die Reposition zu erzwingen.

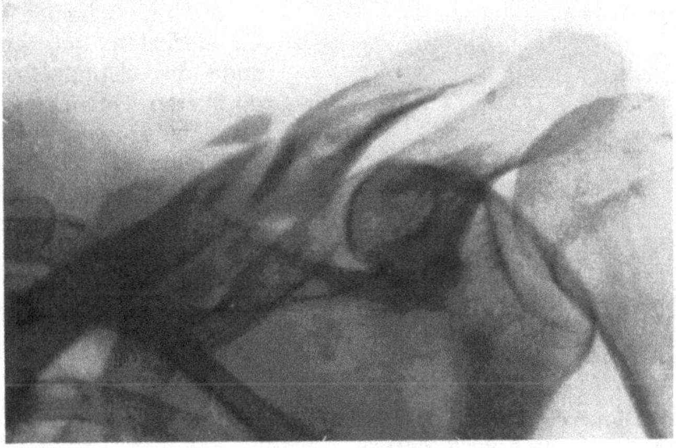

Abb. 81. Schlüsselbeinbruch

Nach örtlicher Betäubung mit 10 ccm 2%iger Novocainlösung stellt man sich hinter den Verletzten, und stemmt ein Knie zwischen die Schulterblätter, wobei gleichzeitig beide Schultern nach hinten gezogen werden. Die Fragmente lassen sich in den meisten Fällen auf diese Art gut einrichten. Schwieriger gestaltet sich das Festhalten der reponierten Stellung. Die zahlreichen Verbände nach BARDENHEUER, VELPEAU, MOORE, PAYR, SAYRE, BORCHGREVING, sind insofern mit Nachteilen behaftet, als sie entweder die reponierten Fragmente nicht in ihrer Stellung halten oder zur Versteifung des Schultergelenkes führen.

Am häufigsten wird der DESAULT-Verband angewandt. Man geht hierbei so vor, daß nach Reposition der Fraktur ein Kissen aus Watte in die Achselhöhle der verletzten Seite eingelegt wird und über dieses Hypomochlion wird der Oberarm maximal adduziert. So wird der Oberarm am Thorax fest fixiert und anschließend werden die bekannten Bindetouren herumgewickelt: Gesunde Achsel-Schulter-Elle (Mnemotechnisch: A/Sch/E.).

Dieser Verband darf bei jüngeren Leuten unter 30 Jahren 14 Tage, bei älteren über 30 Jahre nicht über 8 Tage verbleiben, da sonst eine Versteifung im Schultergelenk droht.

Bevor wir den Verband anlegen, müssen wir uns davon überzeugen, ob Schädigungen von seiten des Plexus bestehen oder nicht.

Mit der operativen Behandlung von Schlüsselbeinbrüchen soll man zurückhaltend sein, da die Ergebnisse dieser nicht immer die besten sind. Die Indikationen hierfür sind:

1. Clavicularfrakturen, die trotz Reposition noch Nervenstörungen aufweisen;
2. die drohende Durchspießung der Haut durch ein oder beide Fragmente,
3. schlecht geheilte Schlüsselbeinbrüche mit Funktionsstörungen im Bereich des Armes;
4. wenn durch übermäßige Kallusbildung ein Druck auf den Plexus brachialis ausgeübt wird.
5. bei Pseudarthrosen der Clavicula.

Die meist gebräuchlichsten operativen Verfahren sind:

1. Die einfache Drahtnaht oder Drahtumschlingung;
2. die Spaneinpflanzung;
3. die Fragmentauswechslung nach SCHMIEDEN.

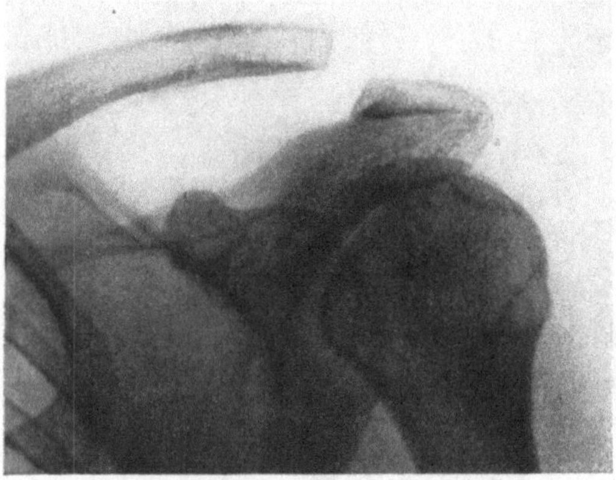

Abb. 82. Schlüsselbeinverrenkung. Das laterale Schlüsselbeinende ist nach oben verrenkt

3. Schlüsselbeinverrenkungen

Wir unterscheiden Verrenkungen am **sternalen** und am **acromialen** Ende des Schlüsselbeins. Bei der häufigeren Verrenkung am acromialen Ende kommt das Schlüsselbein oberhalb des Acromions zu liegen und es zerreißt hierbei das Lig. acromio clavicularis = **Luxatio supra acromialis.** Viel seltener kann das Schlüsselbein nach hinten oder unten verrenkt werden.

Der Entstehungsmodus ist ein ähnlicher wie bei Schlüsselbeinbrüchen, d.h. ein indirekter durch Fall auf die Hand. Schon klinisch läßt sich die Verrenkung gut erkennen, und zwar an der Stufenbildung in der Schulterwölbung. Dieses Zeichen ist so charakteristisch, daß die Röntgenaufnahme die Diagnose fast immer bestätigt.

Behandlung: Die Reposition gelingt leicht, und zwar so, daß man sich ähnlich wie bei der Clavicularfraktur hinter den Verletzten stellt, ein Knie zwischen die Schulterblätter stemmt und beide Schultern nach hinten zieht. Gleichzeitig muß das acromiale Ende des Schlüsselbeins nach unten gedrückt werden. Die größte Schwierigkeit bereitet die Fixation, die fast nie auf unblutigem Wege gelingt. Eine Ruhigstellung von 6 bis 8 Wochen ist erforderlich, damit die zerrissenen Bänder wieder verheilen können. Die Ruhigstellung wird am besten auf einer Abduktionsschiene durchgeführt. Eine operative Behandlung wird nur dann in Frage kommen, wenn auf konservativem Wege die Beschwerden nicht zurückgehen. Hierbei reicht eine einfache Drahtumschlingung meist nicht aus. Günstiger ist, wenn man einen KIRSCHNER-Draht vom Acromion in die Clavicula durchbohrt.

Wesentlich seltener sind **Verrenkungen des Schlüsselbeins am sternalen Ende.** Auch hier sind die Verrenkungen nach vorn viel häufiger als nach oben und hinten. Die Therapie dieser Verrenkungen am acromialen Ende unterscheidet sich nicht von denjenigen am sternalen Ende. Häufiger sind hier allerdings **Komplikationen,** wobei es bei der Verrenkung nach hinten gelegentlich zu Druckerscheinungen auf die A. carotis und Nerven (Vagus) sowie Trachea kommen kann. Hier muß sofort die blutige Reposition erfolgen, indem nach Freilegung des sternalen Endes des Schlüsselbeins dasselbe mit einem Knochenhaken hervorgezogen und mit einer Drahtnaht fixiert wird.

Eine gut überwachte Nachbehandlung muß darauf achten, daß bei Verrenkungen am sternalen oder acromialen Ende unter keinen Umständen eine Versteifung im Schultergelenk als Behandlungsfolge zurückbleibt.

4. Schulterverrenkungen

Schulterluxationen gehören zu den häufigsten in der Praxis vorkommenden Verrenkungen. Die Ursache dieser Häufigkeit liegt in der großen Beweglichkeit des Schultergelenks bei sehr weiter Kapsel sowie in dem Mißverhältnis zwischen Kopf und Pfanne: nur ein Drittel des Gelenkkopfes kommt mit der Pfanne in Berührung. Die Verrenkung kommt fast nur auf indirektem Wege zustande, meist durch Fall auf die vorgestreckte Hand. Viel seltener ist die direkte Entstehung durch Schlag oder Stoß. Gelegentlich entsteht die Schulterverrenkung durch Muskelzug, z. B. beim Sport (Werfen, Schleudern) oder auch bei Krampfzuständen.

Die am meisten beobachtete Form ist die Verrenkung nach vorn, die sog. **Luxatio subcoracoidea.** Sie macht $^2/_3$ aller Verrenkungen aus. Die zweithäufigste Verrenkung ist die nach unten, die **Luxatio axillaris,** die etwa $^1/_3$ aller Verrenkungen ausmacht. Am seltensten trifft man die Luxation nach hinten: **Luxatio retroglenoidalis.**

Die klinischen Erscheinungen sind äußerst prägnant. Bei der vergleichenden Betrachtung fällt auf, daß die Schulterwölbung fehlt. Der Oberarm erscheint verlängert und abduziert.

Der Verletzte kommt meist mit einer typischen Haltung zum Arzt. Kopf und Rumpf werden zur verletzten Seite gehalten und der Patient stützt den kranken durch den gesunden Arm ab.

Bei der Betastung fehlt der Oberarmkopf an seiner normalen Stelle und man kann ihn meist gut an der pathologischen Stelle, d. h. vorn, unter oder hinter der Gelenkpfanne tasten. Wenn auch die klinischen Erscheinungen der Schulterverrenkung gut zu erkennen sind, so darf nicht eher zur Reposition geschritten werden, bevor nicht durch ein Röntgenbild andere Knochenverletzungen ausgeschlossen werden.

Am häufigsten werden subkapitale Frakturen und Luxationsfrakturen mit einer Schulterverrenkung verwechselt. Deshalb ist die Röntgenaufnahme noch vor der Reposition wichtig.

Ebenso müssen vor der Reposition evtl. Schädigungen von seiten der Nerven festgestellt werden.

Behandlung der Schulterverrenkung: Als oberster Grundsatz gilt: Die Reposition soll sobald wie möglich vorgenommen werden, im Notfall auch ohne Röntgenaufnahme. Man nimmt diese entweder in allgemeiner, örtlicher oder Plexusbetäubung vor. Für den praktischen Arzt ist besonders die örtliche Betäubung empfehlenswert. Hierzu werden 20 ccm einer 2%igen Novocainlösung ins Gelenk eingespritzt.

Für die Einrichtung der Schulterverrenkung ist eine ganze Anzahl Verfahren angegeben worden. Die bewährtesten sind:

1. **Die Hebemethode nach Cooper.** Am abduzierten Arm wird ein kräftiger Zug bei gleichzeitigem Druck in der Achsel ausgeübt. Mit dieser Methode gelingt es fast immer die Reposition zu ermöglichen.

2. **Die Methode nach Hippokrates.** Hier wird ein Zug in Längsrichtung ausgeübt, indem man gleichzeitig die Ferse in die Achsel stemmt.
3. Eine häufig angewandte und schonende Methode ist diejenige **nach Kocher.** Der rechtwinkelig gebeugte Unterarm wird zunächst stark adduziert, dann nach außen rotiert bis zur frontalen Ebene und schließlich eleviert. Anschließend erfolgt die Ruhigstellung mit einer Mitella für 8 Tage. Auch bei veralteten Luxationen werden wir mit einer dieser Methoden manchmal zum Ziele kommen, und zwar dann, wenn die Verrenkung nicht älter als 3 Monate ist. Sonst wird die blutige Reposition erforderlich sein. Sämtliche konservativen Methoden werden bei der sog. habituellen Schulterluxation nicht zum Ziele führen. Die gewohnheitsmäßige Verrenkung beruht darin, daß schon bei einer gewöhnlichen Verrichtung, z. B. beim einfachen Heben des Armes eine Verrenkung zustande kommen kann. Als ursächliche Faktoren dieser habituellen Verrenkung werden angesehen: schlaffe und weite Kapsel, Absprengungen von der Gelenkpfanne, flache Gelenkpfanne sowie Veränderungen des Humeruskopfes.

Die operativen Methoden, die zur Beseitigung der habituellen Schulterverrenkung führen, sind sehr umfangreich. Das einzuschlagende Verfahren wird von der anatomischen Ursache abhängig zu machen sein, weshalb einmal Eingriffe am Skelett intra- oder extraartikulär, ein andermal Kapselraffungen, Fesselungsoperationen u. a. m. vorgenommen werden. Wir kennen also Operationen mit oder ohne Plastik, Operationen, die die ursprünglichen Verhältnisse wiederherzustellen anstreben und Operationen, welche auf die pathologischen Verhältnisse keine Rücksicht nehmen. Die einfachsten Verfahren sind die Kapseloperationen, die mittels einiger Raffnähte die weite Kapsel verkleinern. Komplizierter sind schon die Aufhängemethoden. Die Vielzahl der Methoden deutet darauf hin, daß keine rezidivfrei ist. Weitgehendst verlassen sind die Muskeloperationen, z. B. die Subskapularisraffung. Die heute am meisten bevorzugte und am wenigsten mit Rezidiven belastete Methode, ist die Tibia-Span-Widerristbildung am Pfannenrand nach Eden-Hybinette. Hier wird der Tibiaspan als Riegel in den vorderen Gelenkpfannenrand eingepflanzt.

XI. Frakturen und Luxationen an der oberen Extremität

A. Oberarmbrüche

1. Brüche am oberen Humerusende

Brüche im Bereich des Humeruskopfes und im anatomischen Hals kommen sehr selten vor. Im Gegenteil dazu sind Brüche im chirurgischen Hals außerst häufig. Dieser Bruch wird besonders bei alten Leuten angetroffen und entsteht durch Stoß auf den ausgestreckten Arm, Ellenbogen oder Hand. Bei demselben Unfallmechanismus entsteht bei Jugendlichen die Epiphysenlösung oder Epiphysenfraktur. Je nach der Dislokation unterscheiden wir grundsätzlich zwei Typen: Den Abduktionsbruch und den Adduktionsbruch. Der seltenere Adduktionsbruch entsteht durch Fall auf den adduzierten Arm. Es entsteht hierbei eine Verschiebung mit einem nach innen offenen Winkel. Wenn die Gewalteinwirkung den abduzierten Arm trifft, so wird der Abduktionsbruch eintreten und die Fragmente werden einen nach außen, und hinten offenen Winkel bilden. Für die Achsenknickung ist außer der dislozierenden Gewalt in großem Maße auch die Muskulatur verantwortlich. Diese beiden Typen lassen sich meist klinisch schon feststellen. Die Schulterwölbung ist erhalten, der Oberarm verkürzt und im Bereich des Deltoideus findet sich ein meist ausgedehnter Bluterguß, der dann zur Anschwellung der Schulter führt.

Man findet weiterhin eine völlige Aufhebung der aktiven und passiven Beweglichkeit im Schultergelenk. Besonders achten muß man auf Schädigungen des Nervus axillaris.

Für die exakte Diagnose und Differentialdiagnose ist das Röntgenbild unbedingt bei jedem Verdachtsfall anzufertigen, da nicht selten Verwechslungen in Verbindung mit der Schulterluxation und Luxationsfraktur vorkommen.

Behandlung: Bei guter örtlicher oder allgemeiner Betäubung lassen sich die meisten Brüche im Bereich des chirurgischen Halses einrichten. Die genaue Einrichtung der Fragmente ist für den Erfolg ebenso wichtig, wie die möglichst bald einsetzende Bewegungsbehandlung zur Vermeidung von Schulterversteifungen. Fast alle diese Brüche lassen sich auf konservativem Wege behandeln. Sind die Fragmente nicht verschoben, so erübrigt sich jede Reposition. Der Arm wird mittels Mitella für 8 Tage ruhiggestellt. Anschließend wird sofort mit aktiven Bewegungsübungen begonnen. Die Ergebnisse sind danach sehr gute. Bei Abduktionsbrüchen wird nach örtlicher Betäubung mit 20 ccm einer 2%igen Novocainlösung die Reposition durch Zug und Gegenzug vorgenommen. In ähnlicher Weise wird der Abduktionsbruch eingerichtet, nur daß der Zug in Abduktionsstellung des Armes erfolgen muß. Anschließend muß eine Röntgenkontrolle den Erfolg der Reposition festhalten und der Arm wird für 8 Tage in einer Mitella ruhiggestellt.

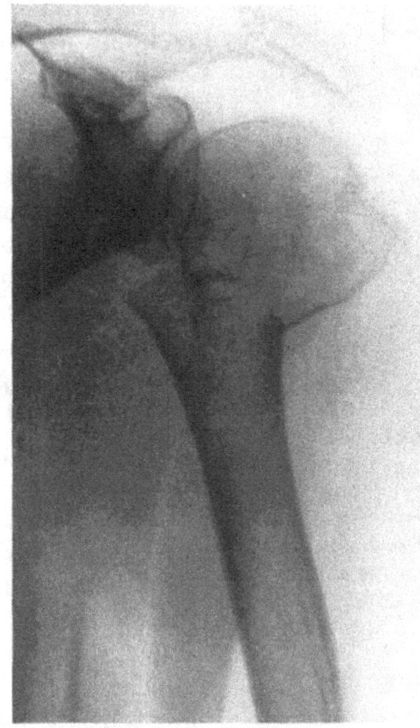

Abb. 83. Subkapitale Humerusabduktionsfraktur

Adduktionsbrüche können auch in Thoraxabduktionsgips ruhiggestellt werden, und zwar für etwa 3—4 Wochen. Bei einem Abduktionsbruch darf der Arm dagegen nicht in Abduktionsstellung fixiert werden, da sonst die bestehende Abknickung noch vermehrt wird. Beim Versagen dieser Methode und besonders bei bettlägerigen Patienten kann nach der Reposition ein Drahtzug angelegt werden, und zwar am Olecranon. Diese Extension kann sowohl in horizontaler als auch vertikaler Ebene erfolgen.

Das Olecranon wird etwa zwei Querfinger von der Olecranonspritze mit 5 ccm einer 2%igen Novocainlösung betäubt. Danach wird ein KIRSCHNER-draht durch das Olecranon durchbohrt und nach Befestigung eines Bügels mit 2—3 kg belastet.

Luxationsfrakturen: Mehr Schwierigkeiten bereitet die Reposition, wenn bei einer Schulterverrenkung gleichzeitig eine Fraktur im Collum chirurgicum oder anatomicum vorhanden ist. In manchen Fällen gelingt die Reposition mit einem der gebräuchlichsten Repositionsmanöver. Voraussetzung ist, daß man genügend kräftig den Oberarm in Abduktionsstellung wegzieht. Anschließend wird der luxierte und frakturierte Oberarmkopf mit der Faust oder Ferse in die Pfanne gepreßt; auch hier erfolgt die Ruhigstellung für 8 Tage in einer Mitella. Wenn die Reposition nicht gelingt, oder wenn der Kopf auf Nerven oder Gefäße drückt, so muß er am besten entfernt werden.

2. Oberarmschaftbrüche

Die meisten Schaftbrüche am Oberarm entstehen durch direkte Gewalteinwirkungen: Zusammenstoß, Schlag oder Fall. Seltener sind indirekte Brüche durch Fall auf die Hand oder den Ellenbogen. Beim Sport entstehen Brüche durch Muskelzug, z. B. beim Werfen oder Schleudern. In morphologischer Hinsicht unterscheidet man Schräg-, Spiral- und Splitterbrüche.

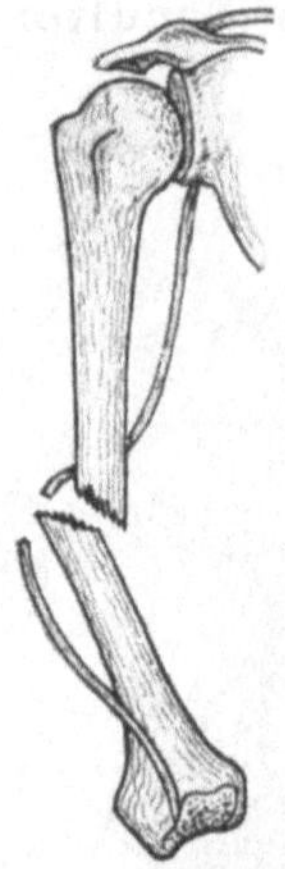

Abb. 84. Oberarmschaftbruch mit Zerreißung des Nervus radialis an der scharfen Kante eines Fragmentes

Die **klinischen Symptome** sind charakteristisch. Bei jeder kleinsten aktiven oder passiven Bewegung tritt ein deutlicher Knick in der Achse des Oberarmes auf. Neben den meist erheblichem Bluterguß mit starker Funktionsstörung wird eine deutliche sekundäre Abknickung durch Muskelzug wahrnehmbar sein. Bei Brüchen im oberen Drittel wird das obere Fragment durch den Zug des Musc. deltoides in Abduktionsstellung gebracht, während der Musc. pectoralis und Latissimus dorsi das untere Fragment nach innen verschiebt. Brüche in Diaphysenmitte weisen eine Hyperextensionsstellung infolge des Zuges des Musc. triceps auf. Da bei Schaftbrüchen des Oberarms, besonders im unteren Drittel, nicht selten Lähmungen des Nervus radialis vorkommen, muß man auf das Vorliegen dieser Schädigung schon vor der Reposition achten.

Behandlung: Nach Anfertigung zweier Röntgenbilder wird die Fraktur reponiert. Am besten gelingt die Reposition in örtlicher Betäubung mit 20 ccm 2%iger Novocainlösung in den Bruchspalt injiziert oder in Plexusbetäubung. Man kann hierbei die Reposition am sitzenden Patienten vornehmen, was für die Anlegung eines Abduktionsthoraxverbandes eine wesentliche Erleichterung bedeutet. Durch Längszug am rechtwinklig gebeugten Ellenbogen w rd zunächst die Verkürzung ausgeglichen, anschließend wird durch einen Seitenzug die Achsen- und Seitenverschiebung behoben. Der Oberarm wird in einer Abduktion von 90⁰ gehalten und in etwa 30⁰ vor die Stirnebene gebracht. In dieser Stellung wird der Abduktionsgips oder eine Abduktionsschiene angelegt. Bei bettlägerigen Patienten wird die Dauerzugbehandlung bevorzugt, ähnlich wie bei subkapitalen Brüchen. Man kann die Dauerzugbehandlung auch auf der Abduktionsschiene durch-

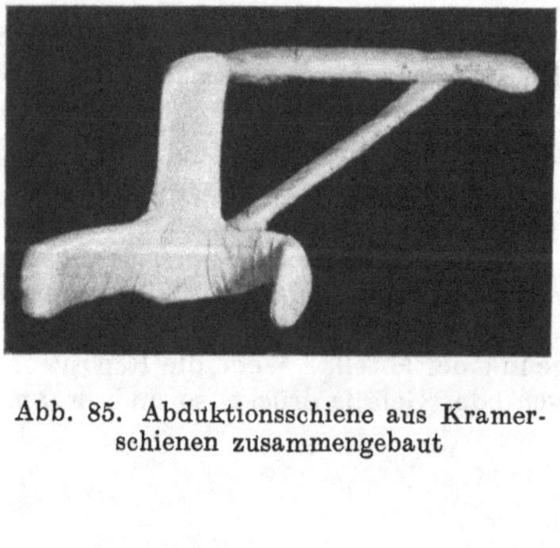

Abb. 85. Abduktionsschiene aus Kramerschienen zusammengebaut

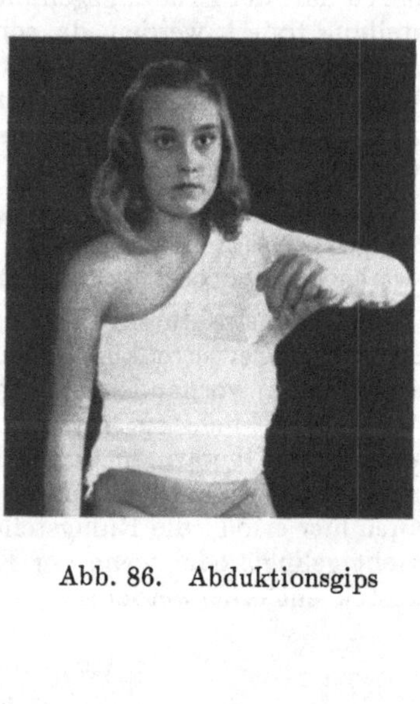

Abb. 86. Abduktionsgips

führen und zwar mit einem Draht- und Heftpflasterzug. Die Ruhigstellung beträgt etwa 6 Wochen. Bei glatten Querbrüchen wird auch nach dieser Zeit eine Konsolidierung nicht vorhanden sein und man muß entsprechend länger die Ruhigstellung bemessen. Diese Querbrüche neigen am stärksten zur Pseudarthrosenbildung.

Die Behandlung der Oberarmpseudarthrosen mit der einfachen Marknagelung führt zum Mißerfolg, weil die Muskulatur nicht imstande ist, die Bruchenden aufeinanderzupressen. Man muß bei Pseudarthrosen des Oberarms eine Aufsplitterung nach KIRSCHNER vornehmen und anschließend wird der Marknagel in der Weise eingeschlagen, daß seine beiden Enden aus dem Knochen herausragen. Diese Enden werden dann nach Zusammenstauchen der Bruchstücke umgebogen, so daß die Fragmente nicht mehr auseinanderweichen können.

Bei offenen Schaftfrakturen und Mitverletzung des Nervus radialis wird dieser nach Anfrischung der Nervenstümpfe wieder vernäht.

Bei geschlossenen Oberarmbrüchen ist der Entscheid schwer, ob der Nerv nur gequetscht oder vollständig zerrissen ist. Nach der Reposition und weiteren 4—6 Wochen, erholt sich der Nerv meist von selbst wieder. Ist das nicht der Fall, so muß nach dieser Zeit der Nerv operativ wieder vereinigt werden.

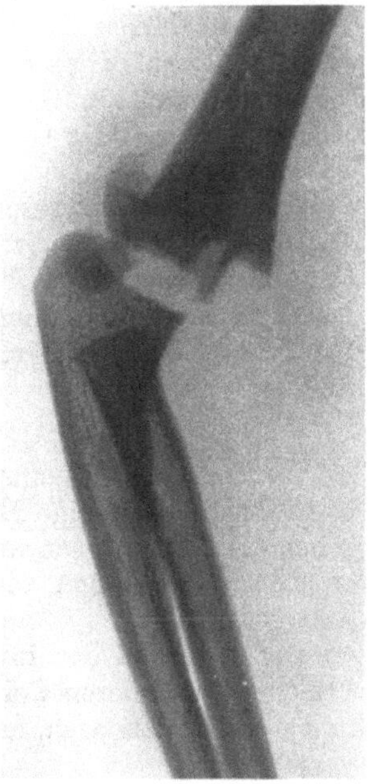

Abb. 87. Perkondyläre Hyperextensionsfraktur

3. Brüche am unteren Humerusende

Suprakondyläre Frakturen: Diese Brüche werden besonders häufig bei Kindern angetroffen, und zwar entstehen sie durch übermäßige Streckung oder Beugung: **Hyperextensions- oder Hyperflexionsfrakturen.** Häufiger ist der Überstreckungsbruch, der durch Hyperextension des Ellenbogens beim Fall auf den vorgestreckten und abduzierten Arm entsteht. Bei Erwachsenen wird bei diesem Unfallmechanismus die Ellenbogenverrenkung entstehen. Ein anderer Entstehungsmodus wird dann zustande kommen, wenn beim Fall auf den gebeugten Ellenbogen die Stoßkraft sich auf die Oberarmcondylen fortpflanzt. Die Flexionsfraktur entsteht beim Fall auf den gebeugten Ellenbogen. Aus der jeweiligen Dislokation und dem Frakturverlauf können die beiden Frakturtypen geschieden werden. Bei der Hyperextensionsfraktur ist das untere Fragment nach hinten und leicht nach innen verdreht. Der Frakturspalt hat einen Verlauf von hinten oben nach vorn unten. Die Richtung des Frakturspaltes geht bei den Flexionsfrakturen von vorn oben nach hinten unten. Das untere Fragment ist nach vorn verschoben und im Sinne einer Beugung abgeknickt.

Die **klinischen Zeichen** dieser Fraktur sind meist typische. Die Verlagerung des unteren Fragmentes nach vorn oder hinten ist bei der äußeren Betrachtung wahrnehmbar. Die Prüfung zwischen den drei Fixpunkten, den beiden Epicondylen und der Olecranonspitze bei gestrecktem und gebeugtem Ellenbogen wird im frischen Stadium wegen der Schwellung und Schmerzhaftigkeit kaum vorzunehmen möglich sein. Meist sind die Schwellung und der Bluterguß erheblich. Die Diagnose wird durch die Röntgenaufnahme in zwei Ebenen gesichert.

Bei der Hyperextensionsfraktur kann die scharfe Kante des unteren Fragmentes zur Schädigung der Art. cubitalis in Form von Intimarruptur, Kompression, Anspießung bis zur totalen Zerreißung führen. Wenn außer dieser Schädigung noch ein zirkulärer schnürender Verband hinzukommt, so wird eine Gangrän die unvermeidliche Folge dieser Schädigung sein.

Vor dieser Gefahr der ischemischen Nekrose der Hand bei der kindlichen Hyperextensionsfraktur kann nicht genügend gewarnt werden.

Behandlung: Die Reposition wird in Äthernarkose so durchzuführen sein, daß zunächst in der Oberarmachse und anschließend in der Achse des Unterarmes beim Gegenzug am Oberarm ein Zug ausgeübt wird. Auch die Seitenverschiebung und die Torsion dürfen bei der Reposition nicht vernachlässigt werden. Anschließend wird eine dorsale Gipsschiene angelegt und mit Mullbinden angewickelt. Ergibt die Röntgenkontrolle gute Fragmentstellung, so wird die Gipsschiene 3—4 Wochen belassen. Wegen der Gefahr der ischemischen Nekrose empfiehlt es sich, besonders bei Kindern, die Behandlung stationär durchzuführen, damit bei Anschwellung und Blauwerden der Finger sofort dieser höchst gefahrvolle Zustand beseitigt wird. Aus diesen Gründen darf ein zirkulärer Gips nicht angelegt werden! Wenn die Durchblutung infolge Schädigung der Art. cubitalis schon primär, d. h. vor Anlegung der Gipsschiene mangelhaft ist, so empfiehlt es sich, bei diesen Fällen die Extensionsbehandlung anzuwenden.

4. Brüche der Oberarmcondylen

Die Fraktur des **äußeren Condylus** kommt durch Fall auf den abduzierten Ellenbogen zustande infolge Meißelwirkung der Inc. semilunaris des Olecranons oder bei gebeugtem Ellenbogen, durch die Stauchung des Radiusköpfchens. Das Fragment ist meist nach außen, oben und hinten verschoben. Seltener ist es um die eigene Achse verdreht.

Der Abbruch des **inneren Condylus** wird nicht so häufig beobachtet, als die Fraktur des äußeren Condylus. Dieser Bruch entsteht bei Fall auf den gebeugten und abduzierten Arm. Auch hier ist das Fragment nach oben, innen und hinten verschoben.

Aus den klinischen Zeichen wird die Diagnose nicht ersichtlich sein. In manchen Fällen wird die abnorme Beweglichkeit des abgebrochenen Condylus, das Vorspringen des betreffenden Epicondylus sowie die abnorme Ab- oder Adduktionsmöglichkeit einen Hinweis geben. Entscheidend ist auch hier das Röntgenbild.

Bei sehr schweren Gewalteinwirkungen auf den Ellenbogen können beide Condylen frakturieren und es kommen dann V—Y—X—T-förmige Brüche vor. Nicht selten sind diese Brüche mit Nerven- und Gefäßverletzungen kombiniert.

5. Epicondylenfrakturen

Brüche des Epicondylus medialis werden häufiger beobachtet als laterale Epicondylenfrakturen. Die erstere entsteht durch forcierte Abduktion des Ellenbogens, und zwar durch Zug des entsprechenden Seitenbandes. Diese Abrißfraktur kommt auch in Verbindung mit einer Ellenbogengelenkluxation vor.

Wenn keine größeren Verschiebungen bestehen, so genügt eine dreiwöchige Ruhigstellung in Gips. Bei stärkerer Verlagerung, oder wenn das Fragment hindernd für die Gelenkfunktion wirkt, ist es am besten, wenn das Fragment entfernt wird. Nicht empfehlenswert ist die Annagelung oder Anschraubung des abgebrochenen Epicondylus.

6. Fractura capituli humeri et trochlea

Wenn das Capitulum humeri allein betroffen ist, so können zwei Frakturtypen vorkommen.

1. **Fractura capituli humeri totalis,** Typus HAHN-STEINTHAL. Das abgesprengte Fragment vom Capitulum ist hier nach oben und vorn verschoben und um 90° gedreht. HAHN nahm an, daß diese Frakturform indirekt durch Fall auf die ausgestreckte Hand entsteht. STEINTHAL glaubte an eine direkte Gewalteinwirkung: Sturz mit dem gebeugten Ellenbogen auf einen kantigen Gegenstand. BÖHLER führt diese Verletzung auf eine konstitutionelle Überstreckbarkeit des Ellenbogens zurück.
2. **Fractura rotulae partialis** oder **Fractura capituli humeri partialis,** Typus KOCHER-LORENZ. Hier wird der Knorpelüberzug des Capitulum humeri abgeschält. Die Verletzung kommt hauptsächlich bei jungen Leuten vor, und zwar durch einen direkten Schlag von der Rückseite gegen den gebeugten Ellenbogen.
3. Das Capitulum humeri kann auch in Verbindung mit einem Teil der Trochlea abbrechen: **Fractura capituli humeri cum trochlea.** Hierbei ist das Fragment um 90° gedreht und steht in der Längsachse des Oberarmes.
4. Das Capitulum humeri kann auch ohne Verbindung mit der Trochlea frakturieren: **Fractura capituli humeri et trochlea.** In der **Behandlung** dieser Frakturform gehen wir so vor, daß der isolierte Abbruch des Humerusköpfchens: Typus HAHN-STEINTHAL unblutig reponiert wird. Bei allen anderen Frakturformen, die unter der Ziffer 2—4 angeführt sind, empfiehlt sich die Exstirpation des abgebrochenen Fragmentes.

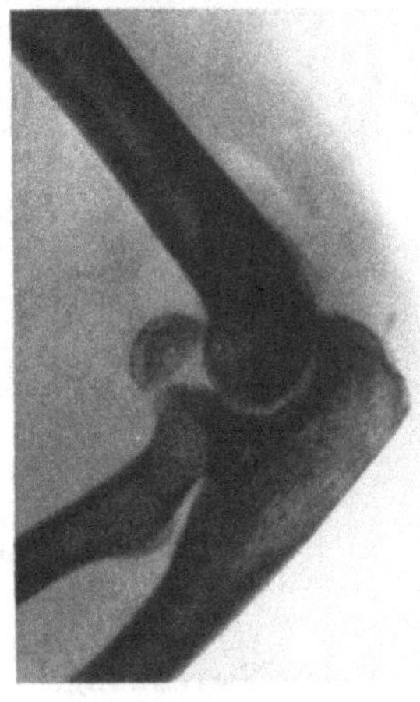

Abb. 88. Fractura capituli humeri totalis, Typus HAHN-STEINTHAL

B) Ellenbogenverrenkungen

Die häufigste Verrenkung ist diejenige nach hinten. Beide Unterarmknochen sind dabei nach hinten und radial verschoben. Die Ellenbogenverrenkung entsteht durch Fall auf die vorgestreckte Hand, indem es zunächst zur Überstreckung im Ellenbogengelenk kommt. Das Olecranon stemmt sich gegen die Fossa olecrani. Nicht nur die Kapsel, sondern auch Bänder und Muskel zerreißen dabei. Trotz des Blutergusses ist die Deformierung gut erkenntlich, und zwar springt das Olecranon mit dem Radiusköpfchen nach hinten vor. Neben reinen Verrenkungen finden wir gelegentlich die Ellenbogenverrenkung mit einer Fraktur vergesellschaftet. So können gleichzeitig der Epicondylus med. humeri, der Proc. coronoideus, das Radiusköpfchen, das Olecranon und die Trochlea mit frakturieren. Gelegentlich kann auch der Nervus ulnaris mitbetroffen sein.

Die Reposition muß möglichst bald erfolgen, am besten in Äthernarkose. Am Oberarm wird mit einem breiten Lederriemen ein Gegenzug ausgeübt, während der Zug am rechtwinklig gebeugten Ellenbogen erfolgt. Die ROSERsche Hyperextensionsmethode geht den umgekehrten Weg der Entstehung der Luxation.

Zunächst wird der Arm im Ellenbogen überstreckt, anschließend erfolgt der Zug am Vorderarm nach vorn mit gleichzeitiger Beugung. Dorsale Gipsschiene für 14 Tage. Vor und nach der Einrichtung müssen unbedingt Röntgenaufnahmen in zwei Ebenen angefertigt werden, damit

1. die Art der Luxation und
2. der Erfolg der Reposition

ersichtlich werden.

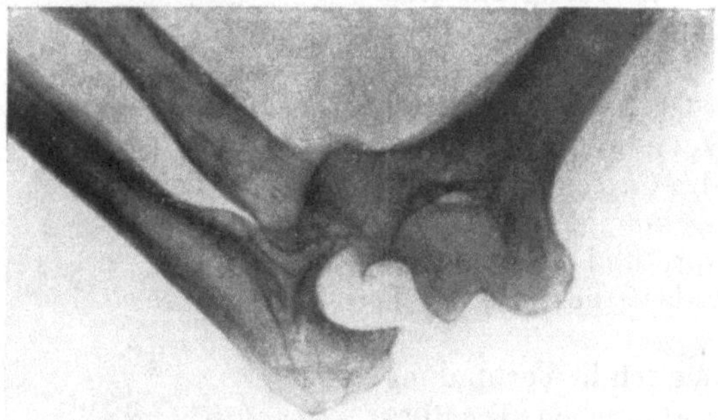

Abb. 89. Ellenbogenverrenkung

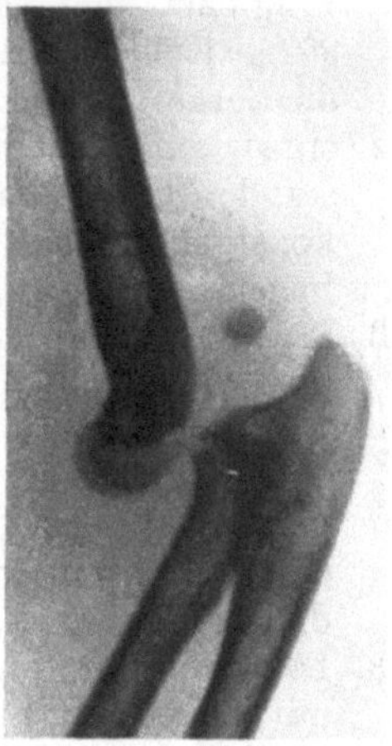

Abb. 90. Verrenkung des Unterarmes nach hinten

Reine Verrenkungen nach vorn oder nach der Seite sind sehr selten. Bei der Verrenkung nach vorn findet sich meist noch eine begleitende Fraktur des Olecranon.

C. Vorderarmbrüche

1. Olecranonfrakturen

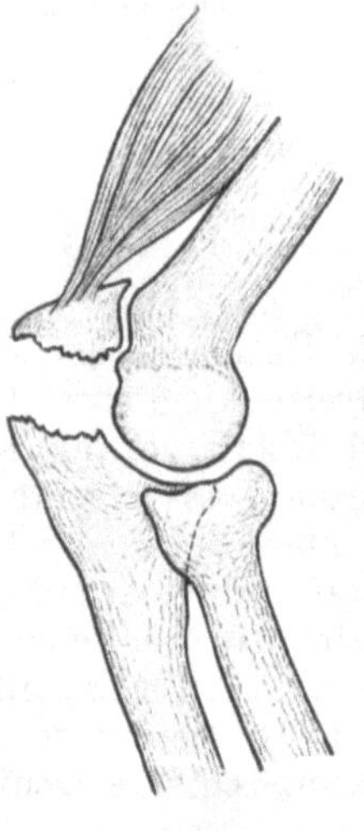

Abb. 91. Olecranonabrißfraktur

entstehen meist durch Fall oder Schlag auf den gebeugten Ellenbogen. Seltener ist die Rißfraktur durch den Musc. triceps. In den meisten Fällen entsteht ein Querbruch in Form einer einfachen Fissur oder einer Querfraktur mit einer größeren oder geringeren Diastase zwischen den Fragmenten. Dieser Zwischenraum entsteht durch die Wirkung des Musc. triceps. Durch die Zerreißung des Streckapparates ist die aktive Streckung unmöglich.

Die Prüfung der aktiven Streckfähigkeit des Unterarmes erfolgt am rechtwinklig gebeugten, hängenden Arm, der mit der Streckseite nach oben zeigt.

Bei der üblichen Prüfung auf Beuge- und Streckfähigkeit fällt der Unterarm infolge seiner Schwere bei der Streckung hinab und täuscht so den erhaltenen Streckapparat vor.

Bei der klinischen Untersuchung fällt eine deutliche Delle in der Stelle der Diastase auf.

In der **Behandlung** richten wir uns nach der Größe der Diastase sowie nachdem Ausfall der Prüfung der Streckfähigkeit. Besteht keine Diastase zwischen den

Fragmenten und ist der Streckapparat nicht zerrissen, so genügt eine Ruhigstellung mit der dorsalen Gipsschiene für 3 Wochen. Bei stärkerer Dislokation kann eine gute Reposition und Retention durch eine operative Vereinigung der Fragmente erreicht werden. In örtlicher oder Plexusbetäubung wird die Frakturstelle freigelegt. Nach Entfernung der Blutkoagula und Säuberung der Frakturstelle wird ein Draht in querer oder sagittaler Richtung durch beide Fragmente hindurchgezogen und nach exakter Reposition geknüpft. Anschließend erfolgt die Wiedervereinigung des zerrissenen Streckapparates. Ruhigstellung für 3 Wochen.

2. Brüche des Radiusköpfchens

entstehen meist durch indirekte Gewalteinwirkung, und zwar durch Fall auf die vorgestreckte Hand. Hierbei können sowohl Kompressions- wie auch Meißelfrakturen vorkommen. Da die Fraktur intraartikulär liegt, breitet sich der Bluterguß im Gelenk aus und führt zur Anschwellung desselben. Die Verkennung dieser Brüche kann zu schweren Funktionsstörungen des Armes führen, wobei insbesondere die Rotation des Unterarmes leidet.

Die **Behandlung** erstrebt eine möglichst anatomische Wiederherstellung des Radiusköpfchens. Ist diese auf unblutigem Wege nicht zu erreichen, so muß operativ das Radiusköpfchen aufgerichtet oder besser entfernt werden.

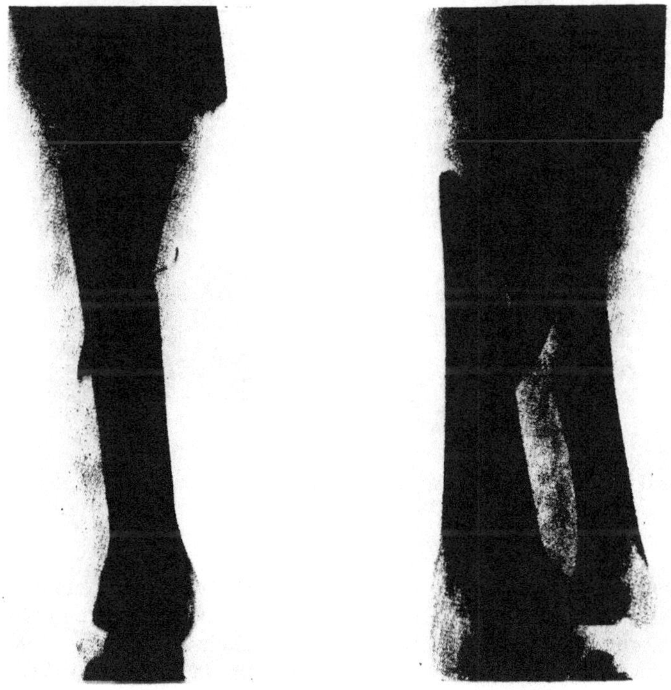

a *b*

Abb. 92. Unterarmfraktur mit Aussprengung eines ulnaren Fragmentes. *a* Ansicht von der Seite. *b* a.p.-Aufnahme

3. Brüche beider Vorderarmknochen

entstehen sowohl direkt als auch indirekt. Die direkten kommen durch Überfahrung oder Hieb zustande und sind oft durch äußere Wunden kompliziert. Es sind Biegungsbrüche, wobei beide Knochen in gleicher Höhe frakturieren. Die indirekten Brüche entstehen durch Gewalteinwirkungen in der Längsrichtung der Knochen beim Fall auf die vorgestreckte Hand. Die Kontinuitätstrennung erfolgt hier an der schwächsten Stelle der Knochen, d. h. am Radius in der Mitte des Schaftes und an der

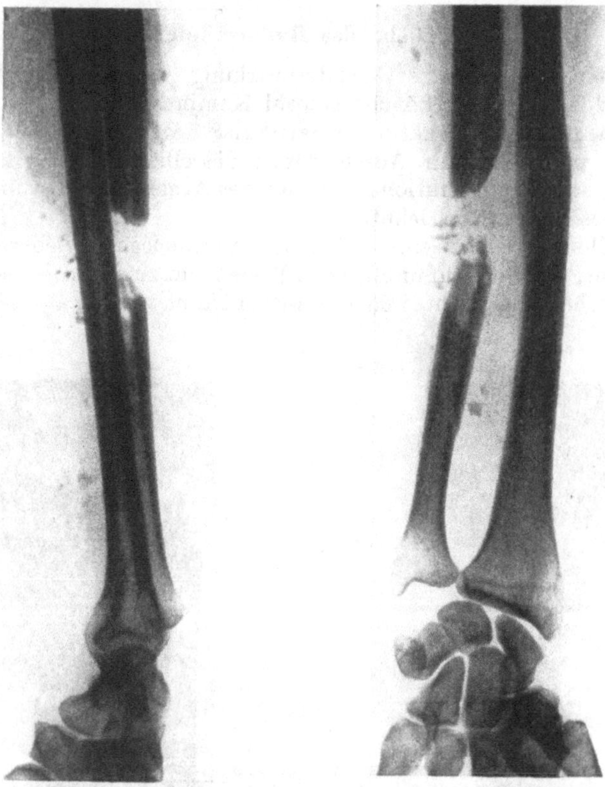

a *b*

Abb. 93. Schußbruch der Elle mit Defektbildung und zahlreicher Splitterung in die Muskulatur. *a* Ansicht von der Seite. *b* Ansicht von vorn

Ulna am Übergang vom unteren zum mittleren Drittel. Es kommen verschiedene Grade von Dislokationen vor: Achsenknickung, Seitenverschiebung und Verkürzung. Bei Kindern finden wir meist nur bei der sog. Grünholzfraktur eine Achsenknickung. Die Dislocatio ad peripheriam wird je nach der Lokalisation der Fraktur verschieden sein: Meist wird das proximale Fragment in Supination, das distale in Pronation stehen.

Die **Behandlung** der Unterarmfrakturen kann sich schwierig gestalten. Schon die Reposition erfordert viel Erfahrung, da wir es hier nicht mit einem, sondern mit zwei Knochen zu tun haben. Die Reposition wird in örtlicher oder Allgemeinbetäubung vorgenommen, und zwar so, daß bei einem Gegenzug am Oberarm der eigentliche Zug am Daumen und den 5 Fingern erfolgen muß. Um eine gute Muskelentspannung zu erreichen, wird bei Brüchen im oberen Drittel in Supination, bei Brüchen im mittleren Drittel in Mittelstellung gezogen. Anschließend wird eine dorsale und volare Gipsschiene angelegt für 8—12—16 Wochen, je nach der Art der Fraktur. Wenn die Röntgenaufnahmen ergeben, daß die Reposition gelungen ist, muß in der Nachbehandlung der Unterarmbrüche eine genaueste Kontrolle erfolgen, damit nicht sekundär Abknikkungen oder Verschiebungen vorkommen. Nicht selten wird in der Nachbehandlung eine Knickung erfolgen, so daß es ratsam erscheint, alle 8—14 Tage Röntgenkontrollen anzufertigen. Am schwierigsten gestaltet sich die Behandlung der Vorderarmschaftfrakturen in der Mitte. Die Komplikationen, die hier eintreten können, sind:

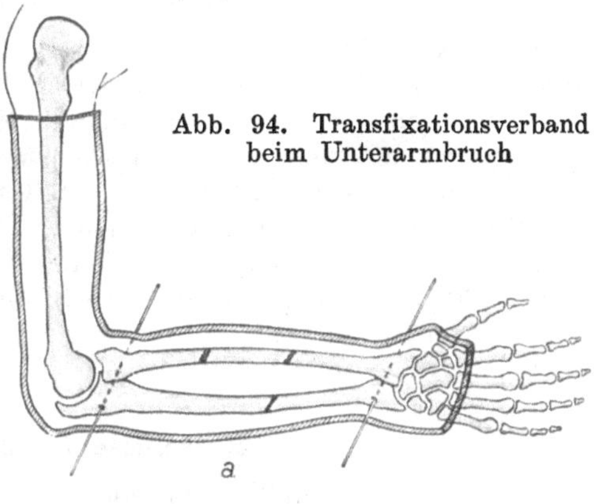

Abb. 94. Transfixationsverband beim Unterarmbruch

1. Der Brückenkallus;
2. die Pseudarthrosenbildung.

Besonders zur Pseudarthrosenbildung disponieren Querfrakturen an der Grenze des mittleren und unteren Drittels. Die glatte, quere Durchreißung der Knochenhaut sowie die nur spärliche Eröffnung der Markhöhle mit starker Verkürzung, sind die Ursachen der schlechten Kallusbildung. Die Verhältnisse sind hier ähnliche wie bei den gefürchteten Brüchen im unteren Tibiadrittel. Für die Behandlung

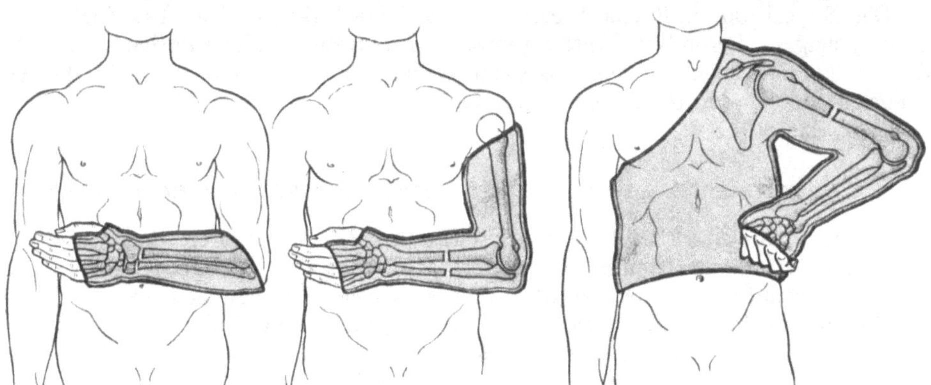

a b c

Abb. 95. Reichweite des ruhigstellenden Gipsverbandes bei Frakturen im Bereiche des Armes. *a* Fraktur am unteren Unterarmende. Hier genügt es, wenn der Verband von den Fingergrundgelenken bis zum Ellenbogen reicht. *b* Sitzt die Fraktur in der Mitte des Unterarmschaftes, so muß der Verband schon beide benachbarten Gelenke umfassen, d. h. das Hand- und Ellenbogengelenk, um eine Ruhigstellung zu gewährleisten. Der Gipsverband reicht also von den Fingergrundgelenken bis zum oberen Drittel des Oberarmes. *c* Bei Oberarmbrüchen in Schaftmitte umfaßt der ruhigstellende Verband sowohl das Ellenbogen- wie auch das Schultergelenk (Abduktionsgips)

der Unterarmbrüche ist es wesentlich, daß der Zwischenknochenraum wieder entfaltet wird. Am besten gelingt diese Entfaltung, wenn man von volar und dorsal einen Holzstab in die Gipsschiene einpreßt.

Bei der Pseudarthrosenbehandlung der Unterarmbrüche hat sich am besten die Marknagelung bewährt.

4. Brüche des Radiusschaftes

Radiusschaftfrakturen entstehen meist durch direkte Gewalteinwirkung, seltener durch Fall auf die ausgestreckte Hand. Während die direkten isolierten Schaftfrakturen eine quere Verlaufsform aufweisen, zeigen die indirekten schräge oder spiralige Bruchformen. Am häufigsten ist der Übergang vom mittleren zum unteren Drittel befallen. Gewöhnlich ist eine Seiten- und periphere Verschiebung vorhanden mit Pronation des unteren Fragmentes.

Die Reposition erfolgt in ähnlicher Weise wie bei Unterarmfrakturen, wobei man außer dem Längszug gleichzeitig einen Seitendruck wirken läßt, damit die Seitenverschiebung und Abknickung behoben werden. Ruhigstellung im rechtwinkligen Gips für 4 Wochen.

5. Isolierte Ulnarschaftfrakturen

Isolierte Ulnarschaftbrüche entstehen durch direkte Gewalteinwirkung, häufig durch einen Schlag gegen die Ulna: **Parierfraktur.** Die Bruchlinie zeigt eine quere Verlaufsform und ist oft mit Splitterung verbunden, wobei die Fragmente gegen den Knochenzwischenraum verlagert sind. Bei erheblicher Gewalteinwirkung kann es gleichzeitig zur Luxation des Radius im Ellenbogengelenk kommen. Man muß deshalb bei der Ulnarfraktur immer nach einer evtl. begleitenden Luxation im Radiusköpfchen fahnden.

Die Reposition muß exakt erfolgen, da Ulnarfrakturen zur Pseudarthrosenbildung neigen. Besonders sorgfältig muß die Luxation bei gleichzeitiger Reposition des Radiusköpfchens erfolgen, da sonst schwere Funktionsstörungen in der Gebrauchsfähigkeit des Ellenbogens zurückbleiben.

D. Marknagelung der Oberarm- und Unterarmpseudarthrosen

Während die Marknagelung der Pseudarthrosen der unteren Extremität fast immer zur knöchernen Heilung führt, versagt die Nagelung bei Pseudarthrosen der oberen Extremität bei Nichtbeachtung der statischen Bedingungen. Der Marknagel schaltet sämtliche Schub-, Scher- und Biegungskräfte aus und läßt nur geringgradige Bewegung in der Längsrichtung zu, besonders, wenn sich der Bruchspalt infolge der Resorption etwas verbreitert hat. Für die Knochenneubildung sind diese geringen Bewegungen in der Längsrichtung nicht von Schaden, da die Fraktur damit unter Druckbeanspruchung steht. Anders verhält es sich mit der Marknagelung der Oberarm- und Unterarmpseudarthrosen. Hier ist die Muskulatur nicht imstande, die Bruchenden aufeinanderzupressen, weil die Muskulatur durch die lange konservative Behandlung oder Infektion sehr geschwächt ist. Außerdem fehlt hier die Körperbelastung. Im Gegenteil, das Gewicht des Armes zieht die Bruchstücke auseinander. Dieses Auseinanderweichen der Fragmente muß durch eine zusätzliche Kraft verhindert werden. KÜNSCHER hat hierfür beide Nagelenden umgebogen, so daß die Fragmente unter dauerndem Druck stehen. MAATZ verwendet zur Marknagelung zusätzlich eine Spiralfeder, die die Fragmente ebenfalls unter dauerndem Druck halten. Da am Oberarm eine Verkürzung nicht so ins Gewicht fällt, wie am Bein, kann man die Bruchenden vor der Nagelung ausgiebig anfrischen, am besten durch eine Aufsplitterung nach KIRSCHNER. Am Unterarm wird die Pseudarthrose mit schrägen Sägeflächen angefrischt, um eine sekundäre Dislocatio ad peripheriam zu verhindern. Auch hier ist die Verkürzung ohne besondere funktionelle Ausfälle. Dieses Vorgehen kann unzweifelhaft bessere Resultate aufweisen, als die Spanverpflanzung, denn wenn eine Infektion eintritt, so geht der Span verloren und die Operation hat den primären Zustand nur verschlimmert.

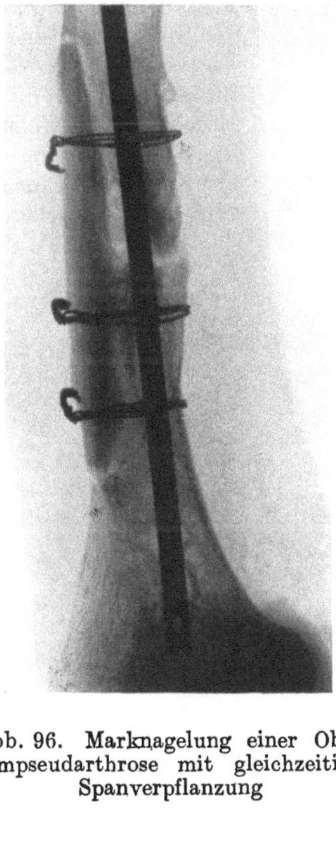

Abb. 96. Marknagelung einer Oberarmpseudarthrose mit gleichzeitiger Spanverpflanzung

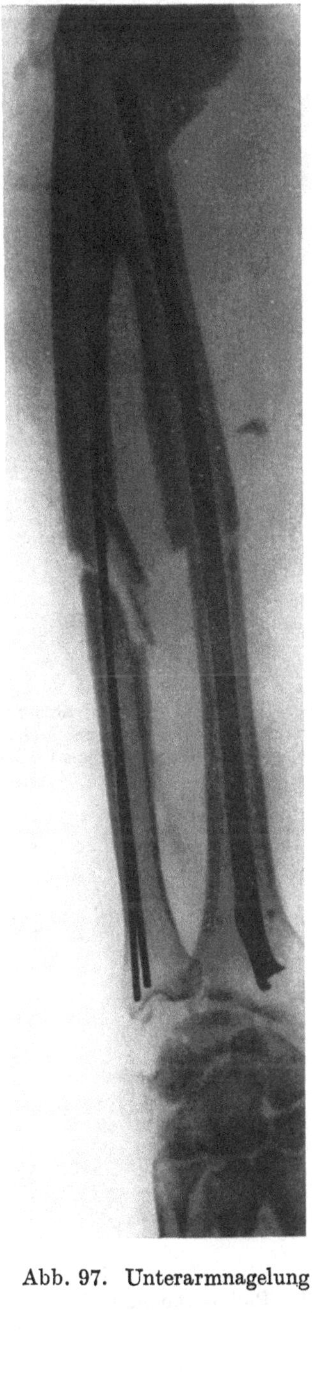

Abb. 97. Unterarmnagelung

E. Die typische Radiusfraktur

Diese am häufigsten in der Praxis vorkommende Fraktur (10% aller Brüche) hat insofern eine große Bedeutung, als sie bei fehlerhafter Behandlung zu erheblicher Gebrauchsunfähigkeit der Hand führen kann. Der Bruch verläuft meist in der alten Epiphysenlinie, wobei eine „typische" Dislokation des distalen Fragmentes nach dorsal (dorsal offenem Winkel) die Regel ist. Die Fraktur entsteht durch Fall auf die ausgestreckte Hand. Außer der dorsalen Verschiebung wird das distale Fragment meist noch nach radial verlagert und leicht supiniert. Bei starker Verlagerung des distalen Fragmentes kann noch eine Verkürzung hinzutreten. In seltenen Fällen kann auch mal eine volare Abknickung zustande kommen. Die Verlaufsformen der Frakturlinie am unteren Ende der Speiche weisen eine große Variabilität auf. Wichtig ist für die Behandlung, daß man Brüche, die ins Gelenk verlaufen, von den Extraartikulären unterscheidet. Eine große Anzahl der typischen Radius-

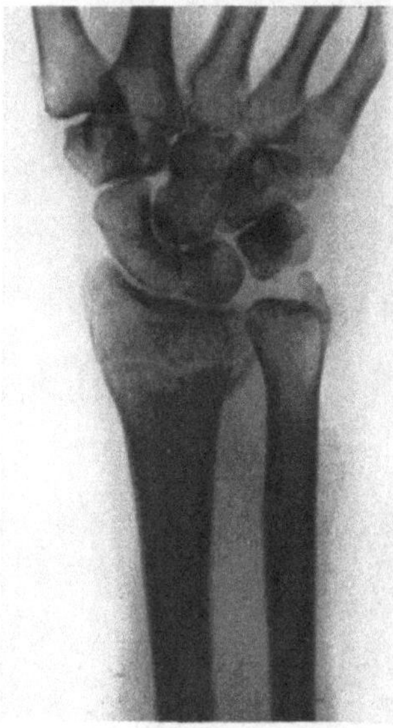

a *b*

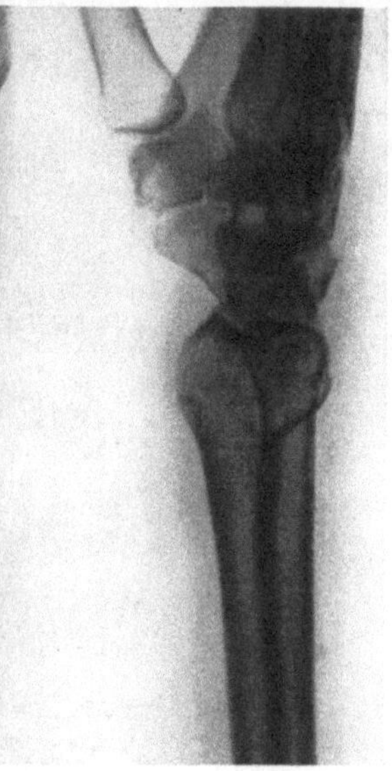

Abb. 98. Typische Radiusfraktur. *a* a.p.-Aufnahme. *b* Auf der seitlichen Aufnahme sieht man, daß zwischen den Fragmenten ein nach dorsal offener Winkel besteht

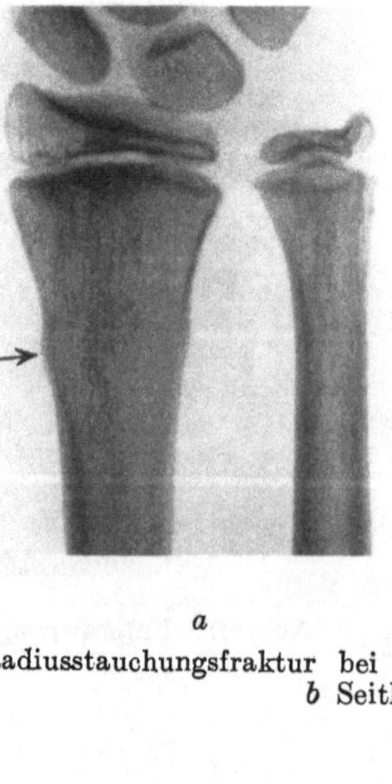

a *b*

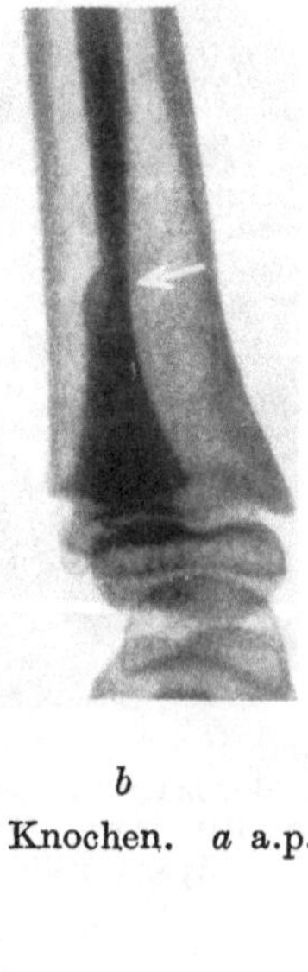

Abb. 99. Radiusstauchungsfraktur bei einem jugendlichen Knochen. *a* a.p.-Aufnahme. *b* Seitliche Aufnahme

frakturen ist mit Brüchen des unteren Ulnarendes kombiniert, und zwar am häufigsten mit einer Fraktur des Proc. styl. ulnae. Seltener finden wir gleichzeitig Brüche des Ulnaköpfchens.

Das klinische Bild der Radiusfraktur ist meist eindeutig. Es hängt vom Grade der Dislokation ab. Brüche ohne Verschiebung werden gelegentlich wegen der Geringgradigkeit der Erscheinung verkannt und als Distorsionen angesehen. Bei diesen Fällen wird eine Röntgenaufnahme allein die Diagnose ermöglichen. Brüche mit stärkerer Verschiebung lassen sich an der typischen Dislokation und Bajonettstellung klinisch gut erkennen. Bei Jugendlichen wird statt der Radiusfraktur eine Epiphysenlösung entstehen. Auch finden wir die typische Bajonettstellung, die durch Verschiebung der Epiphyse nach dorsal und radial hervorgerufen wird.

Die Heilungsaussichten und das funktionelle Ergebnis sind bei guter Reposition und genügend langer Ruhigstellung recht gute. Dagegen können schwere Störungen der Gebrauchsfähigkeit der Hand zurückbleiben, wenn die Fraktur mit Verschiebung und Abknickung ausheilt. Neben Versteifungen der Finger des Handgelenkes und Ellenbogengelenkes können Muskelatrophien, Knochenatrophien und hartnäckige Schmerzen als Folgeerscheinung auftreten.

Behandlung: Am besten gelingt die Einrichtung sofort, d. h. am ersten Tage. Diese kann in örtlicher (20 ccm 2%iger Novocainlösung ins Gelenk) oder Allgemeinbetäubung durchgeführt werden. Anschließend wird durch Zug und Gegenzug die Fraktur reponiert.

Die Reposition wird folgendermaßen durchgeführt: Zum Gegenzug wird ein breiter Lederriemen oberhalb des Ellenbogengelenkes eingelegt und an der Wand befestigt. Der eigentliche Zug erfolgt am Daumen und den restlichen 4 Fingern, indem der Zug stärker am Daumen, als an den übrigen Fingern ausgeübt werden muß. Durch zusätzliche Ulnar- und Volarbeugung wird die dorsale und radiale Knickung behoben.

Im Anschluß daran wird eine dorsale Gipsschiene angelegt, die von dem Köpfchen der Mittelhandknochen bis zum Ellenbogen reichen muß. Der Daumen muß soweit freibleiben, daß er gut bewegt werden kann. Die Gipsschiene wird mit Mullbinden befestigt, so daß keine Stauung auftritt. Anschließend muß eine Röntgenkontrolle den Erfolg der Reposition kontrollieren. Bei Trümmerbrüchen mit starker Dislokation empfiehlt es sich, gleichzeitig noch eine volare Schiene anzulegen, die vom Handgelenk bis zum Ellenbogengelenk reicht. Um Störungen der Zirkulation zu vermeiden, muß der Verletzte am nächsten Tage zur Nachkontrolle erscheinen. Bei starker Schwellung, bläulicher Verfärbung und Kälte der Finger muß der Verband gespalten und eine neue Mullbinde angewickelt werden. Der Verletzte wird angehalten, Bewegungsübungen der Finger auszuführen, besonders die Finger zur Faust zu schließen und wieder zu öffnen. Die Gipsschiene muß 4 Wochen angewickelt bleiben. Nach Abnahme muß noch einmal eine Röntgenkontrolle erfolgen.

F. Verletzungen der Handwurzelknochen

Kahn- und Mondbeinverletzungen spielen in der Chirurgie der Handwurzelverletzungen eine besondere Rolle. Im Grunde genommen sind nur diese beiden Knochen — durch ihre Lage prädisponiert — immer wieder Traumen ausgesetzt. Demgegenüber spielen Verletzungen anderer Handwurzelknochen eine untergeordnete Rolle.

1. Die Navikularefraktur

Nach Ansicht der meisten Autoren beträgt die Häufigkeit der Navikularefraktur 1—2%, verglichen mit der häufigsten Radiusfraktur, d. h. daß auf 10 Radiusfrakturen 1—2 Navikularfrakturen zustande kommen. Man teilt die Navikularefrakturen je nach der Frakturform ein in:

1. Extrakapsularen Rißbruch der Tuberositas;
2. intraartikuläre Biegungsfraktur des Körpers;
3. intraartikulären Kompressionsbruch.

Bei der ersten Form, dem extrakapsulären Rißbruch, verläuft der Frakturspalt durch die Tuberositas, die vom Körper abgetrennt wird. Die Bruchlinie verläuft also durch ein vom Periost überzogenes Gebiet.

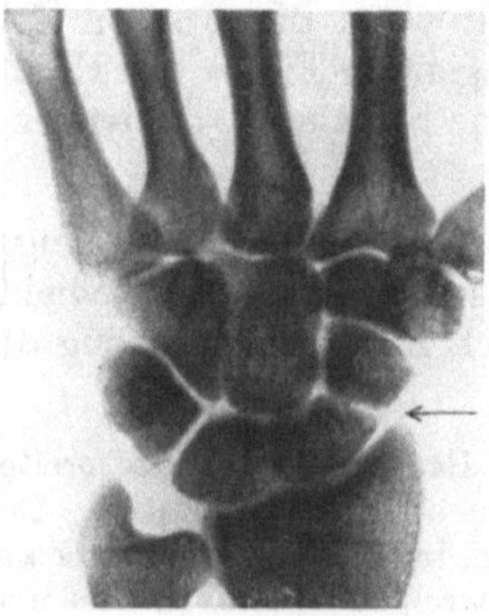

Abb. 100. Navikularefraktur

Die häufigste Form stellt der Biegungsbruch dar und verläuft quer zu seiner Längsachse, etwa in der Mitte des Knochens. Die Bruchlinie geht durch die schwächste Stelle, die sog. „Taille“ durch. Beim Kompressionsbruch zerfällt das Kahnbein in mehr als 2 Stücke.

Gewöhnlich entsteht der Kahnbeinbruch durch Fall auf die ausgestreckte Hand, und zwar häufiger bei Männern, als bei Frauen. Das Navikulare stellt sich also beim Fall auf die Hand im rechten Winkel zur Längsachse des Radius. In dieser Stellung ist es so fest fixiert, daß es beim Aufprallen nicht ausweichen kann.

Bei dem Abbruch der Tuberositas handelt es sich um eine Abrißfraktur, und zwar durch Zug des Lig. collaterale carpi rad., infolge einer ruckartigen Ulnarflexion.

Bei genauer klinischer Untersuchung wird die Vermutungsdiagnose schon ohne Röntgenbild zu stellen sein. Die Schwellung ist hier nicht so erheblich, wie bei der typischen Radiusfraktur. Auch tritt keine wesentliche Deformierung auf. Charakteristisch ist eine Schwellung, die im radialen Anteil des Handgelenkes, in der sog. Tabatiére auftritt. Daselbst tritt auch ein lokalisierter Druckschmerz bei der Betastung auf. Außerdem wird man beim Beklopfen des ersten und zweiten Mittelhandköpfchens einen Stauchungsschmerz im Bereich der Tabatiére auslösen können.

Tabatiére: Grube zwischen Ext. pol. long. und Ext. pol. brevis, abductor pol. long.

Bei der Untersuchung der Funktionsstörungen werden wir folgende Bewegungen eingeschränkt finden:

1. Die Dorsalflexion,
2. die Radialflexion.

Nicht eingeschränkt sind:

1. Die Volarflexion,
2. die Ulnarflexion.

Für die Diagnose ist das Röntgenbild unerläßlich. Die günstigste Lagerung der Hand mit guter Navikularedarstellung wird bei folgender Aufnahmetechnik zustande kommen:

Die Hand liegt auf einer Unterlage in leichter Dorsalbeugung, Ulnarabduktion und geringer Supination. Außerdem muß eine seitliche Aufnahme angefertigt werden.

In prognostischer Hinsicht müssen die zwei Hauptformen der Navikularefraktur streng getrennt werden. Während der extrakapsuläre Bruch der Tuberositas in kurzer Zeit immer glatt verheilt, auch ohne besondere Maßnahmen, ist die Prognose bei der Querfraktur nicht so günstig zu stellen.

Hirsch hat als erster eine besondere Form des Kahnbeinkörperbruches mit zentraler Höhlenbildung beschrieben. Er glaubte, daß diese Höhlenbildung eine unmittelbare Verletzungsfolge ist. Heute wissen wir, daß diese Grubenbildung durch die unzweckmäßige Behandlung der Navikularefraktur entsteht. Der zunächst feine Bruchspalt wird durch die einsetzende Resorption immer deutlicher, er verbreitet sich immer mehr, insbesondere der zentralgelegene Anteil. Schließlich bildet sich eine Höhle aus bei gut erhaltener Kompaktaschicht.

Diese Höhlenbildung gilt als Vorstufe der Pseudarthrose. Die Heilungsaussichten der Navikularefrakturen werden im allgemeinen als nicht sehr günstig bezeichnet. Für diese schlechte Prognose hat man verschiedene Ursachen verantwortlich gemacht:

1. Das Eintreten der Synovialflüssigkeit zwischen den Fragmenten;
2. das Fehlen des peri- und parossalen Kallus;
3. die mangelnde Gefäßversorgung.

Im wesentlichen spielt die nicht genügende Ruhigstellung für die ungünstige Heilung eine wesentliche Rolle und ist für die Pseudarthrosenentstehung verantwortlich. Das Auftreten von Reibe-, Scher- und Biegungsbewegungen zwischen den Fragmenten ist für die Kallusbildung höchst hinderlich, insbesondere, als auch die Gefäße durch die scherenden Bewegungen zwischen den Fragmenten durchtrennt werden. Dadurch wird das proximale Fragment aus der Gefäßversorgung ausgeschlossen und zeigt vermehrte Kalkdichte.

Behandlung: Wir müssen bei der Behandlung der Navikularefraktur alle diese ungünstigen mechanischen Bedingungen ausschalten, damit die Heilung einsetzen kann. Die exakte Ruhigstellung ist also Voraussetzung der knöchernen Konsolidierung. Wenn die Fragmente verschoben sind, muß die Reposition versucht werden. Nach Einspritzen von 5 ccm einer 2%igen Novocainlösung in den Bruchspalt erfolgt die Reposition durch Zug und Gegenzug. Besteht keine Verschiebung, so wird gleich in leichter Dorsalbeugung des Handgelenkes eine dorsale Gipsschiene angelegt und mit einer zirkulären Gipsbinde befestigt. Vorteilhaft ist, wenn der Daumen, wie auch der 2. und 3. Finger bis zu dem Mittelgelenk mit eingegipst werden. Die Dauer der Ruhigstellung beträgt 6—8 Wochen. Bei Brüchen der Tuberositas wird man mit 3—4 Wochen auskommen. Wenn trotz dieser Maßnahmen keine Heilung erfolgt, so ist die operative Behandlung angezeigt.

2. Verrenkungen des Mondbeines

(Perilunäre Dorsalluxation der Hand)

Die Lunatumluxation stellt die zweithäufigste typische Verletzung der Handwurzel dar. Nach Hirsch ist das Verhältnis der Navikularefraktur zur Häufigkeit der Luxation des Lunatum wie 15 : 1. Die Verrenkung wird hauptsächlich bei Männern zwischen dem 20. und 40. Lebensjahr beobachtet, und zwar in der Hauptsache bei den schwer arbeitenden Bevölkerungsschichten.

Wir unterscheiden am Handgelenk theoretisch drei Verrenkungsmöglichkeiten:

1. Die Luxation der Hand im Radiokarpalgelenk;
2. die Luxation der Hand im Interkarpalgelenk;
3. die Luxation der Hand im Karpometakarpalgelenk.

In der Praxis kommen diese Verrenkungen kaum vor. Bei der Lunatumluxation ist eigentlich nicht das Mondbein verrenkt, sondern die distale Karpalreihe samt dem Triquetrum und Navikulare ist gegen das Lunatum und den Radius nach dorsal verschoben. Von sämtlichen Handwurzelknochen bleibt also nur das Lunatum

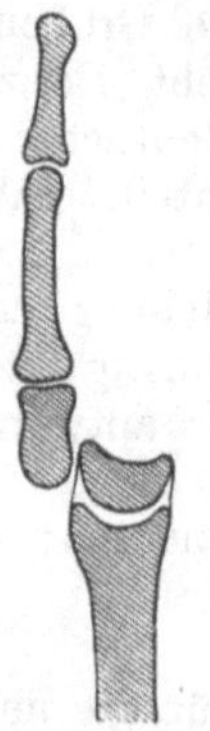

Abb. 101. Schematische Darstellung der perilunären Dorsalluxation der Hand. Das Lunatum steht in Verbindung mit dem Radius. Das Kapitatum ist mit den übrigen Handwurzelknochen nach dorsal luxiert. Seitliche Ansicht

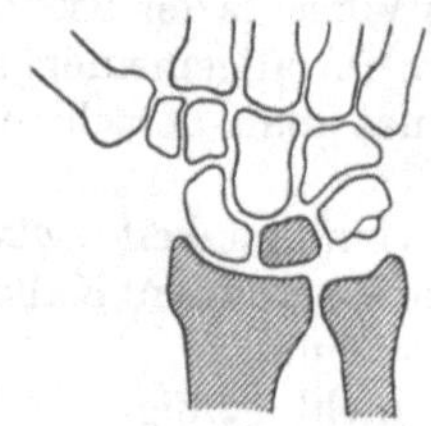

Abb. 102. Perilunäre Dorsalluxation der Hand, Ansicht von vorne. Die nichtschraffierten Handwurzelknochen werden nach dorsal luxiert

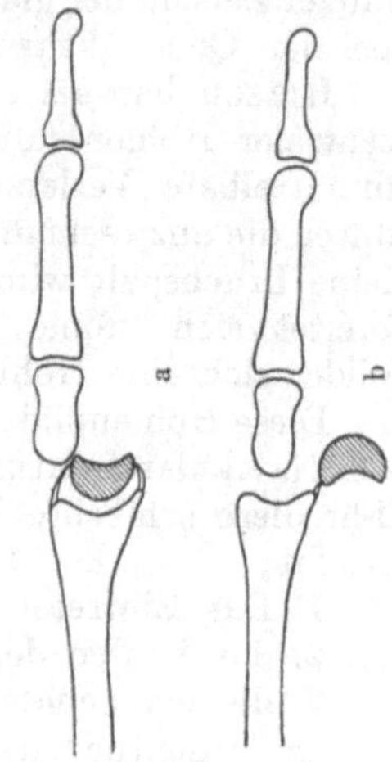

Abb. 103. *a* Perilunäre Dorsalluxation der Hand. *b* Lunatumluxation

in normaler Lage. Da gewöhnlich eine Luxation immer nach der Stellung des distalen Knochens benannt wird, und die Verrenkung hier um das Mondbein erfolgt, ist die Bezeichnung **„perilunäre Dorsalluxation"** (P.L.) der Hand geeigneter. Ist das dorsale Band gerissen, so kann sich das Mondbein aus der Verbindung mit dem Radius lösen und um 90—180^0 drehen. In solch einem Falle ist die Bezeichnung **„Mondbeinverrenkung"** besser als P.L., da sie das pathologische Geschehen besser wiedergibt. Bei der P.L. grenzt die Luxationslinie um das Lunatum am Navikulare, Capitatum, Hamatum und Triquetrum. Diese Knochen werden von Kienböck als perilunäre Reihe bezeichnet.

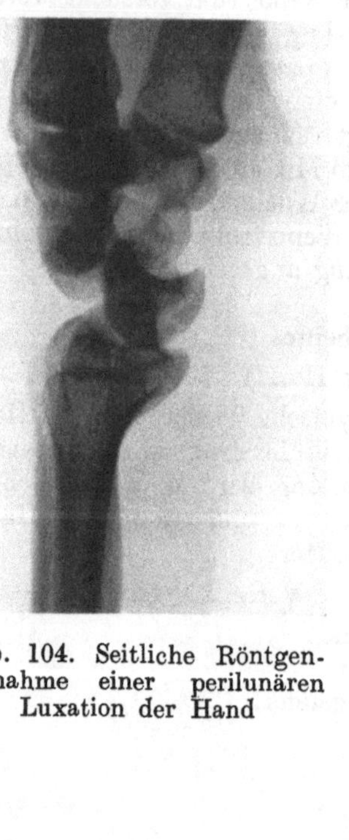

Abb. 104. Seitliche Röntgenaufnahme einer perilunären Luxation der Hand

Außer der reinen Form der P.L. sind nicht so selten Frakturen mit einbegriffen, wobei mit der P.L. entweder der Proc. styl. radii, ulnae oder beide mitverletzt sind. Man bezeichnet diese Verletzung als **transstyloperilunäre Verrenkung.** Eine weitere Kombination stellt die Verrenkung des Mondbeins mit der Fraktur des Navikulare dar. Bei diesem Verrenkungsbruch wird der abgebrochene proximale Teil des Navikulare mit dem Mondbein mit verrenkt sein = de Quervainsche **Luxationsfraktur.**

Das zur Luxation führende Trauma ist immer ein indirektes. Bei dem so häufig angegebenen Sturz auf die ausgestreckte Hand wird die P.L. dann entstehen, wenn die ganze Körperlast durch die Vorderhand abgefangen wird und das Handgelenk in maximale Überstreckung kommt. Nicht selten finden wir auch eine Überstreckung des Handgelenkes bei fest fixiertem Ellenbogen.

Im frischen Stadium der P.L. sind die klinischen Symptome nicht so charakteristisch und prägnant, daß man aus ihnen auf die Diagnose schließen könnte. Es bietet sich das Bild einer schweren Distorsion mit Schwellung und Druckschmerzhaftigkeit im ganzen Handgelenk.

Bei älteren Verletzungen, d. h. wenn das schmerzhafte Stadium und die Schwellung zurückgegangen sind, wird das Handgelenk allmählich beweglicher, ja es kann nach mehreren Monaten in der Beweglichkeit nur ganz gering eingeschränkt sein. Manchmal ist eine leichte Bajonettstellung („Gabelrückenstellung") angedeutet. Der Carpus ist verkürzt und verdickt. Wichtig ist, daß man auf nervöse Störungen achtet, da nicht selten durch den Druck des verrenkten Mondbeins der Nervus medianus geschädigt wird.

Ohne Röntgenaufnahme wird es im frischen Stadium kaum möglich sein, die Verrenkung zu diagnostizieren. Es müssen Röntgenaufnahmen in zwei senkrecht zueinander stehenden Ebenen angefertigt werden, wobei die seitliche Aufnahme besonders wichtig ist.

Die distale Lunatumgelenkfläche erscheint auf dieser leer und der Kopf des Capitatums ist dorsalwärts und proximalwärts verschoben. Im zweiten Stadium, wenn das Lunatum durch die Drehung auch die Radiusgelenkfläche verlassen hat, stellt sich der Kopf des Capitatums in einer Ebene mit dem Radius. Die **Diagnose** der P.L. wird also gestellt:

1. Aus der **Anamnese.** Das schwere, zur Überstreckung des Handgelenks führende Trauma ist in der Anamnese charakteristisch.
2. Aus den **klinischen Symptomen,** d. h.
   a) aus der Verkürzung des Karpus;
   b) aus der Verdickung des Karpus;
   c) aus der schmerzhaften Prominenz an der Volarseite des Karpus;
   d) aus der pathognomischen Stellung der Hand und der Finger (Krallenstellung);
   e) aus der Aufhebung der Volarflexion;
   f) aus den Nervenkompressionserscheinungen.
3. Aus dem **Röntgenbild.**

Behandlung: Wie bei jeder anderen Luxation ist auch hier die unblutige Reposition die Methode der Wahl. Die frühere Ansicht, daß man die Luxation sich selbst überlassen soll, ist heute verworfen, ebenso wie die operative Entfernung des luxierten Mondbeins in frischen Fällen.

Die unblutige Reposition gelingt im frischen Stadium fast immer durch Dorsalflexion, Druck auf das Mondbein und gleichzeitige Volarflexion unter ständigem Zug. Besser gelingt die Reposition unter Anwendung des **Distraktionsverfahrens.**

Böhler und Schneck haben am großen Material nachweisen können, daß durch das Distraktionsverfahren die unblutige Einrichtung der frischen Verrenkung fast immer gelingt. Es muß nur genügend lange gezogen werden, und zwar nicht weniger als 10 Minuten, wodurch die Beugesehnen angespannt werden und das Mondbein in den entstandenen Zwischenraum rutscht.

Im Anschluß an die Reposition wird eine dorsale Gipsschiene für 3 Wochen angelegt.

Leider sind die Fälle, bei denen die unblutige Reposition gut gelingt, in der Minderzahl vorhanden. Die meisten Verrenkungen kommen verspätet in unsere Behandlung, da diese nicht so gleich erkannt werden. Während die frischen Fälle eine günstige Prognose aufweisen und ohne Bewegungseinschränkung in kurzer Zeit gut abheilen, zeigen die veralteten Luxationen ein funktionell ungünstiges Ergebnis. Gelingt die blutige Reposition nicht, so muß das Lunatum enukleiert werden. Auch die blutige Reposition gelingt in den meisten Fällen nur mit Hilfe der Distraktion.

G. Brüche der Mittelhandknochen

Die häufigsten Brüche beobachtet man am 1. und 5. Mittelhandknochen. Sie entstehen sowohl direkt durch Schlag oder Stoß auf den Handrücken, wie auch indirekt durch Fall auf die volarflektierte Hand. Manchmal wird es bei einer Torsion am Finger zur indirekten Spiralfraktur kommen. Während die direkten Brüche meist zu Quer-, Schräg- oder Splitterfrakturen führen, weisen die indirekten Brüche meist Torsions- oder Biegungsformen auf.

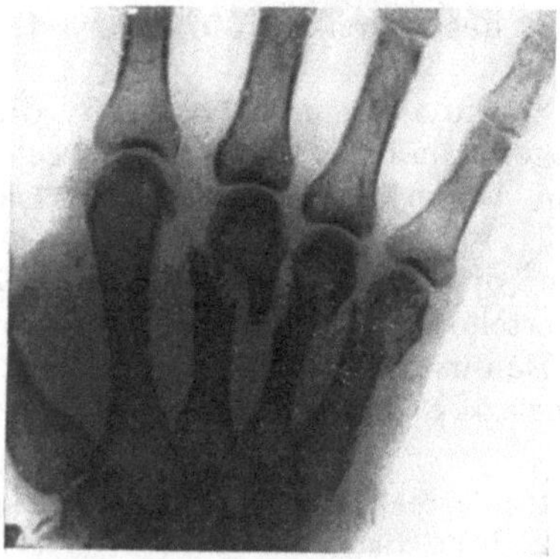

Abb. 105. Brüche des 3., 4. und 5. Mittelhandknochens proximal der Mittelhandköpfchen

Den wichtigsten Bruch stellt die Luxationsfraktur des 1 Mittelhandknochens, die sog. **Bennetsche Luxationsfraktur** dar. Sie entsteht durch Stauchung des Daumens in der Längsachse, wobei es zu einer dreikantigen Fraktur an der Basis des ersten Mittelhandknochens mit Verrenkung des Schaftes nach dorsoradial kommt.

Die Reposition und Retention müssen bei dieser Luxationsgefahr mit größter Sorgfalt durchgeführt werden. In Lokalbetäubung wird am Daumen ein Zug ausgeübt, wobei gleichzeitig die Frakturstelle gegengepreßt wird. Dieser Gegendruck muß auch beim Anlegen des zirkulären Gipsverbandes unter Einschluß des Daumens wirken. Wenn die Fraktur stärker disloziert ist, so empfiehlt es sich, einen Dauerzug am Daumen auszuüben unter gleichzeitiger Anlegung eines Gipsverbandes.

Bei Brüchen der übrigen Mittelhandknochen besteht meist eine volare Knickung (volar offener Winkel). Die Seitenverschiebungen und Verkürzungen sind meist nicht hochgradig. Bei der klinischen Untersuchung ist der Achsenzug und Druckschmerz charakteristisch.

Bei der Reposition muß man darauf achten, daß die volare Knickung ausgeglichen wird. Durch Zug und Gegenzug bereitet die Reposition keine Schwierigkeiten. Anschließend wird eine dorsale Schiene vom Ellenbogen bis zu dem Mittelhandköpfchen angelegt, wobei gleichzeitig von volar her die betreffenden Finger geschient werden müssen. Bei Torsionsfrakturen mit stärkerer Verkürzung wird die reponierte Stellung ebenfalls durch einen Drahtschutzverband aufrechterhalten.

H. Brüche der Fingerphalangen

Brüche der Fingerphalangen entstehen durch direkte Gewalteinwirkung und sind oft mit äußeren Wunden kompliziert. Indirekte Brüche sind sehr selten. Neben

Torsions- und Schrägbrüchen beobachtet man reine Querbrüche, die durch direkte Gewalt entstehen. Bei den Brüchen an den Grundgliedern kommt es zu einer typischen Verschiebung mit einer Abknickung nach dorsal offenen Winkel. Diese Abknickung wird bedingt durch Zug der Musculi interossei und lumbricales. An den Mittelgliedern werden Quer- und Längsbrüche beobachtet. Nicht so selten werden Brüche der Köpfchen sowie der Basen, weiterhin Abrißfrakturen gefunden. Häufiger als die Grund- und Mittelglieder sind die Endglieder betroffen. Diese Brüche entstehen durch Quetschung oder Kompression, in deren Folge Splitterbrüche entstehen.

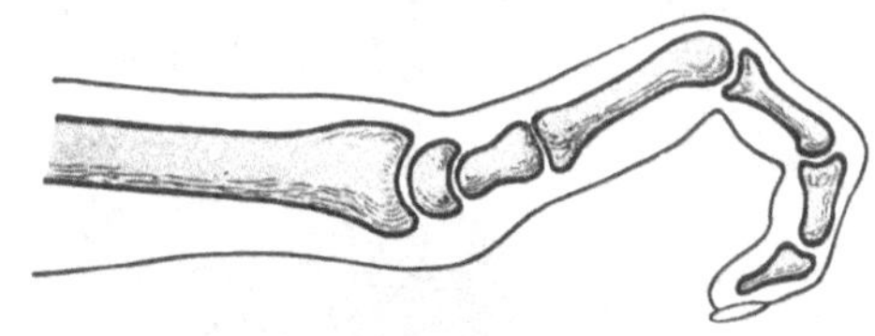

Abb. 106. Mittelstellung der Hand. Das Handgelenk steht in leichter Dorsalbeugung, während die Finger in Semiflexion stehen

Wichtig vom therapeutischen Standpunkt aus sind Strecksehnenabrisse vom Endglied, die durch plötzliche Beugung im Endglied beim gestreckten Finger entstehen. Durch fehlerhafte Behandlung heilt das Knochenstückchen mit der Sehne oft nicht an, und das Endglied kann nicht aktiv gestreckt werden.

In der **Behandlung** der Fingerfrakturen müssen wir nach örtlicher oder Leitungsbetäubung die Reposition vornehmen, die meist keine Schwierigkeiten bereitet. Bei der Schienung darf der Finger nicht in Streckstellung ruhiggestellt werden, sondern in Semiflexion. Wenn die Fingergelenke in leichter Beugung fixiert werden, kommt es auch nicht zu erneuter Verschiebung, da die in Betracht kommenden Muskeln entspannt werden.

Bei den **Strecksehnenabrissen** wird der betreffende Finger in Überstreckung eingegipst. Beim Erhärten des Gipses muß das Endglied auf der Tischplatte aufgepreßt werden. Die Ruhigstellung beträgt 4—6 Wochen.

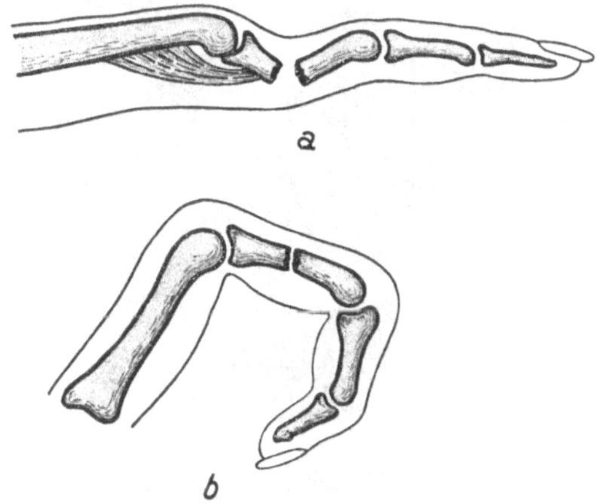

Abb. 107. *a* Bei Streckstellung der Finger wird das proximale Fragment der Grundphalanx durch die Mm. interossei und lumbricales nach volar gezogen. *b* Bringt man die Finger in Beugestellung, so stellt sich das distale Fragment der Grundphalanx in Richtung des proximalen Bruchstückes

XII. Frakturen und Luxationen der unteren Extremität

A. Luxatio coxae

Verrenkungen im Hüftgelenk treten sehr selten auf. Die anatomischen Bedingungen: Die tiefe Pfanne, die feste Kapsel und die starke Muskelumhüllung sind die Ursachen für die Seltenheit dieser Verrenkung. Die Hüftverrenkung wird häufiger bei Jugendlichen und im kräftigen Mannesalter auftreten, während stattdessen bei alten Leuten die Schenkelhalsfraktur zustande kommt.

Die Entstehungsweise ist eine indirekte durch starke Hebewirkung am Bein, z. B. beim Überfahren, Verschüttung. Am häufigsten ist der Schenkelkopf nach hinten oben verschoben: **Luxatio iliaca.** Der Schenkelkopf steht hierbei auf dem Darmbein und das Bein befindet sich in leichter Flexion, Adduktion und Innenrotation. Seltener tritt die **Luxatio ischiadica** auf. Hier liegt der Kopf dem Sitzbein auf und das Bein steht in stärkerer Beugung und Adduktion. Bei der Verrenkung nach vorn kommt der Schenkelkopf mehr nach oben zu liegen: **Luxatio pubica.** Wenn der Schenkelkopf ins Foramen obturatum verschoben wird, kommt es zu der sog. **Luxatio obturatoria.**

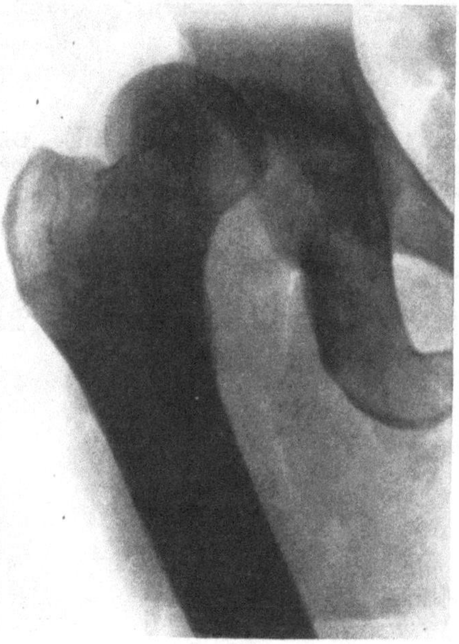

Abb. 108. Hüftgelenksverrenkung

Klinisch erscheint das Bein verkürzt, der Kopf fehlt an normaler Stelle, die Hüfte ist im ganzen deformiert und verbreitert. Das Lig. teres, die Gelenkkapsel und Glutealgefäße zerreißen, wobei gleichzeitig kleine Absprengungen von der Pfanne und vom Schenkelkopf vorkommen können. Selten kommen hierbei Nervenverletzungen vor.

Die Reposition muß möglichst bald erfolgen, da sich diese schon nach einigen Tagen sehr schwierig gestalten kann. Bei jedem Repositionsmanöver muß das Becken sorgfältig fixiert sein. Diese Fixation kann entweder manuell oder durch eine Gurte erfolgen. In vielen Fällen genügt ein kräftiger Zug am gebeugten Bein, d. h. wenn der Oberschenkel in der Hüfte rechtwinklig flektiert ist. Bei der Reposition nach Kocher wird das Bein zunächst flektiert, abduziert und innenrotiert. Anschließend wird es vorwärts gezogen und auswärts rotiert. Bei ganz frischen Fällen kann gelegentlich die Reposition auch ohne Narkose gelingen, und zwar nach der Methode von Dshanelidze. Der Patient wird in Bauchlage auf den Tisch gelegt, so daß das luxierte Bein frei herunterhängt. Danach wird der Fuß angehoben und das Knie des Arztes in die Kniekehle des Verletzten eingestemmt, wodurch ein Zug nach unten wirksam wird.

Die Nachbehandlung gestaltet sich sehr einfach: Der Verletzte bleibt nach Reposition 6—8 Tage liegen, anschließend aktive Bewegungsübungen. Verrenkungen, die einige Wochen alt sind, werden unblutig nicht zu reponieren sein. Diese werden auf operativem Wege angegangen.

B. Frakturen am Femur

1. Schenkelhalsbrüche

Die Schenkelhalsfraktur betrifft meist alte Menschen mit porösen kalkarmen Knochen. Die frühere Einteilung Kochers in supra- und infratrochantäre Frakturen am oberen Femurende wurde in späteren Jahren besser präzisiert. Die Brüche des

Trochantermassivs wurden von den eigentlichen Schenkelhalsbrüchen abgesondert. Wir teilen heute die Schenkelhalsbrüche in **extrakapsuläre** und **intrakapsuläre** oder besser **mediale** und **laterale Brüche** ein. Eine andere Einteilung gab DELBET. Er unterscheidet **subkapitale, transzervikale** und **basozervikale** Brüche am Schenkelhals. Wenn man die Schenkelhalsbrüche nach dem Entstehungsmechanismus beurteilt, so unterscheidet man **Ab-** und **Adduktionsbrüche.** PAUWELS berücksichtigt die statischen und mechanischen Komponenten, die für die Heilung von günstigem oder ungünstigem Einfluß sind, und unterscheidet drei Verlaufsformen:

Bei der Entstehung überwiegt die indirekte Entstehungsweise durch Fall auf den Trochanter. Der Schenkelhals bricht an der schwächsten Stelle dicht unter dem Kopf im obersten Anteil des Schenkelhalses. Dieser häufigste Bruch des Schenkelhalses, der sog. **mediale Adduktionsbruch,** geht mit einer Coxa vara und Außenrotation des Beines einher. Bei der äußeren Betrachtung fällt hierbei die Verkürzung und die Außenrotation des Beines auf. Wesentlich seltener ist der **Abduktionsbruch.** Er ist immer mit einer Coxa valga ohne Außenrotation des Beines vergesellschaftet. Die Fragmente sind hier meist eingekeilt.

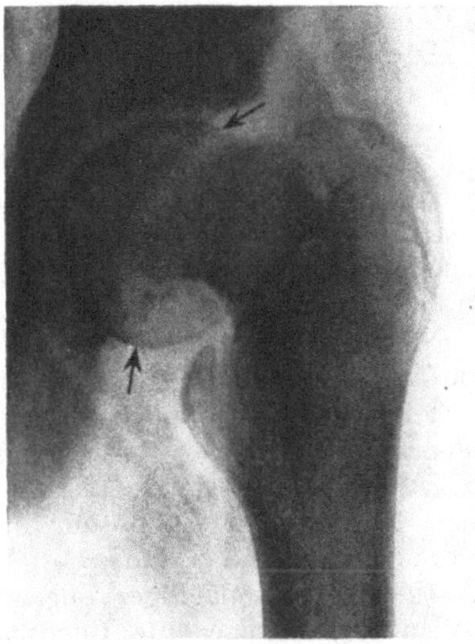

Abb. 109. Mediale Schenkelhalsfraktur

Wenn in vielen Fällen die Diagnose schon klinisch aus der Außenrotation und Verkürzung möglich ist, so darf doch die Röntgenaufnahme nicht unterbleiben. Wir fertigen zwei Röntgenplatten an, und zwar eine AP. und eine seitliche Ebene.

Bevor die Methode der Schenkelhalsnagelung bekannt war, zeichneten sich die medialen intrakapsulären Brüche im Gegensatz zu den lateralen durch äußerst schlechte Erfolge aus.

In der Zeit zwischen 1912 und 1921 fand HÜBNER (Charité) nur etwa 6% Heilungen, während 75% ausgesprochene schlechte Ergebnisse aufwiesen. Diese Zahlen stammen aus einer Zeit, wo sich die Behandlung der Schenkelhalsbrüche lediglich auf die Lagerung des verletzten Beines oder Streckverbände beschränkte. Nur in Ausnahmefällen erfolgte knöcherne Heilung und als Unfallfolgen blieben Schmerzen, Verkürzung und schwere Gebrauchsbehinderung des Beines zurück.

Diese ungünstigen Heilergebnisse sollten durch mangelnde Ernährung des Schenkelkopfes bedingt sein. Der Schenkelkopf wird im wesentlichen von den Gefäßen des Lig. teres und von den Arterien der inneren Gelenkkapsel versorgt. Diese letzteren Gefäße zerreißen bei der intrakapsulären Fraktur und die im Ligament verlaufende Arterie genügt nicht zur Versorgung des Schenkelkopfes. Die entstehende Nekrose des Kopfes verhindert die Heilung.

Wenn eine genaue Einrichtung und Ruhigstellung der Schenkelhalsfraktur erfolgt, so werden auch die Kreislaufverhältnisse wieder normal und die knöcherne Heilung kann einsetzen.

Man hat weiter die schlechten Heilungsaussichten der Schenkelhalsfraktur auf das Fehlen des Periostes und der periostalen Kallusbildung zurückgeführt.

WHITMANN erkannte, daß die Überschätzung dieser Faktoren zu den erwähnten schlechten Heilerfolgen führte. Er erbrachte mit seiner Behandlungsmethode (großer Gipsverband) den Nachweis, daß beim genauen Aufeinanderpassen der

Bruchflächen und genügend langem Festhalten der reponierten Fragmente auch beim Schenkelhalsbruch die knöcherne Heilung eintritt. Er berichtete über 80% Heilungen.

Es wurde auch der Versuch unternommen, die reponierten Fragmente operativ zu fixieren. So hat LANGENBECK schon im Jahre 1848 als erster die extraartikuläre Verschraubung durchgeführt.

Aber erst die Erfindung des Schenkelhalsnagels brachte in der Behandlung der Schenkelhalsfrakturen einen gänzlichen Umschwung. Im Jahre 1925 konstruierte SMITH-PETERSON einen sternförmigen Nagel, der aus drei Lamellen bestand und so dünn war, daß er nur wenig Spongiosa zerstörte. Dieser Nagel wurde durch SVEN JOHANNSEN insofern verbessert, als man diesen mit Hilfe eines Führungsdrahtes sicher einschlagen konnte.

Die extraartikuläre Nagelung gilt heute als Methode der Wahl für die nicht eingekeilten Schenkelhalsbrüche.

Technik der Schenkelhalsnagelung

Die Indikation zur Nagelung wird in der Hauptsache bei der intrakapsulären medialen Adduktionsfraktur gestellt, wobei das hohe Alter keine Gegenindikation bedeutet. Lediglich der sehr schlechte Allgemeinzustand (Herzinsuffizienz, Tabes, Ca-Metastasen) bildet eine Gegenanzeige.

Nach dem Unfall wird der Verletzte zunächst 8 Tage im Streckverband gelagert. Die Nagelung läßt sich gut in örtlicher Betäubung durchführen. Man sticht mit einer langen Kanüle unterhalb des Leistenbandes etwas lateral von der Art. femoralis auf den Schenkelhals ein und injiziert 20 ccm einer 2%igen Novocainlösung. Anschließend wird die Außenseite des Oberschenkels in der Trochantergegend mit einer ½%igen Novocainlösung infiltriert. Danach erfolgt die Lagerung auf den Schraubenzugapparat, indem an beiden Füßen in Abduktion und leichter Innenrotation ein gleichmäßiger Zug ausgeübt wird. Wenn die Röntgenaufnahmen in beiden Ebenen eine gute Reposition der Fraktur zeigen, so bestimmt man sich durch ein Drahtnetz die Schenkelhalsachse, indem man mit dem Netz eine Röntgenaufnahme anfertigt. Anschließend wird die Haut gespalten, die Einschlagstelle des Nagels freigelegt und ein Führungsdraht in der Achse des Schenkelhalses eingebohrt. Wenn die Röntgenkontrolle zeigt, daß der Führungsdraht die richtige Lage hat, wird auf diesen Führungsdraht ein Dreilamellennagel eingeschlagen, nachdem vorher die genaue Länge des Schenkelhalses bestimmt wurde. Nach Herausnahme des Führungsdrahtes wird der Zug am Fuß nachgelassen und die Bruchstücke werden verkeilt. Anschließend Verschluß der Wunde.

Der große Gipsverband nach WHITMANN wird wegen der außerordentlichen Belastung, die das Tragen desselben bedeutet, nur selten Anwendung finden. Dieser Gipsverband ist für einen Verletzten im höheren Alter nicht anwendbar. Er reicht von den Fußspitzen bis unter die Achsel und muß ein halbes Jahr getragen werden, bis die Fraktur verheilt ist.

Die Extensionsbehandlung der nicht eingekeilten Adduktionsfraktur wird dann in ihr Recht treten, wenn die Nagelung aus irgend einem Grunde kontraindiziert ist. Die Lagerung des verletzten Beines erfolgt auf der BRAUNschen Schiene. An das verletzte Bein wird eine Drahtextension angebracht und mit einem Gewicht, das den zehnten Teil des Körpergewichts entspricht, belastet.

Ist der Allgemeinzustand so schlecht, daß auch diese Belastung des Streckverbandes dem Verletzten nicht zugemutet werden kann, so wird von vornherein auf jede Behandlung verzichtet.

Günstiger gestaltet sich die Behandlung des eingekeilten Abduktionsbruches. Hier genügt eine Lagerung des verletzten Beines auf der BRAUNschen Schiene für etwa 3 Wochen. Die Einkeilung darf nicht gelöst werden.

2. Pertrochantäre Brüche

Als pertrochantäre Frakturen bezeichnet man Brüche, die im Trochantermassiv verlaufen, d. h. in einem Bezirk, der proximal von der Linea intertrochanterica und distal vom Trochanter minor begrenzt wird. Der pertrochantäre Bruch entsteht:

1. Durch Fall auf die Hüfte;
2. durch plötzliche Torsion des Körpers beim festgehaltenen Bein;
3. durch maximale Anspannung der Drehmuskel der Hüfte, wodurch der Schenkelkopf im Gelenk fixiert wird.

BÖHLER unterscheidet 4 Bruchformen:

Die erste geht durch die Basis des Schenkelhalses, die zweite durch das Trochantermassiv. Bei der dritten ist die Basis des Schenkelhalses in das Trochantermassiv eingekeilt. Bei der vierten Form verläuft die Bruchfläche in der Nähe der Basis des Schenkelhalses.

Die klinischen Symptome ähneln denjenigen der Schenkelhalsfraktur, insbesondere ist die Außenrotation des Fußes stark ausgeprägt, ebenso fehlt nicht der Trochanterhochstand. Die Röntgenbeurteilung ist in der AP.-Aufnahme gut möglich.

Die Prognose der pertrochantären Brüche ist wesentlich günstiger zu stellen als die der medialen Schenkelhalsbrüche. In der Regel wird bei den pertrochantären Brüchen knöcherne Heilung erzielt. Man legt einen Streckverband an, lagert das verletzte Bein in Abduktion auf der BRAUNschen Schiene und belastet es mit dem 7.—8. Teil des Körpergewichtes. Im Durchschnitt braucht die Fraktur 8—10 Wochen zum Festwerden.

In günstig gelagerten Fällen kann die Nagelung mal indiziert sein. Der Nagel muß aber im distalen Fragment genügend Halt finden.

Brüche des Trochanter major entstehen durch direkte Gewalteinwirkungen, während der isolierte **Abbruch des Trochanter minor** beim sog. schottischen Hochsprung vorkommt. Eine Gips- oder Streckbehandlung ist hier nicht erforderlich. Die Patienten können nach 2—3 Tagen Bettruhe aufstehen.

3. Oberschenkelschaftbrüche

Am häufigsten treten Brüche im mittleren Drittel, seltener im unteren und oberen Drittel auf. Während im oberen Drittel meist indirekte Brüche durch eine plötzliche Drehung zustande kommen, sehen wir im mittleren und unteren Drittel meist direkte Frakturen (Biegungsbrüche), durch Verschüttung oder Überfahrung. Nicht selten sind die letzteren mit offenen Wunden kompliziert. In den meisten Fällen besteht eine stärkere Verkürzung, Seitenverschiebung und Achsenknickung im Sinne einer Varusstellung. Das proximale Fragment ist leicht flektiert, auswärts rotiert und abduziert. Das untere Fragment ist nach außen rotiert.

Die klinische Diagnose macht keine Schwierigkeiten.

Bevor man die Röntgenaufnahme anfertigt, empfiehlt es sich, die Frakturstelle durch örtliche Betäubung schmerzfrei zu machen. Man erleichtert dadurch die Lagerung des Patienten.

Bei der klinischen Untersuchung darf nicht versäumt werden, auf Gefäß- oder Nervenschädigung zu achten. Der Allgemeinzustand ist bei frischen Oberschenkelfrakturen oft stark in Mitleidenschaft gezogen, wobei auf die Gefahr der Fettembolie bei darniederliegendem Kreislauf besonders zu achten ist.

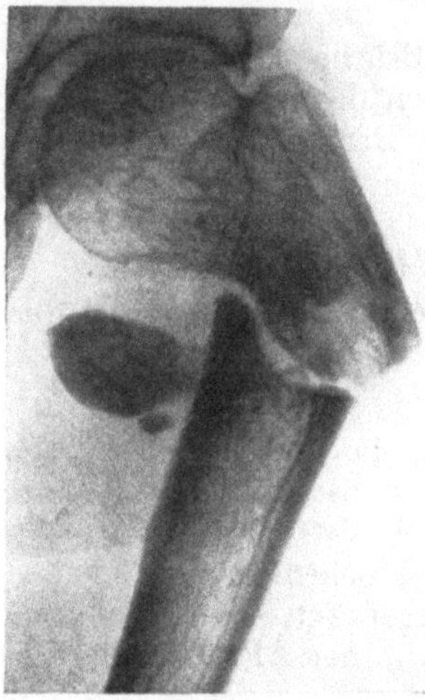

Abb. 110. Subtrochantäre Oberschenkelfraktur mit Abbruch des Trochanter minor

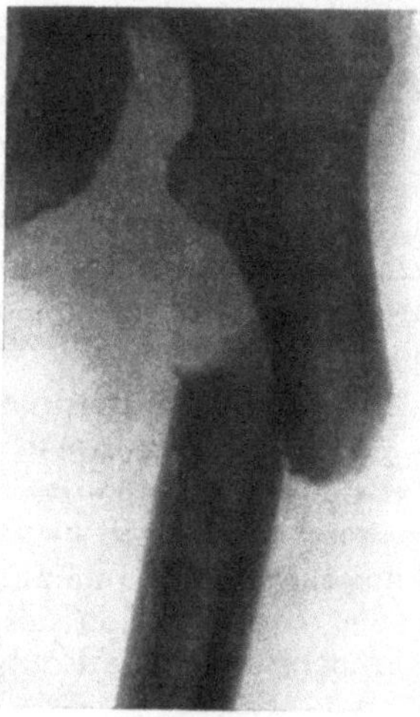

Abb. 111. Oberschenkelfraktur am Übergang vom oberen zum mittleren Drittel

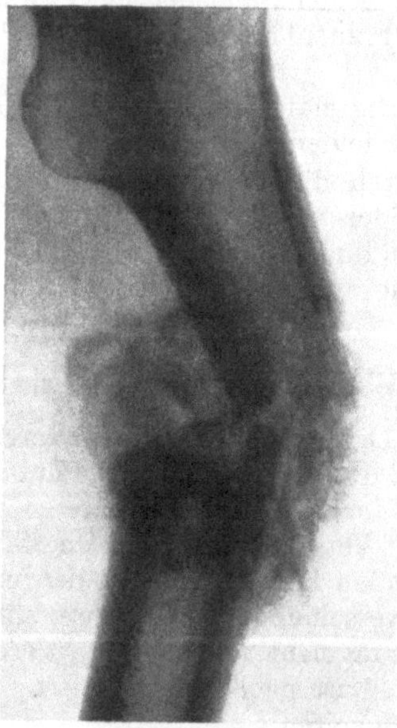

Abb. 112. Oberschenkelbruch mit Verschiebung, Achsenknickung und überschüssiger Kallusbildung geheilt

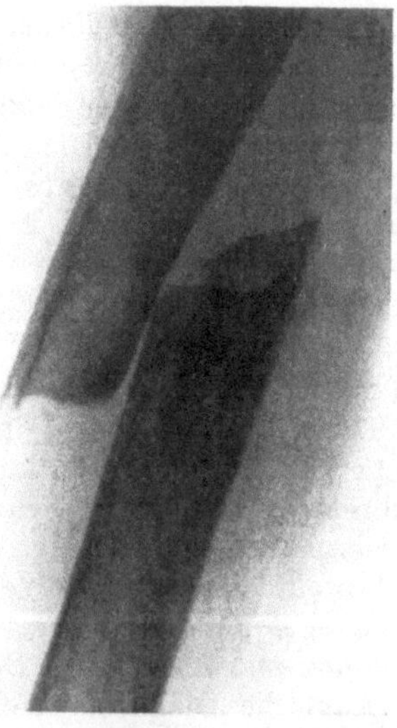

Abb. 113. Querfraktur des Oberschenkels beim atrophischen Knochen

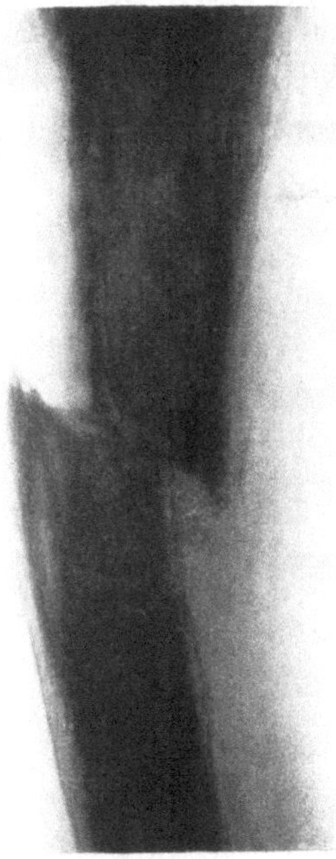

Abb. 114. Oberschenkelfraktur bei Ostitis deformans (PAGET)

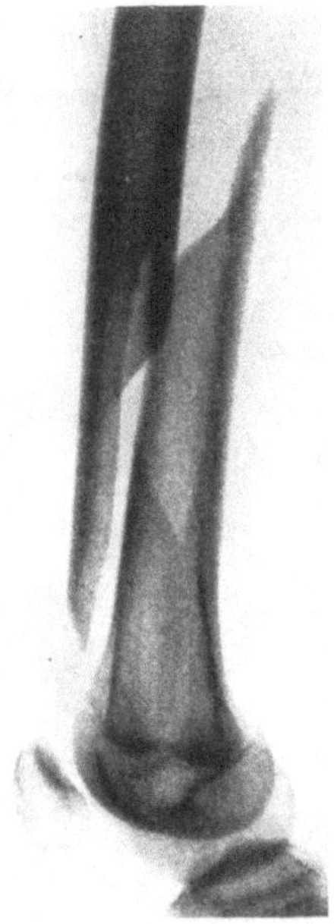

Abb. 115. Oberschenkeltorsionsbruch

Bevor wir zur eigentlichen Behandlung der Fraktur schreiten, müssen wir den Patienten durch sofortige Kreislaufbehandlung, Bluttransfusion, Morphium und Wärme aus dem Unfallschock herausbringen.

Behandlung: Während bis vor einigen Jahren fast nur die Extensionsbehandlung als Methode der Wahl angewandt wurde, hat sich in letzter Zeit die Marknagelung bei geeigneten Oberschenkelbrüchen durchgesetzt.

Bei der Extensionsbehandlung wird ein KIRSCHNER-Draht oder STEINMANN-Nagel durch die Tuberositas tibiae gebohrt und mit einem Bügel versehen. Anschließend wird das verletzte Bein auf einer BRAUNschen Schiene gelagert und der Drahtzug mit dem 7. Teil des Körpergewichtes belastet. Das Bett muß hierzu hochgestellt werden, damit der Körper als Gegengewicht wirken kann. Bei Brüchen im oberen Drittel des Oberschenkels muß das Bein in Abduktion gelagert werden. Nach 4—5 Wochen wird der Draht in die Oberschenkelkondylen verlegt, damit das Kniegelenk nicht zu sehr überdehnt wird.

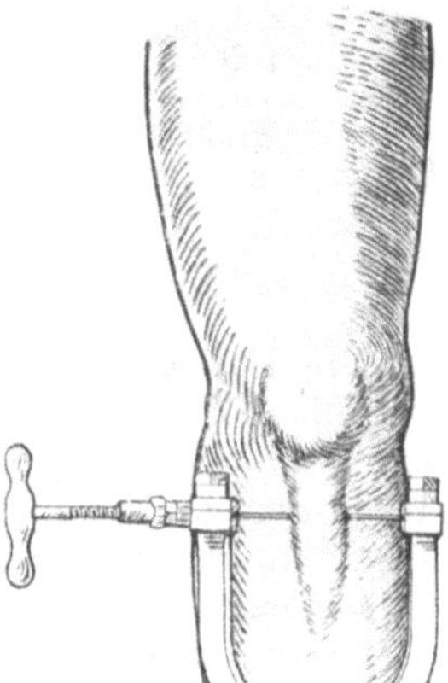

Abb. 116. Bei frischen Frakturen im Bereiche des Oberschenkels wird der KIRSCHNER-Draht durch die Tuberositas tibiae gebohrt u. mit einem KIRSCHNER-Bügel versehen

Der KIRSCHNER-Draht wird nicht sofort in die Kondylen gebohrt, damit eine Infektion des Blutergusses vermieden wird.

Im ganzen bleibt die Extension 8—12 Wochen liegen. Bei dieser Art der Behandlung können wir in den meisten Fällen ein gutes Resultat erzielen. In den Fällen, wo es nicht gelingt, die Fragmente befriedigend aufeinanderzustellen, tritt die Marknagelung in ihr Recht.

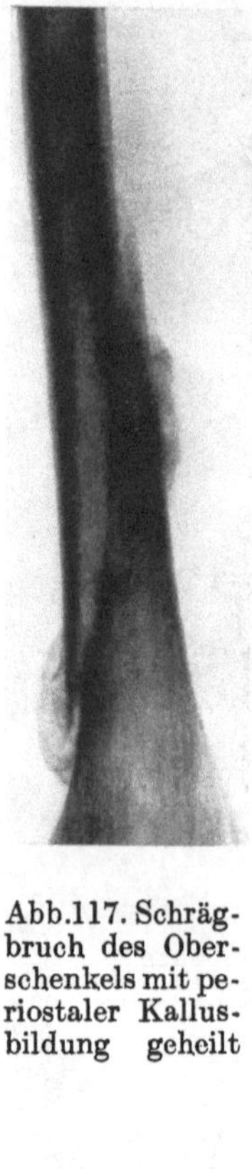

Abb.117. Schrägbruch des Oberschenkels mit periostaler Kallusbildung geheilt

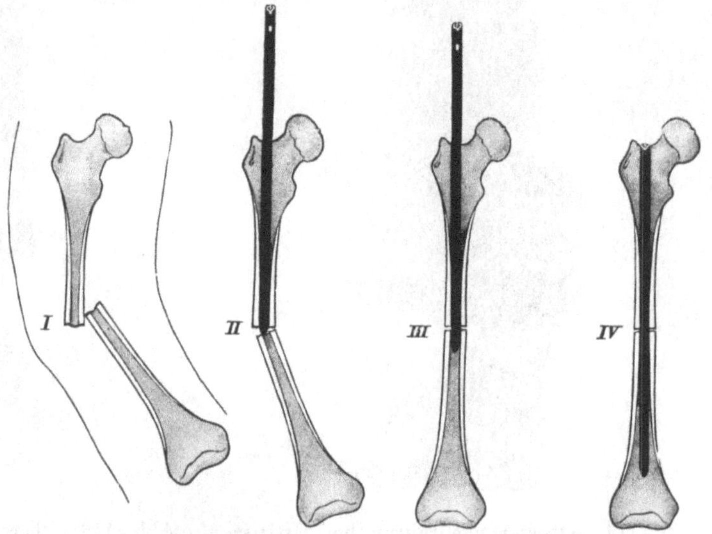

Abb. 118. Beispiel der Marknagelung eines Oberschenkelbruches *I* Querfraktur des Oberschenkelknochens mit Verschiebung um volle Schaftbreite und Achsenknickung. *II* Zunächst wird die Seitenverschiebung beseitigt, indem die Fragmente aufeinandergestellt werden. Anschließend wird der Marknagel bis zum distalen Fragment vorgetrieben. *III* Schließlich wird auch die Achsenknickung beseitigt, so daß der Marknagel weiter vorgetrieben werden kann. *IV* Abgeschlossene Nagelung

4. Brüche am unteren Ende des Femur

Die Entstehungsweise ist eine direkte oder indirekte. Wir beobachten hier sowohl quere, wie auch schräge Verlaufsformen der Bruchlinien, die eine typische Achsenknickung mit einem offenen Winkel aufweisen. Das untere Fragment wird durch den Zug des Musc. gastrocnemius nach hinten unten verlagert. Bei dieser Verschiebung sind die Gefäße und Nerven der Kniekehle gefährdet. Bei der Extensionsbehandlung müssen wir besonders auf den Knick nach hinten unten achten. Durch die Extensionsbehandlung allein gelingt es uns nicht, diesen zu beseitigen. Es muß ein Sandsack unterlegt werden.

5. Kondylenbrüche

entstehen durch Schlag oder Stoß gegen das gebeugte Knie oder durch Fall aus größerer Höhe auf das gestreckte Knie. Wenn keine Verschiebung besteht, so macht die Behandlung dieser Brüche keine Schwierigkeiten. Anders ist es, wenn der abgesprengte Condylus mehr oder weniger stark verschoben ist. Hier muß die stufenförmige Unterbrechung der Gelenkfläche wiederhergestellt werden, um ein

Genu valgum oder varum zu vermeiden. Oft gelingt die Reposition durch einen Drahtzug am Fersenbein sowie Anbringung von entsprechenden Seitenzügen, die das gestreckte Knie ab- oder adduzieren. Das entsprechende Seitenband wird hierdurch gespannt und zieht das verschobene Fragment nach abwärts. Gelingt es nicht, auf konservativem Wege die anatomische Form des Gelenkes wiederherzustellen, so muß der Bruchspalt operativ freigelegt, von Splittern gesäubert und der Condylus befestigt werden.

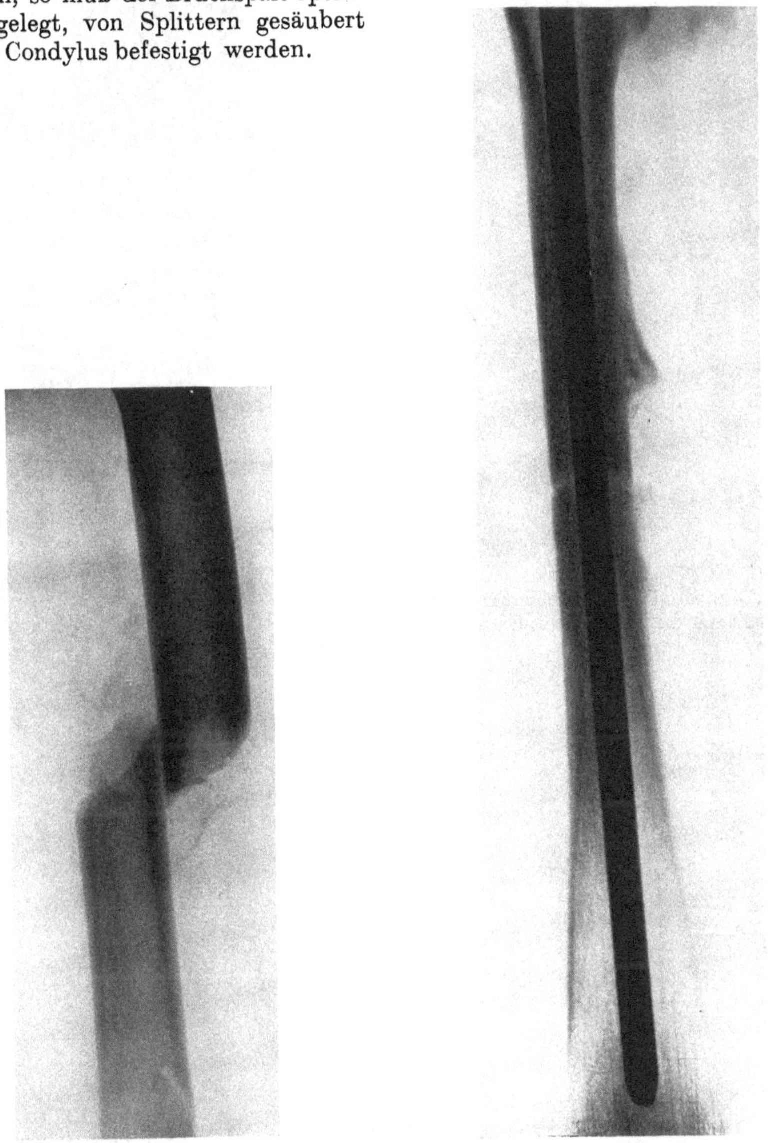

a b

Abb. 119. *a* Quere Oberschenkelfraktur. *b* Nach der Marknagelung

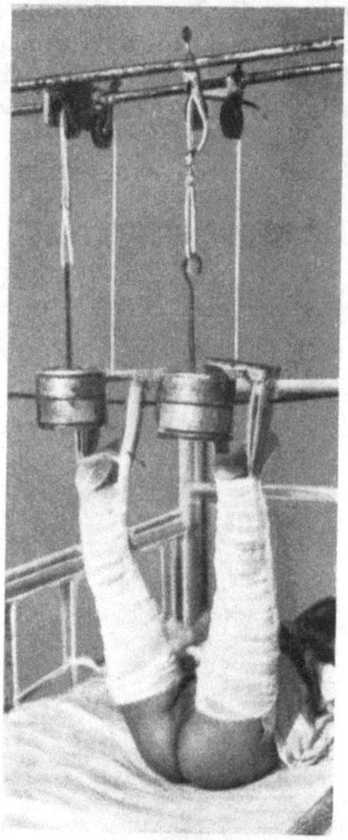

Abb. 120. Doppelseitiger kindlicher Oberschenkelbruch mittels vertikaler Extension versorgt

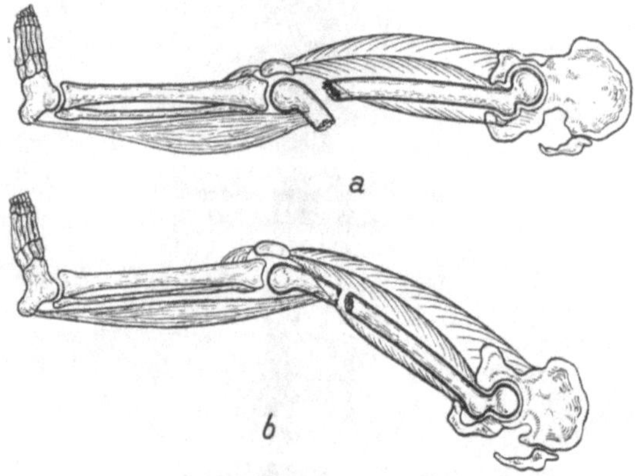

Abb. 121. Bei Brüchen am unteren Oberschenkelende wird das distale, kurze Fragment in Streckstellung durch den Zug des Gastrocnemius nach hinten verzogen (*a*). Bringt man das Kniegelenk in Semiflexionsstellung, so stellt sich das kurze, distale Fragment in Richtung auf das proximale ein (*b*)

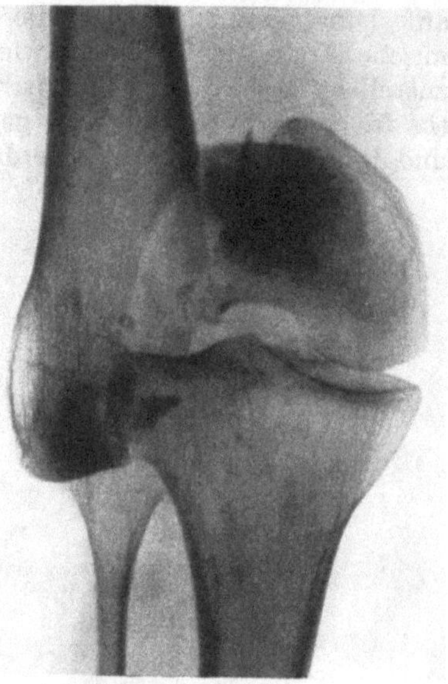

Abb. 122 *a*

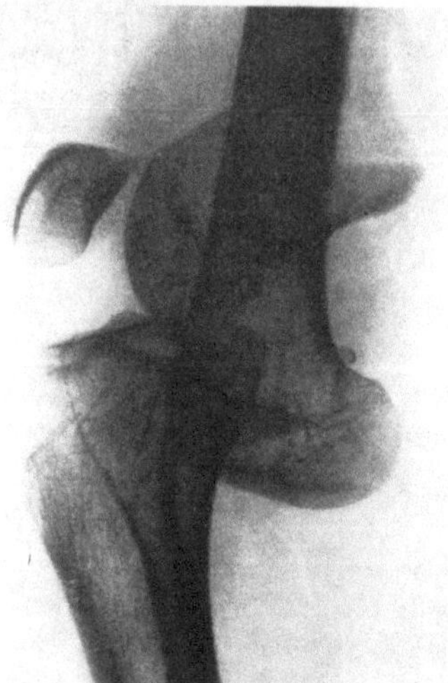

Abb. 122 *b*

Abb. 122. *a* Luxationsfraktur im Kniegelenk. A.p.-Aufnahme. *b* Seitliche Aufnahme

C. Brüche der Kniescheibe

Wir unterscheiden zwei Bruchformen:

Die **Querfraktur,** die meist durch indirekte Gewalt zustande kommt, und zwar durch plötzliche Anspannung des Quadriceps. Sie verläuft etwa in der Mitte der Patella, wobei der Streckapparat meist erheblich einreißt.

Die zweite Frakturform ist die sternförmige **Splitterfraktur,** die durch eine direkte Gewalt zustande kommt.

Wenn bei der Querfraktur die Fragmente nicht wesentlich distrahiert sind, so wird der Streckapparat dabei nicht verletzt. Die aktive Streckfähigkeit im Knie ist dann erhalten. Besteht zwischen den Bruchstücken eine Diastase von 1 bis 2 Querfingern, so wird durch die Zerreißung der Aponeurose des Extensor quadriceps der Unterschenkel nicht aktiv gestreckt werden können. Außer diesen sehr wichtigen Zeichen wird meist ein stark ausgebildeter Bluterguß im Kniegelenk vorhanden sein.

Für die Diagnose ist das Röntgenbild in zwei Ebenen erforderlich, auch deswegen,

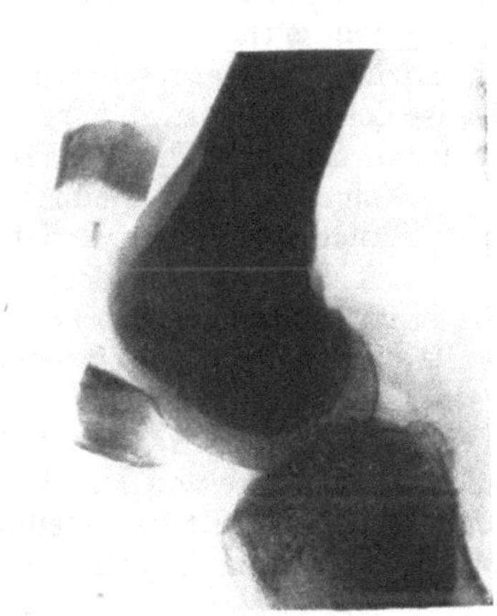

Abb. 123. Querfraktur der Patella mit erheblichem Auseinanderweichen der Bruchstücke

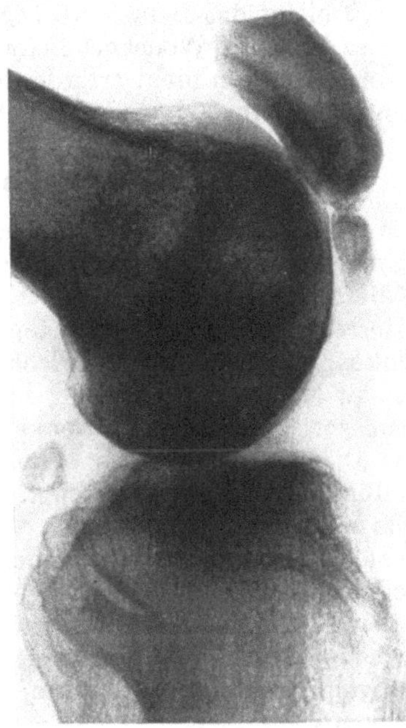

Abb. 124. Patella bipartita

um eine Verwechslung mit der sog. Patella bipartita auszuschließen. Diese wird gelegentlich mit der echten Fraktur verwechselt. Sie entsteht durch überzählige Ossifikationskerne, die mit dem Hauptteil der Kniescheibe nicht vereinigt werden. Da diese meist doppelseitig vorkommt, wird die Abgrenzung gegenüber der echten Fraktur nicht schwierig sein.

Behandlung: Die Behandlung der Kniescheibenbrüche richtet sich nach der Art der Fraktur. Brüche ohne Verschiebung werden nach Resorption des Blutergusses mit einer Gipshülse versorgt. Ist der Bluterguß sehr groß, so kann er durch Punktion entleert werden. Besteht zwischen den Bruchstücken ein größerer Zwischenraum, so wird knöcherne Heilung nur erfolgen, wenn man die Bruchstücke soweit nähert, daß diese sich knöchern überbrücken können. Außerdem muß zur Wiedererlangung der Streckfunktion die Quadricepssehne genäht werden. Auf konservativem Wege gelingt es nicht, ein gutes anatomisches und funktionelles Ergebnis zu erzielen. Die Methode der Wahl ist die Operation. LISTER hat im Jahre 1877 die erste Patellarnaht ausgeführt. Die Fraktur wird durch einen großen Bogenschnitt mit oberer Basis freigelegt (TEXTOR-Schnitt). Der Bruchspalt wird vom Blutgerinnsel, zerrissenen Sehnenfetzen gereinigt und die Bruchstücke mit zwei einzinkigen Haken aufeinandergestellt. Anschließend wird eine Drahtnaht durch beide Fragmente durchgeführt und die Fraktur so miteinander vereinigt. KOCHER hat hierfür die Umschlingungsnaht angegeben, die die ganze Kniescheibe in der Frontalebene umfaßt. Auch in sagittaler Richtung kann die Kniescheibe nach Durchbohrung zweier Kanäle vereinigt werden. Zur Sicherung wird noch eine Cerclage mit Seide hinzugefügt. Anschließend erfolgt die Naht des Streckapparates und nach Wundverschluß bleibt das Bein für 8 Tage auf der BRAUNschen Schiene liegen. Danach Gipshülse für 3—4 Wochen. Beim sternförmigen Splitterbruch der Kniescheibe wird eine Operation nicht erforderlich sein. Es wird nach einem unblutigen Repositionsversuch eine Gipshülse angelegt.

D. Verrenkungen der Kniescheibe

Am häufigsten wird die Kniescheibe nach außen verrenkt, seltener nach innen. Die Kniescheibenverrenkung wird entweder durch direkten seitlichen Stoß gegen die Kniescheibe bei gebeugtem Knie oder durch plötzliche Muskelanspannung bei abduzierten und auswärts rotierten Unterschenkel ausgelöst. Begünstigt kann die Verrenkung werden durch die Flachheit des äußeren Femurcondylus, durch Schwächung des Kapselapparates und durch eine vermehrte Valgusstellung. Beim Verrenkungsvorgang reißt die Gelenkkapsel in der ganzen Länge der Vorderwand ein.

Die Diagnose ist klinisch kaum zu verkennen. Das Knie zeigt eine deutliche X-Stellung und ist leicht gebeugt. Die Kniescheibe bildet an der Außenseite des Femurs einen starken Vorsprung, während das Gelenkinnere leer ist. Die Prognose ist im allgemeinen günstig. Nach der Reposition kommt es zu vollkommener Wiederherstellung, wenn man dem Kniegelenk genügend Zeit läßt, daß die Kapsel wieder verheilen kann. Die Reposition ist einfach und gelingt durch direkten Druck bei durchgestrecktem Knie und gebeugter Hüfte. Anschließend wird in Streckstellung eine Gipshülse für 4 Wochen angelegt, damit der gerissene Streckapparat ausheilen kann.

Habituelle Kniescheibenverrenkung

Bei einer Neigung zur habituellen Luxation wird bei geringem äußeren Trauma erneut eine Verrenkung eintreten. Bei einigen wird die Verrenkung seltener auftreten, bei anderen kehrt die Patella oft gar nicht mehr in die physiologische Lage zurück. Die Ursachen sind auch hier, wie bei der einmaligen Verrenkung, verschiedene. So wird einmal die Unterentwicklung und die mangelnde Prominenz des äußeren Condylus für die wiederkehrende Verrenkung beschuldigt. Weiterhin wird das Mißverhältnis zwischen der Patella und der Fossa intercondylica in ursächlichem Zusammenhang gebracht. Die konservativen Maßnahmen führen nicht zum Ziele (Bandagen, Pelotten). Dagegen wird es auf operativem Wege gelingen, die Luxation zu beseitigen. Die operative Behandlung kann nach zwei Prinzipien erfolgen:

1. Durch Erhöhung des lateralen Condylus;
2. durch Eingriffe an der Muskulatur und an den Sehnen.

E. Kniegelenksverrenkung

Kniegelenksverrenkungen werden sehr selten beobachtet und kommen meist durch direkte Gewalteinwirkungen gegen den Ober- oder Unterschenkel zustande. Der Unterschenkel wird dadurch nach außen, innen, hinten oder vorn verschoben. Die klinischen Zeichen sind sehr ausgeprägt. Als Begleitverletzung kommt es fast immer zu einer erheblichen Bänderzerreißung, wobei am häufigsten die Kreuz- und Seitenbänder betroffen sind. Aber auch Knochen- und Muskelverletzungen werden beobachtet. Schwere Verrenkungen führen gelegentlich zu Gefäßzerreißungen, Gefäßeinklemmungen und Intimazerreißungen mit anschließender Gangrän des Fußes. Die Reposition muß schonend durch Zug und Gegenzug vorgenommen werden, damit die Gefäße, Nerven und Bänder nicht noch zusätzlich geschädigt werden. Am besten gelingt dies, wenn das Knie um 90^0 gebeugt wird. Anschließend wird eine Gipshülse für 8—12 Wochen angelegt, damit die zerrissenen Bänder wieder verheilen können.

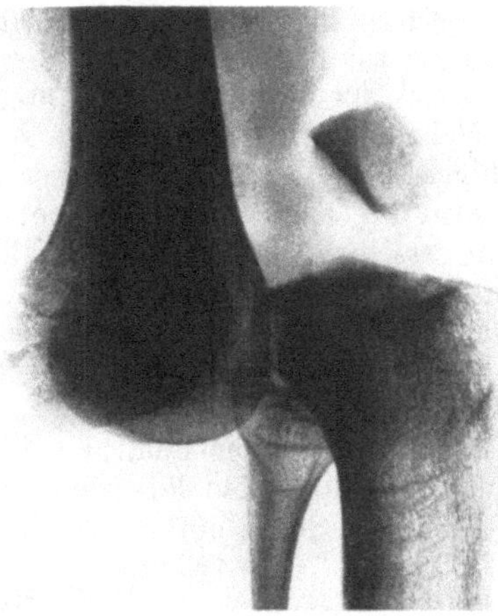

Abb. 125. Kniegelenksverrenkung

F. Binnenverletzungen des Kniegelenkes

1. Kreuzbandverletzungen

Bei den Binnenverletzungen spielen die Kreuzbandverletzungen eine besonders wichtige Rolle. Sie kommen durch direkte und indirekte Gewalten zustande, wobei der Unterschenkel außen rotiert und abduziert wird bei gleichzeitiger Innenrotation des Oberschenkels. Wir finden Kreuzbandverletzungen selten isoliert vor, da meist noch eine mediale Seitenbandverletzung vergesellschaftet ist. Neben der einfachen Zerreißung und Dehnung finden wir komplette Zerreißungen der Kreuzbänder, weiterhin Kombinationen von Kreuzbandrissen mit Meniskusverletzungen, Seitenbandverletzungen, Kapselrisse und begleitende Frakturen. In 80% der Fälle wird das vordere Kreuzband betroffen. Das markanteste Zeichen jeder Kreuzbandverletzung ist das Schubladenphänomen, d. h. die Verschieblichkeit des Schienbeinkopfes nach vorn oder hinten beim gebeugten Kniegelenk. Bei Zerreißung des vorderen Kreuzbandes wird der Schienbeinkopf nach vorn, bei Zerreißung des hinteren, nach hinten verschoben (vordere und hintere Schublade). Außer diesen Zeichen finden wir meist eine Überstreckbarkeit durch Vermehrung der Innenrotation des Unterschenkels.

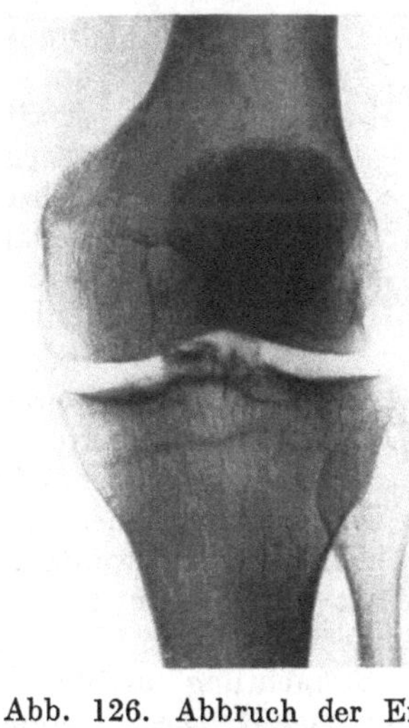

Abb. 126. Abbruch der Eminentia intercondylica des Schienbeins bei einer Kreuzbandverletzung

In frischen Fällen wird man die Diagnose wegen der Schmerzhaftigkeit und des Blutergusses nur selten stellen können. Bei älteren Verletzungen wird die abnorme Beweglichkeit, sowohl im Gehen wie auch bei der Untersuchung, auffallen.

Die Prognose wird verschieden beurteilt. Die Frage, ob ein lädiertes Kreuzband heilen kann, wurde verschieden beantwortet.

Während PFAB diese Frage bestreitet, hält PAYR die Heilung eines zerrissenen Kreuzbandes für möglich. Ist das Kreuzband nur teilweise zerrissen, so kann es ausheilen, da das Kreuzband gut mit Blut veısorgt ist. Ist es aber völlig durchrissen, so schrumpfen die zerrissenen Teile und eine Heilung ist nicht möglich.

Behandlung: Das verletzte Knie wird für 8—12 Wochen in einer Gipshülse ruhiggestellt. Wenn nach dieser Zeit trotzdem ein Schlottergelenk zurückbleibt so wird die Operation empfohlen. Als Ersatz für die zerrissenen Bänder verwandte man verschiedenes Ersatzmaterial, so Kängeruhsehnen, Faszie von Ochsen, Katgut und Seide. Zur Befestigung der Bänder an den Ansatzstellen wurden Schrauben und Nägel verwandt. Sind die Bänder nur gelockert, so kommt man mit der Raffnaht aus. Sind diese aber vollständig zerrissen, so muß ein plastischer Ersatz erfolgen. Die hier meist verwandte Methode ist die von HEY-GROVES. Hierzu wird aus dem Traktus Ileotibialis ein Streifen gestielt und dieser wird durch einen Bohrkanal, der durch den lateralen Femurcondylus in das Gelenkinnere führt, durchgezogen und durch einen zweiten Bohrkanal im Tibiakopf verankert.

2. Meniskusverletzungen

Die Zwischengelenkknorpel liegen als keilförmige halbmondförmige Knorpel zwischen den Oberschenkelcondylen und Schienbeinkopf. Während der mediale mehr die Form eines großen C aufweist, daher auch als C-Knorpel benannt wird, ist der laterale Knorpel mehr kreisförmig. In der Mehrzahl der Fälle entsteht die Meniskusverletzung nach indirekten Traumen, und zwar dann, wenn beim feststehenden Fuß und gebeugten Knie der Oberschenkel eine Rotationsbewegung vollführt. Das Trauma braucht gar nicht mal erheblich zu sein. Viel häufiger ist der innere Meniskus betroffen, da dieser infolge seiner straffen Verbindung zum inneren Seitenband nicht so ausweichen kann. Am meisten reißt der Meniskus in Längsrichtung, wobei der mediale Teil desselben ins Gelenkinnere verlagert ist. Man bezeichnet diese Form als Meniscus bipartitus, Korbhenkelform oder Eimerhenkelform. Man findet aber auch einfache Einrisse, die ebenfalls ins Gelenkinnere verlagert sind und zwischen den Condylen gequetscht werden.

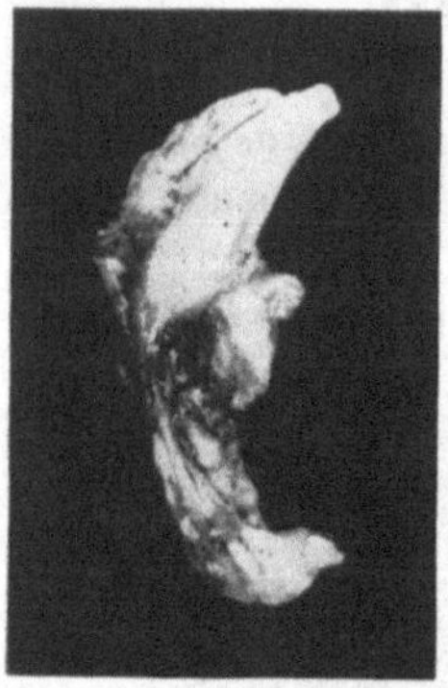

Abb. 127. Meniskusverletzung

Dank der Fortschritte in der Untersuchungstechnik sind wir heute in der Lage, zu einem hohen Prozentsatz die Meniskusverletzung zu erkennen. Bevor wir an die Untersuchung eines verletzten Kniegelenkes schreiten, muß eine genaue Vorgeschichte erhoben werden. Hierbei ist es wichtig, daß der Unfallhergang rekonstruiert wird, indem das typische indirekte Trauma (Rotation des Oberschenkels beim festgehaltenen Unterschenkel) charakteristisch sein wird. Bei der vergleichenden Betrachtung mit dem gesunden Knie fällt meist schon eine federnde Streckhemmung auf. Dieser Vergleich mit dem gesunden Knie darf nie unterlassen werden. Meist ist auch ein geringer Erguß vorhanden, der in der Mehrzahl der Fälle nicht blutig ist. Das sicherste Symptom bei der Untersuchung ist der lokalisierte Druckschmerz über dem inneren oder äußeren Gelenkspalt etwa zwei Querfinger neben der Patella. In Beugestellung des Kniegelenkes und Außenrotation des Unterschenkels tritt bei Verletzung des inneren Meniskus ein spontaner Schmerz am inneren Gelenkspalt auf: STEINMANN I. Dieser Schmerz wandert bei weiterer Beugung des Gelenkes nach hinten, da sich bei Beugung der Meniskus nach hinten verschiebt (STEINMANN II). In manchen Fällen tritt bei Innenrotation der Schmerz bei Verletzung des inneren Meniskus am inneren Gelenkspalt auf. Auch dieser Schmerz wandert bei Beugung des Gelenkes nach hinten (BRAGARD I und II). BÖHLER legt größten Wert auf den Kompressionsschmerz, der bei Adduktion des Unterschenkels bei Verletzung des inneren Meniskus am inneren Gelenkspalt auftritt **(Adduktionsschmerz innen)**. Ist das Vorderhorn verletzt, so tritt ein Überstreckungsschmerz, bei Verletzung des Hinterhorns ein Schmerz bei starker Beugung auf.

Bei jedem Verdacht auf eine Meniskusverletzung muß eine Röntgenaufnahme angefertigt werden. Wenn auch ein normales Röntgenbild wenig Anhaltspunkte für das Vorliegen einer Meniskusverletzung gibt, so ist diese schon aus dem Grunde wichtig, um eine Knochenverletzung oder einen anderen Nebenbefund, z. B. eine Gelenkmauserkrankung, auszuschließen. In manchen Fällen wird uns die Kontrastdarstellung des Kniegelenks mehr Anhaltspunkte geben. Hierbei wird das Gelenk mit Luft, Jodopin, Abrodil oder Uroselektan aufgefüllt. Leider ist die Kontrastdarstellung noch nicht so ausgebaut, daß man aus ihr die Diagnose eindeutig klären könnte.

Behandlung: Bei den meisten Verletzungen wird man zunächst abwarten. Tritt nach 2—3 Wochen keine Besserung ein, so wird operiert. Wenn von vornherein Einklemmungserscheinungen (Streckhemmung!) vorhanden sind, so hat das Abwarten keinerlei Sinn.

Die wichtigste Voraussetzung für die Operation ist die Asepsis. Wir operieren in Allgemein- oder Lumbalbetäubung am hängenden Unterschenkel. Der Hautschnitt beginnt am oberen Ansatz des Seitenbandes und verläuft schräg zum Lig. patellae. Wenn der Meniskus außer einem Riß keine stärkeren Degenerationserscheinungen aufweist, so wird nur eine Resektion vorgenommen, während bei stärkeren Quetschungen und Degenerationserscheinungen der Meniskus an der Basis exstirpiert wird.

3. Seitenbandverletzungen

Diese Verletzungen entstehen am häufigsten beim Fußballspiel oder Skilaufen durch plötzliche Abduktion oder Rotation des Unterschenkels. Wir finden das innere Seitenband häufiger verletzt als das äußere, wobei meist das Seitenband am oberen Ansatz abreißt. Es kann entweder nur gedehnt werden oder völlig durchrissen sein. Dementsprechend wird die Abduktionsbewegung schwächer oder stärker ausgeprägt sein. Das Gelenk kann bei echten Seitenbandrissen regelrecht aufgeklappt werden. Nicht selten sind Seitenbandverletzungen mit Kreuzband- oder Meniskusverletzungen kombiniert.

Die **Behandlung** besteht in Ruhigstellung für 8—12 Wochen in einer Gipshülse.

G. Unterschenkelbrüche

1. Schienbeinkopfbrüche

Diese Brüche entstehen am häufigsten durch indirekte Stauchungskräfte. Insbesondere durch Sturz aus großer Höhe wird die Stauchung der Femurcondylen sich auf den Tibiakopf übertragen und zur Fraktur führen. Hierbei werden beide Tibiacondylen frakturieren. Wirkt die Gewalt von außen oder innen auf das gestreckte Knie, so bricht der äußere Tibiacondylus bei Gewalteinwirkung von außen oder der innere Condylus bei Gewalteinwirkung von innen. Häufiger sind Brüche des inneren als des äußeren Condylus. Bei den kombinierten Frakturen finden

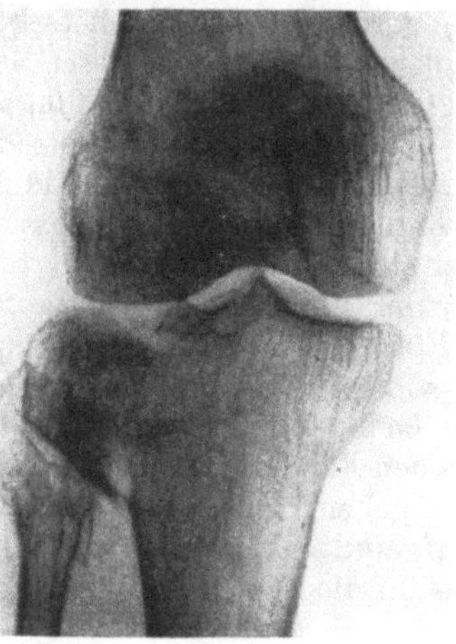

Abb. 128. Stauchungsbruch des lateralen Condylus tibiae mit Fibulaköpfchenfraktur

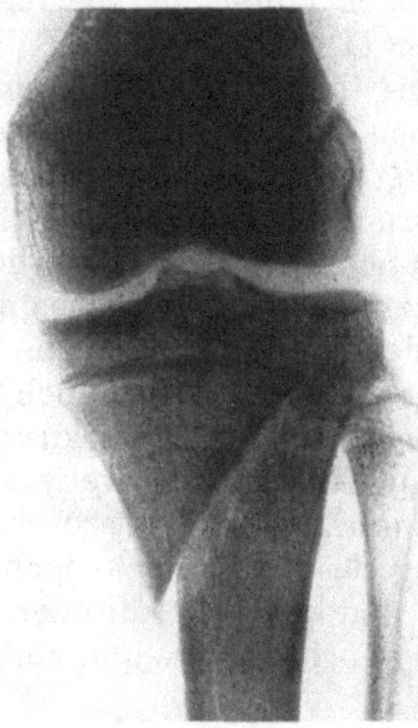

Abb. 129. Schrägfraktur des Tibiakopfes

wir T- und Y-förmige Bruchformen. Je nach der Form des Bruchspaltes unterscheiden wir Spalt-, Kompressions- und Trümmerfrakturen. Außerdem finden wir Ausrisse der Emminentia intercondylica sowie einfache Randbrüche des Schienbeinkopfes.

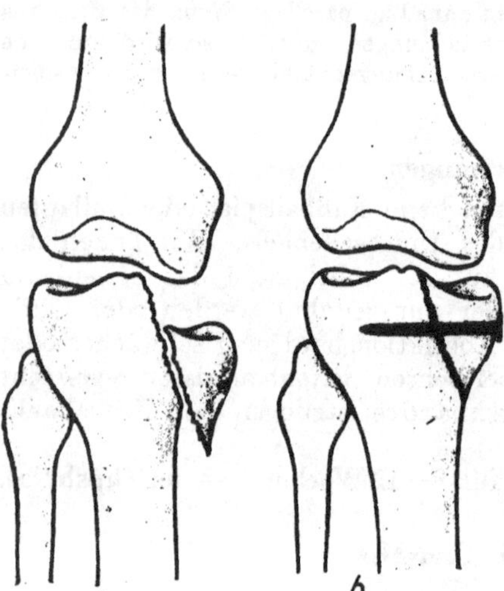

Abb.130. *a* Fraktur des medialen Condylus tibiae mit starkem Absinken des abgestanzten Fragments. *b* Operation: Das abgebrochene Fragment wird angehoben und mit einem Nagel befestigt

Die **Diagnose** ist in vielen Fällen schon klinisch zu stellen. Da die Bruchlinie ins Gelenk geht, kommt es zu einem Hämarthros. Auch das paraartikuläre Hämatom ist erheblich und als Folge der starken Gewebsspannung kommt es zur Blasenbildung.

Die Röntgenaufnahme muß in zwei Ebenen angefertigt werden. Bei den Schienbeinkopfbrüchen müssen wir auf das gleichzeitige Vorhandensein von Bänderabrissen achten, damit die Immobilisierung entsprechend lange bemessen wird.

Die Behandlung erstrebt, durch Wiederherstellung der anatomischen Verhältnisse, ein befriedigendes funktionelles Ergebnis zu erzielen. Ist die Reposition ungenügend, so sind starke sekundäre Deformierungen der Gelenkflächen mit Ausschleifung, Verbreiterung der Gelenkflächen und Randwulstbildungen unausbleiblich. Besonders auf die Achsenstellung des Beines ist zu achten, damit ein Genu valgu oder varus vermieden wird.

Ist nur ein Kondylus frakturiert, so wird man den gestreckten Unterschenkel entweder in Varus- oder Valgusstellung bringen, um so durch Zug des entsprechenden Seitenbandes die Reposition zu ermöglichen. Gelingt es nicht, damit das Fragment in seinen Platz zu bringen, so werden nach dem Vorschlage von Böhler 1 oder 2 Nägel in das abgewichene Bruchstück geschlagen und mit diesem Nagel das Fragment angehoben. In den meisten Fällen können wir mit dieser Methode eine ideale Stellung erreichen. Sind in dem Bruchspalt kleinere Knochenfragmente oder ein Meniskus eingeklemmt, so kann nur die operative Freilegung eine befriedigende Reposition ermöglichen. Bei Y-förmigen Bruch beider Kondylen wird durch Längszug und anschließende Kompression die Reposition erzwungen. Die Ruhigstellung mit der Gipshülse beträgt 8—10 Wochen.

2. Unterschenkelschaftbrüche

Diese entstehen sowohl durch direkte oder indirekte Gewalteinwirkung. In der Ätiologie überwiegt das direkte Trauma, z. B. durch Überfahrung, durch Stoß oder Schlag. Hierbei entstehen am häufigsten Biegungsbrüche, seltener Quer- und Abscherungsbrüche. Bei der indirekten Entstehungsart überwiegen Spiral-

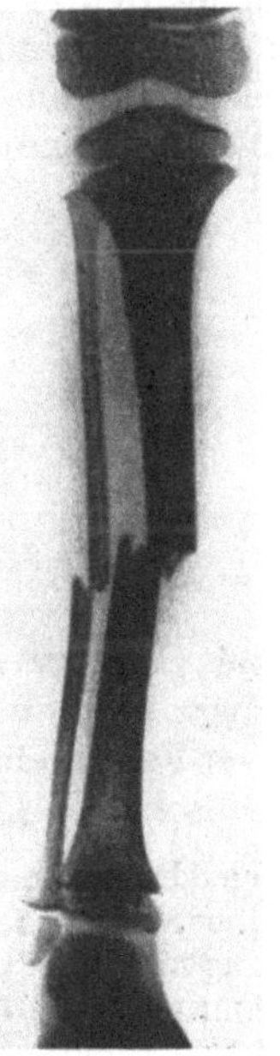

Abb. 131. Querbruch eines Unterschenkels mit Verschiebung um volle Schaftbreite und leichter Achsenknikkung

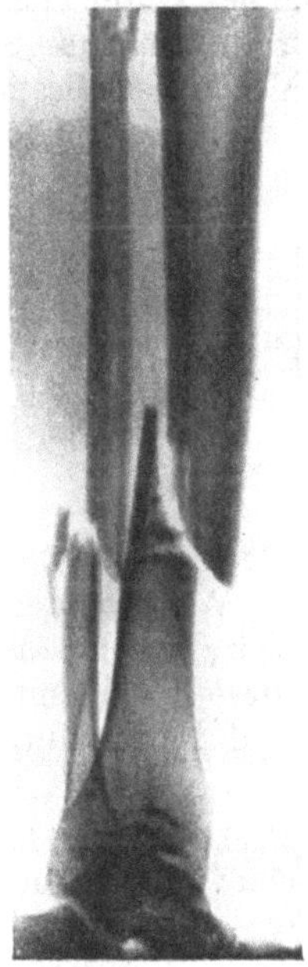

Abb. 132. Unterschenkelbruch mit Aussprengung eines Biegungsdreiecks

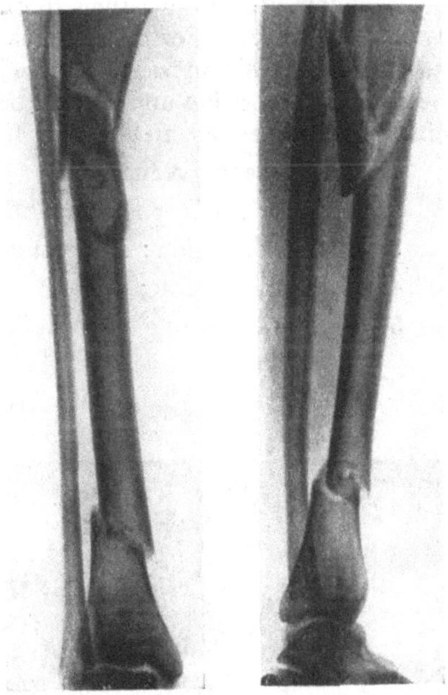

Abb. 133. Stückbruch der Tibia.
a Aufnahme von vorn *b* Seitliche Aufnahme

brüche, und zwar besonders dann, wenn beim fixierten Fuß der Körper sich wegdreht. Die Brüche sind meist an der schwächsten Stelle des Unterschenkels, d. h. am Übergang vom mittleren zum unteren Drittel lokalisiert. Das Wadenbein bricht in Verlängerung der spiralförmigen Bruchlinie, und zwar im oberen Drittel: **„Flötenschnabelbruch“**. Weniger steil verlaufen Schrägbrüche. Bei den Biegungsbrüchen wird man aus der Form des Biegungsdreiecks auf die Richtung der einwirkenden Gewalt schließen können.

Die durch direkte Gewalteinwirkungen entstehenden Stück- und Splitterbrüche sind nicht selten mit äußeren Wunden kompliziert. Wir sehen diese z. B. beim Überfahren, und zwar nicht selten beiderseits: Komplizierte, kombinierte Zertrümmerungsfrakturen.

Die klinischen Symptome sind eindeutig und prägnant. Die Verschiebung der Bruchstücke wird je nach der Art und Form der Fraktur verschieden ausfallen. So wird bei den Torsionsfrakturen das proximale Fragment nach vorn verschoben sein, wobei das spitze Fragment direkt unter der Haut sicht- und fühlbar wird. Während die Verkürzung fast nie fehlt, kann die periphere Verschiebung und Achsenknickung verschieden stark ausgeprägt sein.

Die **Diagnose** wird also keine Schwierigkeiten bereiten. Das stark ausgeprägte Hämatom, die abnorme Beweglichkeit und die Achsenknickung lassen die Diagnose schon vor Anfertigung des Röntgenbildes stellen. Röntgenaufnahmen müssen in zwei zueinanderstehenden senkrechten Ebenen erfolgen.

Behandlung: Die jeweilige Behandlung eines Unterschenkelbruches richtet sich nach der Art und Form der Fraktur. Ein einheitliches Schema wird hier nicht möglich sein. Wir müssen von derjenigen Methode Gebrauch machen, die uns am besten die Reposition und Retention ermöglicht. Die Möglichkeiten der Behandlung eines Unterschenkelbruches sind folgende:

1. Der Dauerzugverband;
2. die sofortige Reposition und Fixation in Gips;
3. die Kombination: Dauerzug mit Gips;
4. die Transfixation;
5. die Marknagelung nach KÜNTSCHER.

a) Die Dauerzugbehandlung

Wir wenden sie bei Schräg- und Spiralbrüchen an, und zwar dann, wenn diese Brüche mit stärkerer Verschiebung und Verkürzung vergesellschaftet sind.

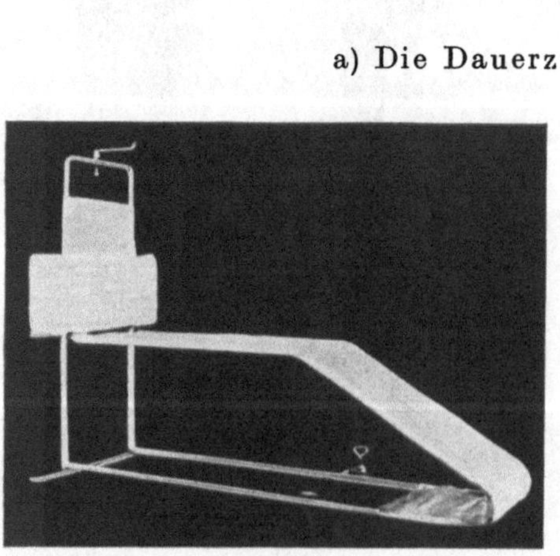

Abb. 134. BRAUNsche Schiene

Man geht praktisch folgendermaßen vor: Nachdem zu beiden Seiten der Ferse je 5 ccm einer 2%igen Novocainlösung infiltriert wurden, führt man den KIRSCHNER-Draht oder STEINMANN-Nagel durch die Ferse und spannt einen Bügel ein. Anschließend wird der frakturierte Unterschenkel auf einer BRAUNschen Schiene gelagert und mit 4 kg belastet.

Man muß darauf achten, daß keine Antekurvation entsteht. Diese wird dadurch hervorgerufen, indem die Wadenmuskulatur die Bruchstelle nach oben drückt.

Das Bett wird am Fußende hochgestellt und der Vorfuß mit Heftpflaster aufgehängt. Nach einigen Tagen wird eine Röntgenaufnahme angefertigt, um die Stellung der Fragmente zu kontrollieren. Ist die Verkürzung noch nicht ausgeglichen, so wird die Extension mit 1 kg mehr belastet. Seitenverschiebungen oder Achsenknickungen werden durch Gegenzüge ausgeglichen.

Nach vierwöchiger Extension wird ein Gehgips angelegt.

b) Die sofortige Reposition und Fixation in Gips

Unterschenkelbrüche ohne stärkere Verschiebung, insbesondere Querbrüche, können sofort oder im Laufe der nächsten Tage nach der Reposition eingegipst werden. Die Reposition muß bei guter Entspannung in Narkose oder örtlicher Betäubung und bei gebeugtem Knie erfolgen. Durch Zug und Gegenzug wird die Verkürzung, Achsenknickung und periphere Verschiebung ausgeglichen. Noch besser gelingt die Reposition im Schraubenzugapparat nach BÖHLER. Der sofort angelegte Gipsverband reicht von den Zehen bis zur Mitte des Oberschenkels. Wenn der Verband erhärtet ist, kann der Verletzte sofort aufstehen und das Bein belasten. Die Belastung wirkt sich hier günstig auf die Kallusbildung und Durchblutung aus. Nach 8—12 Wochen, je nach der Art der Lokalisation der Fraktur wird der Verband abgenommen. Wenn nach Abnahme des Gipsverbandes die Fraktur noch nicht fest verheilt ist und das Röntgenbild keine oder nur ungenügende Kallusbildung aufweist, so wird ein neuer Gipsverband für 3—4 Wochen angelegt. Wenn der Verletzte schon während der Ruhigstellung im Gips viel das Bein belastet hat, so ist nach Abnahme des Gipsverbandes die Nachbehandlung nicht so schwierig. Im Anschluß an die Gipsentfernung wird ein Zinkleimverband angelegt, damit das Bein nicht so anschwillt.

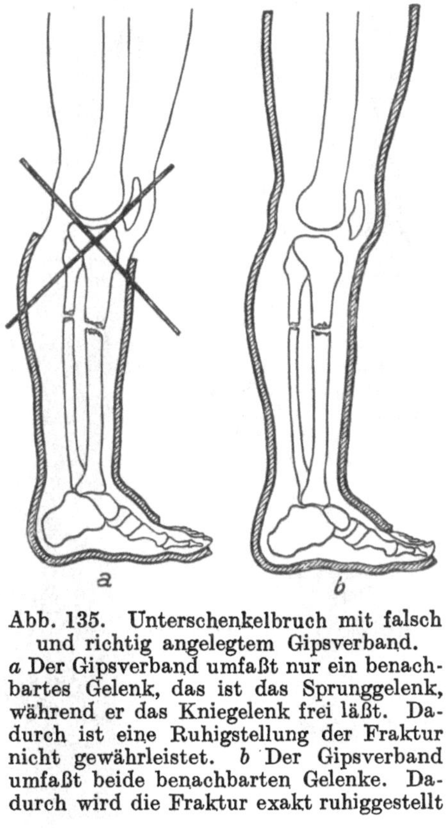

Abb. 135. Unterschenkelbruch mit falsch und richtig angelegtem Gipsverband. *a* Der Gipsverband umfaßt nur ein benachbartes Gelenk, das ist das Sprunggelenk, während er das Kniegelenk frei läßt. Dadurch ist eine Ruhigstellung der Fraktur nicht gewährleistet. *b* Der Gipsverband umfaßt beide benachbarten Gelenke. Dadurch wird die Fraktur exakt ruhiggestellt

c) Die Kombination: Dauerzug mit Gips

Bei komplizierten Unterschenkelbrüchen wird nach Ausschneiden der Wunde mit Naht eine Drahtextension am Fersenbein angelegt und die Reposition vorgenommen. Wenn diese gelungen ist, wird ein Gipsverband bis unter das Knie mit einem Fenster für die Wunde angefertigt.

d) Die Transfixation

Bei Unterschenkelbrüchen, die zu starker Verschiebung neigen, läßt sich in manchen Fällen die gute Stellung nur durch einen Doppeldrahtgipsverband aufrechterhalten. Hierzu wird ein Draht durch die Tuberositas tibia, ein zweiter durch das Fersenbein gebohrt. Nach der Reposition werden die Drähte in dem Unterschenkelgips befestigt.

e) Die Marknagelung

eignet sich für frische Quer- und Schrägbrüche, die in der Indikationsbreite liegen. Bei Brüchen im unteren Drittel muß ein Doppelnagel verwendet werden, da die Markhöhle sich distal wieder erweitert. Wir dürfen auf keinen Fall im Unfallschock operieren. Man kann ohne Schaden 3—6 Tage warten, indem man das Bein auf eine BRAUNsche Schiene legt und eine Drahtextension in der Zwischenzeit anlegt. Bei Brüchen im oberen Drittel des Unterschenkels muß der Nagel mindestens 8 bis 10 cm über den Bruchspalt hinausgehen, während bei Brüchen in der Mitte des Unterschenkels der Nagel bis ans Sprunggelenk vorgeschlagen werden muß.

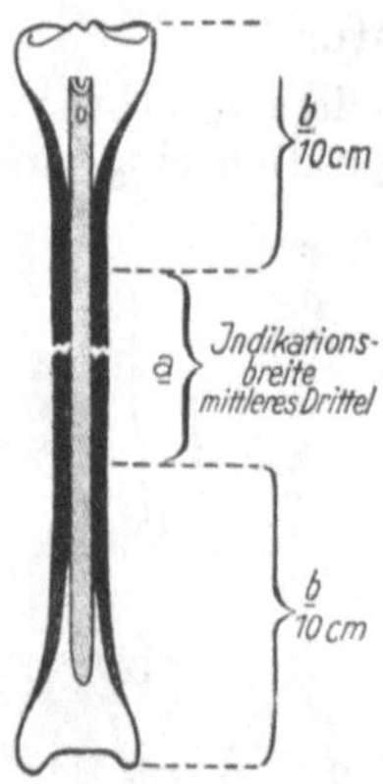

Abb. 136. Marknagelung einer Unterschenkelfraktur. Die Indikationsbreite ist enger als bei Oberschenkelbrüchen, da die Markhöhle nicht so gleichbleibend ist

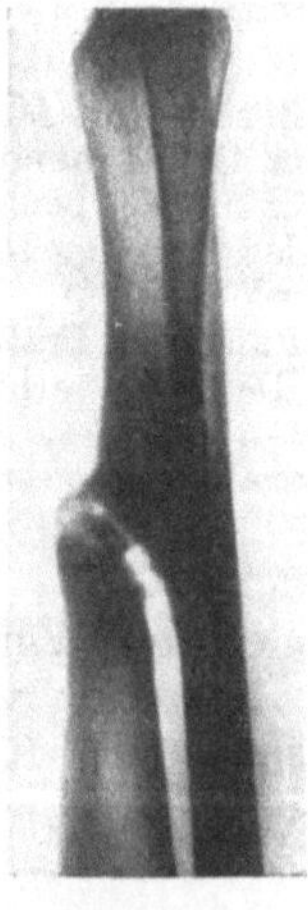

Abb. 137. Unterschenkelpseudarthrose

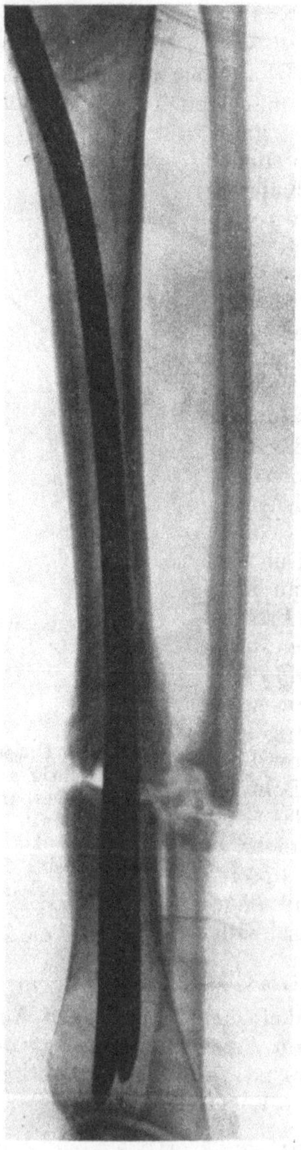

Abb. 138. Unterschenkelpseudarthrose, versorgt durch einen Doppelnagel mit schiefer Ebene

Pseudarthrosen des Unterschenkels

Pseudarthrosen im Unterschenkel entstehen am häufigsten durch ungünstige mechanische Kräfte. Der Bruchspalt wird nicht knöchern überbrückt, sondern durch Knochendeckel abgeriegelt. Das jugendliche Keimgewebe differenziert sich nicht zu Knochen, sondern verwandelt sich zum Bindegewebe um. Während Druckkräfte die Umwandlung des Keimgewebes in Knochen verursachen, erzeugen Zug-, Scher- und Schubkräfte Bindegewebe. Diese schädlichen Kräfte lassen sich am besten durch den Marknagel ausschalten. Im Gegensatz zu der verzögerten Kallusbildung, bei welcher die einfache Nagelung ohne Eröffnung des Bruchspaltes genügt, müssen bei der voll ausgebildeten Unterschenkelpseudarthrose die Bindegewebsteile aus dem Bruchspalt entfernt werden. Es muß also der Bruchspalt operativ angegangen werden. Die Nagelung wird unter Penicillin- und Supronalschutz durchgeführt.

3. Knöchelbrüche

Knöchelbrüche gehören zu den häufigsten Brüchen im Bereich des Unterschenkels. Es frakturieren entweder der äußere oder innere Knöchel isoliert = **einfacher Knöchelbruch**, oder beide Knöchel zusammen = **doppelter Knöchelbruch.** Am häufigsten ist der Bruch des äußeren Knöchels. In der Ent-

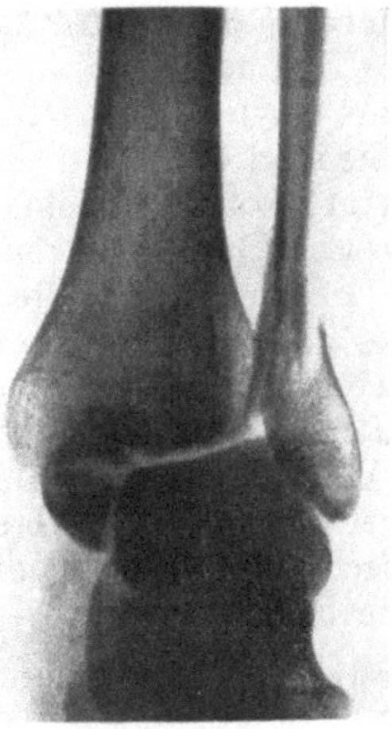

Abb. 139. Doppelter Knöchelbruch mit Subluxation des Talus nach außen

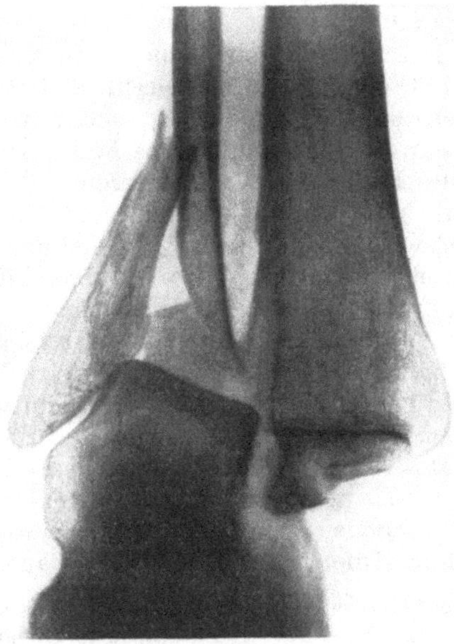

Abb. 140. Doppelter Knöchelbruch mit vollständiger Verrenkung des Talus nach außen

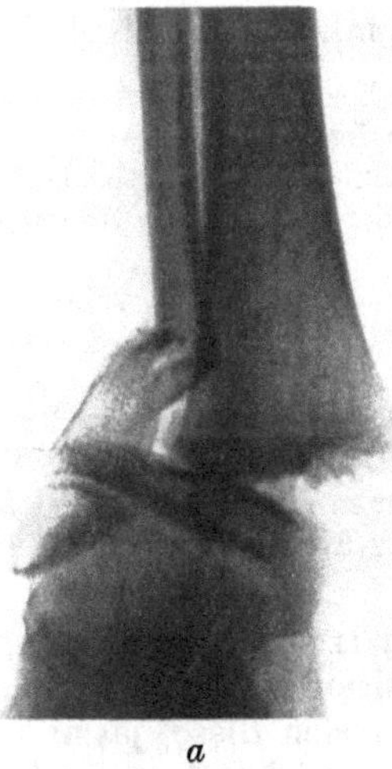

a

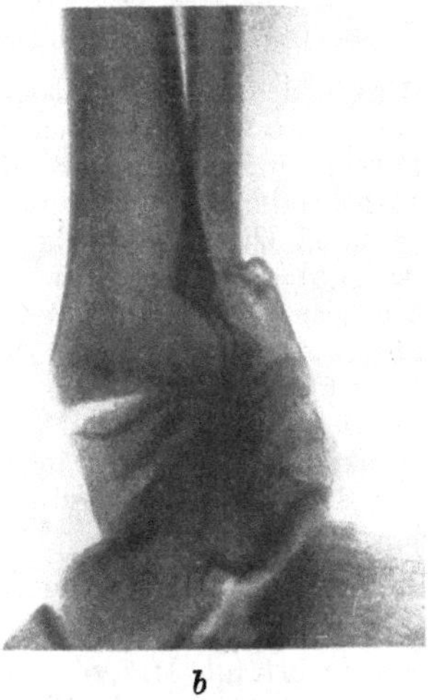

b

Abb. 141. Epiphysenfraktur bei einem kindlichen Unterschenkel. *a* A.p.-Aufnahme. *b* Seitliche Aufnahme

stehung dieser Brüche überwiegen indirekte Gewalten. Selten wird ein direktes Trauma zur Fraktur eines Knöchels führen. Bei der indirekten Entstehungsweise ist die häufigste Form die **Abduktionsfraktur,** die durch das Umknicken des Fußes nach außen entsteht. Hierbei reißt durch den Zug des Lig. calcaneo tibiale, der innere Knöchel, und zwar an einer Basis oder an seiner untersten Spitze. Der nach außen drängende Talus frakturiert die Fibula an seiner schwächsten Stelle etwa 4 cm von der Spitze des äußeren Knöchels. Wenn die Bänder zwischen Tibia und Fibula nicht einreißen, so wird durch den Zug dieser Bänder ein Knochenstück abgerissen oder durch den Talus abgemeißelt: **Volkmannsches Dreieck.** Seltener sind **Abduktionsfrakturen (Supinationsbrüche),** die durch eine Kombination von Adduktion und Supination entstehen, und zwar durch Umkippen des Fußes nach innen oder durch Fall auf die Außenseite des Fußes. Durch Abduktion des Talus werden die Lig. talo- und calcaneo fibularia manchmal angespannt und reißen ein Stück aus dem äußeren Knöchel heraus, während der innere Knöchel des Talus abgebrochen wird. Die klinischen Symptome hängen von der Art und Schwere der Fraktur, von der Dislokation oder Luxationsstellung ab. Die Schwellung ist bei doppelten Brüchen meist sehr ausgeprägt, der Fuß steht bei den Pronationsbrüchen in einer Plantarflexionsstellung, während bei der Abduktionsfraktur eine Varusstellung des Fußes zustande kommt. Bei der Palpation findet man einen deutlichen Druckschmerz über den inneren und äußeren Knöchel. Bei den doppelten Pro- oder Supinationsbrüchen mit Luxation des Talus sind die klinischen Zeichen sehr ausgeprägt. Weniger deutlich sind die Zeichen bei einfachen oder doppelten Knochenbrüchen, bei welchen keine Verschiebung vorhanden ist. Diese werden gelegentlich als einfache Distorsion angesehen und ohne Anfertigung einer Röntgenaufnahme als solche behandelt.

Die Folge ist, daß der innere Knöchel pseudarthrotisch verheilt und der Talus durch Subluxation zu schweren Funktionsstörungen des Fußes führt.

Man muß bei jeder Distorsion mit dem geringsten Verdacht auf einen Knöchelbruch zwei Röntgenbilder, eins von vorn und eins von der Seite anfertigen.

Die **Behandlung** der Knöchelbrüche bezweckt, durch sofortige Reposition und genügend lang bemessene Ruhigstellung ein gutes funktionelles Ergebnis zu erzielen.

Die früheren Behandlungsmethoden wichen von den heutigen verschiedentlich ab. Während vor dem Jahre 1910 der zirkuläre Gips als Methode der Wahl angewandt wurde, erzielte BARDENHEUER gute Resultate mit seiner Längsextension. Die Verletzten lagen im Durchschnitt 10 Wochen im Bett und von diesen 8 Wochen in der Extension. Die seitliche Dislokation wurde durch Querzüge korrigiert.

W. BERGMANN verwandte den LEXERschen Heftpflasterverband, während H. MÜLLER bei Knöchelbrüchen den zirkulären Gipsverband ohne Polsterung schon empfahl. Alle 8 bis 14 Tage erfolgte Verbandswechsel. Die Massage spielte bei MÜLLER eine große Rolle. FRITZ LANGE reponiert Knöchelbrüche erst nach der Abschwellung. Er warnt vor der übermäßigen Supination, da durch diese die Malleolengabel ungünstig verbreitert wird. WITTECK und SCHANZ warnen davor, Knöchelbrüche erst nach 5—6 Tagen einzurichten, und diese Autoren gipsen sofort die Fraktur ein, und zwar in leichter Spitz-Klumpfußstellung d. h. in der sog. Schlafstellung des Fußes.

Die Einrichtung soll sofort erfolgen. Es ist ein Irrtum, wenn man glaubt, daß man erst nach Abschwellung des Fußes die Reposition vornehmen soll. Je später die Reposition erfolgt, um so schwieriger gestaltet sich diese, ja sie ist dann oft undurchführbar. Aber auch die Schwellung geht viel schneller zurück, wenn man die Fragmente und Gefäße aus der Einklemmung befreit. **Die sofortige Reposition**

einer Malleolarluxationsfraktur ist eine dringliche, nicht aufschiebbare Operation. Die Einrichtung erfolgt in allgemeiner oder örtlicher Betäubung, und zwar bei rechtwinklig gebeugtem Knie. Die Entspannung des Musc. gastrocnemius ist eine wichtige Voraussetzung zum Gelingen der Reposition. Die rechte Hand drückt bei der Abduktionsgefahr den Fuß nach innen, während die linke Hand oberhalb des Sprunggelenkes von innen gegendrückt. Nach erfolgter Einrichtung wird ein zirkulärer Gipsverband bis zum Knie angelegt. Anschließend muß sofort eine Röntgenkontrolle den Erfolg der Reposition feststellen. Bei den Supinationsbrüchen des Knöchels erfolgt die Einrichtung in umgekehrter Weise, d. h. der Fuß wird von innen nach außen eingerenkt.

Die **Dauer der Ruhigstellung:**

1. Bei einfachen Brüchen des inneren oder äußeren Knöchels 6 Wochen;
2. bei doppelten Knöchelbrüchen ohne Verschiebung 6—8 Wochen;
3. bei doppelten Brüchen mit Subluxation 8 Wochen;
4. bei doppelten Brüchen mit völliger Luxation des Talus 10 Wochen.

Prognose: Während die Heilung der Außenknöchelbrüche ohne Störung vor sich geht, ist die Heilung des inneren Knöchels oft derart gestört, daß diese oft nur durch Operation möglich ist.

Man hat verschiedene Ursachen dafür verantwortlich gemacht. So fand LEXER durch Kontrastdarstellung der Blutgefäße in Höhe des Gelenkspaltes am inneren Knöchel eine breite Zone ohne Blutgefäße. BRAND führt die häufige Pseudarthroseentstehung des inneren Knöchels auf die Schrumpfung der Bänder zurück, wodurch der abgebrochene Innenknöchel die Bewegung des Fußes mitmacht und dadurch nicht heilen kann. Als weitere Ursache wurde die Verlagerung und Verkantung des Knöchels mit Zwischenlagerung der Fascia cruris und ein Periostreifen angeschuldigt.

Man unterscheidet die lockeren und straffen Pseudarthrosen am inneren Knöchel. Die letzteren machen keine oder wenig Beschwerden und bedürfen keiner Behandlung. Dagegen führen die lockeren Pseudarthrosen zur Fehlfunktion des Fußes: Valgusstellung, Plattfußbildung.

Die operativen Methoden zur Behandlung dieser Pseudarthrosen erstreben eine Vereinigung mittels Schrauben, Nägel, Knochennähte oder durch Verpflanzung eines Spanes.

H. Frakturen und Luxationen am Fuß

1. Brüche des Talus

Talusbrüche sind sehr selten. Am häufigsten wird der Talushals betroffen, so daß der Taluskopf vom Körper getrennt wird. Die Brüche entstehen durch Fall aus großer Höhe auf den dorsal flektierten Fuß. Es handelt sich hierbei um eine Kombination von Biegung und Abscherung über den Vorderrand der Tibia. Wesentlich seltener sind Brüche des Sprungbeinkörpers oder Sprungbeinkopfes. Am Taluskörper beobachten wir Kompressionsbrüche, die durch die Stauchung in der Längsachse des Fußes oder Unterschenkels entstehen. Brüche des Proc. posterior tali kommen durch Stoß gegen die Ferse zustande und man findet diese in Verbindung mit Fersenbeinbrüchen kombiniert. Diese Absprengungen dürfen nicht mit dem Os trigonum, das als überschüssiger Knöchel vorkommt, verwechselt werden. Bei Talusfrakturen ist das distale Bruchstück entweder nach dorsal oder plantar verschoben, je nach der Richtung der einwirkenden Gewalt. Der Fuß steht dann entsprechend in Plantarflexion und Supination oder Dorsalbeugung und Pronation. Die Diagnose kann sicher nur durch die Röntgenaufnahme gestellt werden. Klinisch fällt eine Verkürzung der Ferse und Verlängerung des Vorfußes auf.

Behandlung: Bei Brüchen ohne Verschiebung wird ein Gehgipsverband für 6 Wochen angelegt. Talusbrüche mit Dislokation der Fragmente müssen reponiert werden. Am besten gelingt diese Reposition im Schraubenzugapparat unter maximaler Plantarflexion. Die Anwendung der Züge und der Zugrichtung ist eine ähnliche wie bei Fersenbeinbrüchen.

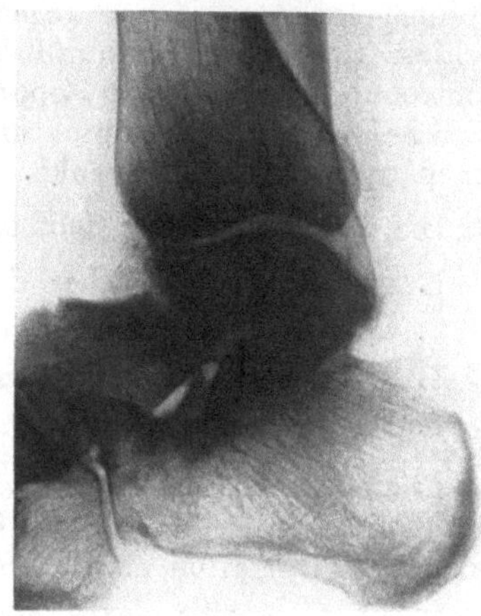

Abb. 142. Talusfraktur

2. Verrenkungen des unteren Sprunggelenkes
(Luxatio pedis sub talo)

Diese Verrenkung kommt äußerst selten vor. Je nach der Richtung, nach welcher der Fuß verrenkt wird, unterscheiden wir:

a) Luxationen in seitlicher Richtung (laterale Luxationen):
   α) nach innen, Adduktionsluxationen,
   β) nach außen, Abduktionsluxationen;
b) Luxationen in sagittaler Richtung (saggitale Luxationen):
   α) nach vorn,
   β) nach hinten.

Die häufigste Form ist die Luxation nach innen. Hier löst sich sowohl der Calcaneus, wie auch das Navikulare aus seiner Verbindung mit dem Talus.

Die Verrenkung entsteht durch ein schweres Trauma. Anamnestisch wird meist ein Sturz, Sprung oder Fall aus großer Höhe auf den äußeren Fußrand angegeben. Aber auch direkte Gewalten von außen gegen die Ferse können eine Luxation herbeiführen. Die Bänder und die Kapsel an der Außenseite des unteren Sprunggelenkes reißen ein und der Talus gleitet vom Calcaneus ab. Hierbei wird das starke Lig. interosseum und Lig. calcaneo fibulare zerrissen. Gleichzeitg tritt der Taluskopf aus der Pfanne des Os naviculare. Die Verrenkung wird also durch die Adduktion Torsion und Supination bedingt.

Bei der klinischen Untersuchung fällt auf, daß der Fuß in ausgesprochener Klumpfußstellung steht, d. h. in Supination, Adduktion und Plantarflexion. Der innere Fußrand steht höher als der äußere, die Fußsohle zeigt nach innen. Das Caput tali läßt sich gut durchtasten. Der Fuß erscheint in seiner Länge verkürzt und wie ein Bogen nach innen gekrümmt. Mit diesen klinischen Zeichen wird die Diagnose der Verrenkung im unteren Sprunggelenk fast immer noch vor der Röntgenaufnahme aus der provozierten unfallbedingten Klumpfußstellung zu stellen sein. Die Röntgenaufnahme muß in jedem Falle angefertigt werden, um evtl. Nebenverletzungen auszuschließen.

Diese Reposition soll möglichst bald erfolgen, da es sonst durch starke Spannung der Haut zur Gangrän mit anschließender Infektion kommen kann. Die Einrichtung gelingt leicht, wenn sie bald und in guter Betäubung durchgeführt wird. Sie muß außerdem bei guter Entspannung der Beugemuskulatur und der Achillessehne durchgeführt werden. Am besten läßt sich diese Entspannung bei gebeugtem Knie und plantarflektiertem Fuß erzielen. Anschließend wird die Ferse extendiert und danach proniert. Der Fuß springt dann leicht ein.

BÖHLER extendiert bei gebeugtem Knie und plantarflektierten Fuß, indem er mit einer Hand den Unterschenkel von vorn und oberhalb des Sprunggelenkes umfaßt und mit der anderen Hand an der Ferse so zieht, als wenn man einen Stiefel auszieht. Der Fuß springt dann unter leichtem Druck nach außen ein.

Nach gelungener Reposition wird ein Gipsverband für 4 Wochen angelegt. Bei Vorhandensein von Nebenverletzungen wird die Ruhigstellung entsprechend länger bemessen, d. h. 6—8 Wochen.

3. Fersenbeinbrüche

Sie gehören zu den häufigsten Brüchen am Fuß. Der Entstehungsmodus ist gut bekannt, und zwar entstehen Fersenbeinbrüche meist durch Fall oder Sturz aus größerer Höhe auf einen oder beide Füße. Bekannt sind auch Brüche des Fersenbeins bei Schiffsexplosionen und Minenverletzungen. Rißfrakturen des Calcaneus entstehen durch plötzliche Anspannung der Achillessehne. Durch die erhebliche Gewalteinwirkung wird der Fersenbeinkörper zwischen Talus und dem Boden zertrümmert, und man bezeichnet diese Brüche als **Kompressionsfrakturen.** Am häufigsten ist der Bruch des Fersenbeinkörpers, seltener seine Fortsätze. Für die Lokalisation des Bruches ist die Stellung des Fußes im Moment des Aufschlagens wichtig, so kann einmal mehr die laterale Seite, ein andermal die mediale Seite betroffen sein, je nachdem der Fuß in Supination oder Pronation aufschlägt. Bei der Entstehung der Calcaneusfraktur wird außer der Stauchung meist noch eine Biegungs- und Abscherungskomponente vorhanden sein. Abrißfrakturen am Tuber calcanei dürfen nicht mit den sog. Entenschnabelbrüchen verwechselt werden, die durch Querstauchung des oberen Teiles des Tuber calcanei entstehen.

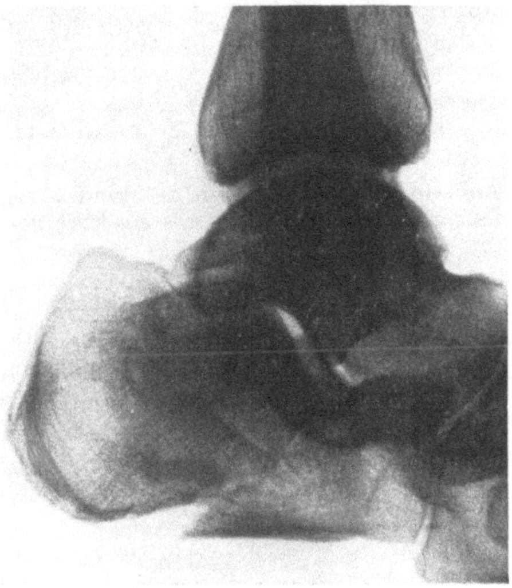

Abb. 143. Calcaneusfraktur mit Abbruch des Proc. ant. Calcanei

Symptome: Fersenbeinbrüche werden sehr häufig verkannt, obwohl die Symptome in Verbindung mit der Anamnese sehr charakteristisch sind. Diese werden oft mit einer Stauchung, Prellung oder Distorsion verwechselt und mit Umschlägen und Massagen behandelt. Bei der genauen Betrachtung des Fußes und dem Vergleich mit der gesunden Ferse wird die Verbreiterung des Fersenbeines in Verbindung mit der Aufhebung der Wölbung des Fußes das auffälligste Symptom sein. Der Fuß erscheint außerdem verkürzt, wobei die Ferse abgeflacht und verbreitert ist. Beim Gang schont der Verletzte seine Ferse und belastet sie nicht.

Die einwandfreie Diagnose wird durch die Röntgenaufnahme gestellt. Wir benötigen hierzu eine seitliche Aufnahme von innen nach außen und ein Vorderbild. Das letztere muß so angefertigt werden, daß möglichst wenig Überlagerungen anderer Knochen die Beurteilung der Aufnahme stört. Nach dem Vorschlage von BÖHLER wird die Aufnahme so angefertigt, daß der Patient im Liegen den verletzten Fuß möglichst dorsal durchbeugt, so daß der Zentralstrahl in einem Winkel von 45° die Fersensohle trifft. LUDLOFF fertigt diese Aufnahme folgendermaßen an:

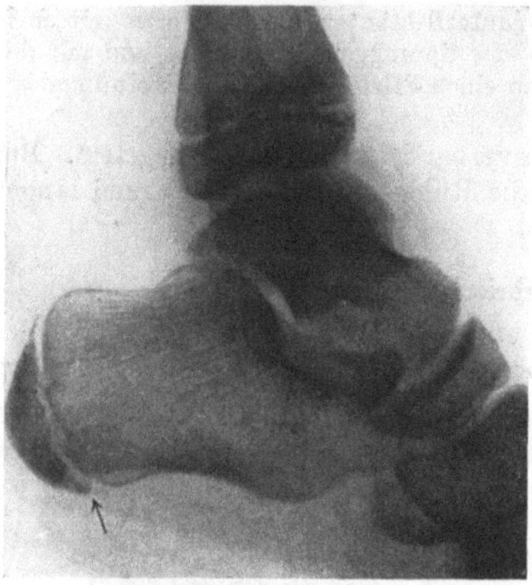

Abb. 144. Epiphysenlinie am kindlichen Calcaneus, oft fälschlich als Fraktur gedeutet

Der Verletzte steht mit dem verletzten Fuß auf der Kassette, so daß der Zentralstrahl von hinten-oben nach vorn-unten gerichtet wird.

Für die Prognose und Behandlung der Kompressionsfrakturen ist entscheidend, ob zwischen den Bruchstücken eine Achsenknickung besteht, d. h. ob die normale Krümmung des Fersenbeins, die zur Erhaltung des Fußgewölbes beiträgt, aufgehoben ist oder nicht. Wird dieser Abknickung nicht genügende Aufmerksamkeit gewidmet, so bleiben schwere statische Störungen zurück, die den Gang und das Stehen nachher sehr beeinträchtigen. Die Folge ist ein traumatischer Plattfuß mit sekundärer Arthrotis deformans.

Die exakte Bestimmung dieser Abknickung gelingt am besten mit Hilfe des sog. **Tubergelenkwinkel** (nach BÖHLER). Dieser Winkel entsteht durch die Kreuzung zweier Linien, von denen eine entlang der oberen Fläche des Tuber calcanei, die andere entlang der oberen Gelenkfläche verläuft. Normalerweise beträgt dieser Winkel 20—40°, im Durchschnitt 36°. Dieser Winkel wird bei Kompressionsbrüchen kleiner sein, ja er kann sogar negativ werden.

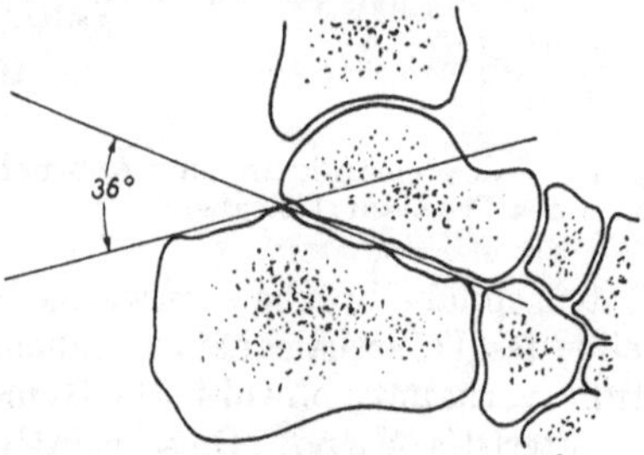

Abb. 145. „Tubergelenkwinkel"

Behandlung: Bei Trümmerbrüchen mit Verkleinerung des Tubergelenkwinkel muß das Fersenbein wieder aufgerichtet werden. Der einfache manuelle Zug reicht hier nicht aus. Es stehen uns hierfür folgende Verfahren zur Verfügung:

1. Die Methode von WESTHUES;
2. die Einrichtung mit dem PHELPS-GOCHT-Redresseur und hinterem Nagel;
3. die Einrichtung im Schraubenzugapparat mit anschließendem Dauerzug und Gehgips;
4. der Doppelnagel (Transfixation);
5. der Dauerzug.

Ein allgemeiner **Behandlungsplan** läßt sich wegen der Verschiedenheit der Frakturformen nicht aufstellen.

Bei der **Methode nach Westhues** wird ein STEINMANN-Nagel in den Tuber calcanei von hinten eingetrieben und mit Hilfe dieses Nagels der Tubergelenkwinkel wieder aufgerichtet. Voraussetzung für diese Methode ist die Tatsache, daß der

Tuber calcanei nicht in mehrere Fragmente zertrümmert ist. Diese Methode ist viel verbreitet und bei zahlreichen Formen von Fersenbeinbrüchen zeigt sie gute Ergebnisse.

Die von BÖHLER angegebene Methode der Fersenbeinaufrichtung steht der Methode von WESTHUES nicht nach. So gelingt verhältnismäßig leicht **die Einrichtung in PHELPS-GOCHT-Apparat.** Hierzu wird nach örtlicher Betäubung und Abpolsterung der Angriffspunkte der PHELPS-GOCHT-Redresseur angelegt und soweit zugedreht bis der Tuber calcanei heruntergerutscht ist. Anschließend wird ein Nagel parallel zur Fußsohle in querer Richtung eingeschlagen und mit der Fersenbeinzwinge ein seitlicher Druck für kurze Zeit ausgeübt, damit die seitliche Verbreiterung verschwindet. Anschließend wird ein Gipsverband angelegt. Dieser Verband bleibt 6 Wochen liegen.

Bei der **Einrichtung im Schraubenzugapparat** wird nach Einschlagen eines Nagels in querer Richtung und Lagerung auf den Schraubenzugapparat zunächst ein Zug in Längsrichtung des Fersenbeines ausgeübt, d. h. die Zugrichtung muß schräg nach unten erfolgen. Anschließend erfolgt der Zug im Verlauf der Achse des Unterschenkels, so daß der Tuber calcanei aufgerichtet wird. Nach kurzem Zusammenpressen in der Fersenbeinzwinge erfolgt die Weiterbehandlung im Dauerzug, zunächst ohne Gips und nach 8 Tagen wird ein Gipsverband bei freibleibender Ferse angelegt.

Bei der **Transfixation** erfolgt die Einrichtung im Schraubenzugapparat, so daß außer dem Fersennagel nach der Reposition noch ein zweiter Nagel in die Tibiametaphyse eingeschlagen wird. Beide Nägel werden mit eingegipst.

Die **Dauerzugbehandlung** verzichtet auf die sofortige Einrichtung, indem das verletzte Bein auf der BRAUNschen Schiene gelagert wird. Es werden zwei Züge angelegt, und zwar einer im Verlauf der Fersenbeinachse, der andere in Richtung des Vorfußes. Dauer der Ruhigstellung 6—10 Wochen. Nach Abnahme des Gipsverbandes müssen Einlagen verordnet werden.

4. Brüche der Fußwurzelknochen

Brüche der Fußwurzelknochen entstehen meist durch direkte Gewalteinwirkungen, wie Überfahren, Auffallen von schweren Gegenständen und Verschüttung. Nicht selten sind diese Brüche mit anderen Frakturen des Fußes kombiniert.

a) Fraktur des Os naviculare pedis

Durch die exponierte Lage des Navikulare führen sowohl direkte wie auch indirekte Gewalten zu Frakturen. Beim Sprung auf den plantar flektierten Fuß wird das Kahnbein zwischen dem Talus und den Cuneiformia komprimiert und frakturiert. Es entsteht eine Stauchungsfraktur, wobei ein großes dorsales und ein kleines plantares Fragment resultiert. Der isolierte Abbruch der Tuberositas naviculare pedis darf nicht verwechselt werden mit dem Os tibiale externum. In den meisten Fällen wird das dorsale Fragment aus dem Gelenk herausluxiert, so daß ein Verrenkungsbruch entsteht. Die Röntgenaufnahmen müssen in beiden senkrecht zueinanderstehenden Ebenen vorgenommen werden. Um akzessorische Knöchel von Frakturen sicher abzugrenzen, ist es ratsam, auch den nichtverletzten Fuß zu röntgen.

Die **Behandlung** dieser Verrenkungsbrüche des Os naviculare pedis muß eine möglichst genaue anatomische Wiederherstellung erstreben, da sonst ein traumatischer Platt- oder Klumpfuß entsteht. Voraussetzung für die Einrichtung ist, daß genügend Platz für das verrenkte Stück geschaffen wird. Am besten läßt sich dies mit Hilfe des Distraktionsverfahrens erreichen, indem ein Nagel oder Draht quer durch das Fersenbein und ein zweiter durch die Basen der Mittelfußknochen geschlagen oder gebohrt werden. Beide Drähte oder Nägel müssen mit Bügel versehen werden und durch entgegengesetzten Zug gelingt die Einrichtung gut. Durch direkten Fingerdruck wird das verrenkte Stück eingepreßt. Anschließend werden beide Drähte oder Nägel für 6—8 Wochen eingegipst.

b) Brüche der übrigen Fußwurzelknochen

(Frakturen des Os cuboides und der Ossia cuneiformia)

Diese Brüche werden seltener beobachtet. Das Os cuboides ist verhältnismäßig stabil gebaut und durch seine geschützte Lage wenig direkten Gewalten ausgesetzt. Die Fraktur erfolgt durch eine indirekte Kompression und zwar durch Längsstauchung zwischen dem Calcaneus und dem Metatarsalknochen. Durch Überfahrung und durch das Aufschlagen von schweren Gegenständen entstehen direkte Cuboidfrakturen, in der Mehrzahl Kompressionsbrüche. Kleine Absprengungen vom äußeren Rande dürfen nicht mit dem akzessorischen Os peroneum verwechselt werden.

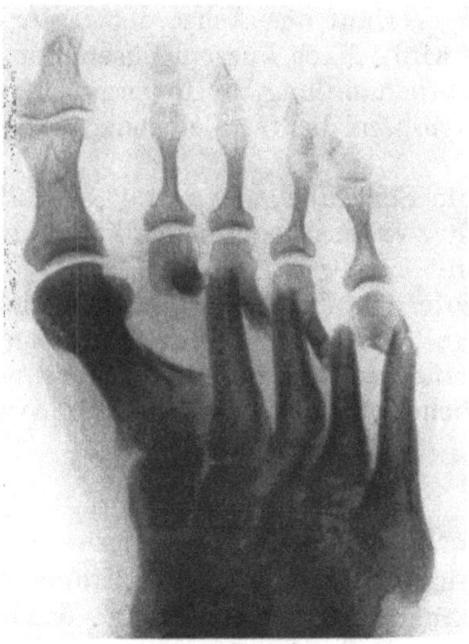

Abb. 146. Serienfrakturen am Mittelfuß

Brüche der Keilbeine. kommen vorwiegend in Begleitung anderer Frakturen des Fußskeletts vor. Auch spielt die Längskompression eine entscheidende Rolle bei der Entstehung dieser Brüche. Da selten Verschiebungen vorhanden sind, erübrigt sich eine Reposition. Es genügt ein Unterschenkelgehgipsverband für 5 bis 6 Wochen.

5. Brüche der Mittelfußknochen

Diese Brüche entstehen am häufigsten durch direkte Gewalteinwirkungen. Nicht selten finden wir sie mit äußeren Wunden kompliziert. Indirekte Brüche entstehen durch Fall auf den plantar flektierten Vorfuß und können ebenso wie die direkten in der Ein- oder Mehrzahl („Serienfrakturen") vorkommen. Je nach der Richtung der angreifenden Gewalt entstehen Quer-, Schräg- oder Trümmerbrüche. Eine besondere Form stellen die sog. Marschfrakturen dar, die durch Überanstrengung nach längeren Märschen beobachtet werden. Sie gehören in die Gruppe der Ermüdungsfrakturen.

Am häufigsten ist bei Brüchen der Mittelfußknochen der mittlere Abschnitt des Schaftes betroffen. Nicht viel seltener entstehen Brüche am Übergang vom Köpfchen zum Schaft. Der fünfte Mittelfußknochen bricht meist in der Gegend der Tuberositas.

Diese Brüche lassen sich schon klinisch erkennen durch die Schwellung, Druckempfindlichkeit, den Bluterguß sowie den Achsenzug und Druckschmerz. Zur Beurteilung der Dislokation müssen Aufnahmen in zwei Ebenen angefertigt werden.

Behandlung: Wenn keine wesentliche Dislokation vorhanden ist, so genügt eine Ruhigstellung im Gips für 4 Wochen. Diese Zeitspanne muß unbedingt eingehalten werden, da es sonst zu schmerzhaften und übermäßig großen Kallusentwicklungen kommt, die für die Statik des Fußes äußerst störend sind. Wenn Verschiebungen, Achsenknickungen und Verkürzungen vorhanden sind, muß zunächst die Reposition erfolgen. Wenn die manuelle Einrichtung durch Zug an den Zehen nicht gelingt, so müssen die entsprechenden Zehen einzeln extendiert werden.

Hierzu werden Stahldrähte durch die Zehenkuppen geführt, auf einem Extensionsbügel aufgehangen und mit einem zirkulären Gips versehen. Diese Extension muß 4 Wochen wirken. Anschließend wird noch für 14 Tage eine Gipsschiene angelegt.

Gelingt es trotz der Extension und dem Gipsverband nicht, eine befriedigende Stellung zu erreichen, so muß die Reposition in offener Wunde erfolgen.

6. Brüche der Zehen

Zehenbrüche entstehen vorwiegend durch direkte Gewalteinwirkung, wobei meist Kompressionsbrüche zustande kommen. Während die Querbrüche der Grundglieder ähnliche Dislokationen aufweisen, wie Brüche an den Grundgliedern der Finger, d. h. Achsenknickungen mit nach dorsal offenem Winkel, finden wir an den Endgliedern hauptsächlich Quetschbrüche. Nicht selten sind diese mit äußeren Wunden kompliziert. Auch Längsbrüche und Gelenkbrüche werden beobachtet.

Behandlung: Sind wesentliche Verschiebungen vorhanden, so muß die Reposition versucht werden. Brüche der 2.—5. Zehe werden nach der Reposition mit einem zirkulären Heftpflaster versorgt. Eine Gipsbehandlung erübrigt sich insofern, als Zehenfrakturen keine wesentliche Störung in der Heilung und Nachbehandlung verursachen. Dagegen müssen wir bei Brüchen der Grundglieder der ersten Zehe eine exakte Ruhigstellung vornehmen. Nach der Einrichtung wird hier ein Gipsschuh oder ein Gipsstiefel angelegt und dieser wird 3—4 Wochen belassen.

Schrifttum

BALKENHAUSEN, P., Mschr. Unfallhk. 52 (1949): 240.
BARDENHEUER, Die allgemeine Lehre von den Frakturen und Luxationen. Ferdinand Enke, Stuttgart 1907.
BAUER, K. H., Frakturen und Luxationen. Julius Springer, Berlin 1927.
BÖHLER, L., Arch. klin. Chir. 126 (1923).
BROCHER, J. E., Die verkannten Wirbelsäulenverletzungen und Pseudofrakturen der Wirbelsäule. Georg Thieme, Leipzig 1944.
DEMEL, Operative Frakturenbehandlung. Julius Springer, Wien 1926.
DYES, O., Chirurg (1947): 529.
v. ERTL, J., Die Regeneration. Johann Ambrosius Barth, Leipzig 1939.
EUFINGER, H., Mschr. Unfallhk. 52 (1949): 161.
FISCHER, A. W., Zbl. Chir. (1948): 736.
GEISSENDÖRFER, R., Diagnostisch-therapeutische Technik für den Chirurgen. Johann Ambrosius Barth, Leipzig 1945.
GRIESSMANN, H., Chirurg (1947): 316.
HAEBLER, C., Die stabile Osteosynthese. I. F. Lehmann, München-Berlin 1944.
HELLNER, H., Chirurg (1947): 385.
— Chirurg (1948) :241.
HOFMANN, A., Zbl. Chir. (1949): 35.
JAEGER, F., Zbl. Chir. (1948): 838.
KÜNTSCHER, G., und R. MAATZ, Technik der Marknagelung. Georg Thieme, Leipzig 1945.
KÜNTSCHER, G., Die Marknagelung. Verlag Dr. Werner Saenger, Berlin 1949.
— Mschr. Unfallhk. 52 (1949): 161.
LANGE, M., Unfallorthopädie. Ferdinand Enke, Stuttgart 1949.
MAINTZ, G., Mschr. Unfallhk. 52 (1949): 193.
MATTI, H., Die Knochenbrüche und ihre Behandlung. Julius Springer, Berlin 1931.
— Zbl. Chir. (1937): 353.
NUSSELT, H., Mschr. Unfallhk. 52 (1949): 240.
— Chirurg (1949): 529.
OBERDALHOFF, H., Dtsch. Z. Chir. 260 (1948): 109.
— Chirurg (1947): 123.
OEHLECKER, Chirurg 14: 422, 459.
PUTTI, V., Die operative Behandlung der Schenkelhalsbrüche. Ferd. Enke, Stuttgart 1942.
REISCHAUER, F., Untersuchung über den lumbalen und zervikalen Wirbelbandscheibenvorfall. Georg Thieme, Stuttgart 1949.
RIEDER, Dtsch. Z. Chir. 248: 270.
SCHEIDT, R., Mschr. Unfallhk. 52 (1949): 134.
SIMONS, B., Röntgendiagnostik der Wirbelsäule. Gustav Fischer, Jena 1939.
STIMPFL, A., Chirurg (1949): 397.
ZUPPINGER und CHRISTEN, Allgemeine Lehre von den Knochenbrüchen. Leipzig 1913.

Sachregister

Zeitfracht Medien GmbH
Ferdinand-Jühlke-Straße 7
99095 Erfurt, Deutschland
produktsicherheit@kolibri360.de